JN336325

病院・診療所の税務 Q&A

東日本税理士法人［編］

清文社

はじめに

　平成20年度税制改正により、社会医療法人の医療保健業に係る法人税率が非課税となりました。医療法人の法人税率が非課税となるのは、昭和25年の医療法人制度の創設以来初めてであり、画期的な改正となりました。これにより社会医療法人へ移行する特定医療法人が増えるものと予想されます。また、経過措置型医療法人から特定医療法人へ移行し、社会医療法人の認定を受けるケースも増えると思われます。

　さらに平成21年度税制改正では、取引相場のない株式等に係る相続税の納税猶予制度が創設される予定です。経過措置型医療法人の相続時の出資評価は時価でなされるため、場合によっては多額の相続税がかかることになります。もし、納税猶予制度が医療法人に適用されれば円滑な事業承継を行うことが可能になります。基金拠出型医療法人への移行により事業承継対策を行うか、それとも納税猶予制度を活用するか、今後、経営判断が求められることになります。

　本書では、社会医療法人や基金拠出型医療法人、平成20年度税制改正など病院・診療所にかかわるトピックも取り上げています。なかでも社会医療法人は、平成20年5月13日に厚生労働省医政局より発出された通知「社会医療法人の認定について」に基づき、申請に際して問題となる点を中心に触れています。拙著『医療法改正で変わる医療法人経営』（清文社刊）とあわせてお読みいただければ、社会医療法人に関する論点は網羅できると思われます。

　医療法人については、設立、運営、事業承継、解散、消費税など重要な税務について取り上げています。また、税務調査では病院・診療所特有の指摘項目が見られるため、税務調査時の注意点についても触れています。

消費税は税率のアップも予定されており、特に病院にとって損税は深刻な問題となる可能性がありますので、損税解消の方策についても触れています。

　本書の執筆は、東日本税理士法人のスタッフの総力を結集したものです。5月申告の忙しい中、執筆・校正作業をしていただいた執筆者をはじめとするスタッフ全員に感謝申し上げます。また、発刊に際して編集に御尽力いただいた清文社の徳光文弘氏に厚く御礼を申し上げます。

　　平成20年6月30日

東日本税理士法人
執筆者代表
公認会計士　長　英一郎

CONTENTS

はじめに

第1章 病院・診療所に係る平成20年度税制改正の概要

1 特定健診・特定保健指導費用の医療費控除　3
2 人材投資促進税制の拡充　8
3 社会医療法人と他の医療法人との相違点　11
4 情報基盤強化税制の適用期限の延長及び拡充　12
5 中小企業投資促進税制の適用期限の延長　13
6 エネルギー需給構造改革投資促進税制の適用期限の延長及び拡充　15
7 病院等建物に係る耐震改修促進税制の適用期限の延長　16
8 地震防災対策用資産を取得した場合の特例措置　18
9 救急医療用ヘリコプターに係る助成金交付事業　19
10 分娩施設に係る特例措置の創設　21
11 法人事業税（所得割と収入割に限る）の税率の改正　22
12 地方法人特別税・地方法人特別譲与税の創設　23

第2章 個人経営による診療所の税務

13 会計帳簿の作成義務　27
14 青色申告者の税務上の特典　28
15 開業医が支払う税金の種類　30
16 収入と収益との相違点　32

17　各税金の税率　33

18　税金の納付時期　35

19　社会保険診療報酬の概算経費　36

20　保険請求収入の計上時期　37

21　保険請求査定増減の取扱い　38

22　職員等の診療代の取扱い　39

23　自賠責保険の収入計上時期　40

24　診療報酬未回収分の取扱い　41

25　嘱託医報酬の取扱い　43

26　訪問診療用の車両の売却　44

27　必要経費と家事費及び家事関連費の区分　45

28　たな卸しに係る留意事項　46

29　家族に給与を支払う場合　47

30　医師国保か社会保険かの選択　49

31　減価償却費に係る留意事項　50

32　医療機器のリースと購入　52

33　税金の経費計上　53

34　宿日直料の源泉所得税　54

35　慰安旅行に係る経費の損金算入　55

36　診療所と消費税　56

第3章　医療法人の運営と税務

37　法人成りのメリット・デメリット　59

38　医療法人の出資金額に係る税務上の留意点　62

39　現物出資による医療法人の設立　64

40　出資額限度法人に移行した場合の課税関係　66

41　医療法人移行時の届出の検討事項　71

42	医療法人の区分と各種税率	76
43	留保金課税の適用の有無	78
44	社会保険診療報酬に係る経費の特例	79
45	使用人兼務役員の取扱い	81
46	役員給与の損金算入範囲	83
47	理事長報酬の決め方	84
48	役員報酬の金額の改定	86
49	理事の時間外手当の取扱い	87
50	理事長への賞与の支給	88
51	理事長に対する退職金の適正額	89
52	理事の死亡退職の際の弔慰金の取扱い	91
53	分掌変更に伴う退職金の打切り支給	93
54	現物支給の役員退職金の取扱い	94
55	医師会費の取扱い	95
56	医師会館の建設費用の負担金の取扱い	96
57	損害賠償金の取扱い	97
58	法人葬の費用の取扱い	98
59	交際費の取扱い	99
60	介護サービス給付費等の取扱い	100
61	海外の医学会への参加費の取扱い	103
62	医療法人に対する法人事業税	105
63	役員に対する社宅家賃の取扱い	107
64	非常勤医師への日当の取扱い	109
65	非常勤医師への宿日直料の取扱い	111
66	看護師寮制度の留意点	112
67	食事に係る経済的利益の取扱い	114
68	固定資産税の取扱い	116

第4章 税務調査への対応

- 69 収入計上漏れの確認　121
- 70 期末医業未収金の計上漏れの確認　124
- 71 過大役員報酬とは　125
- 72 理事長の親族に対する報酬の留意点　126
- 73 親族使用人への給与　127
- 74 非常勤医師の源泉所得税　128
- 75 たな卸しに係る留意事項　129
- 76 委託費の留意事項　130
- 77 研修費の留意事項　131
- 78 減価償却費の留意事項　133
- 79 交際費の留意事項　135
- 80 交際費と福利厚生費・会議費の区分　137
- 81 交際費と広告宣伝費との区分　138
- 82 交際費と寄附金との区分　139
- 83 渡切交際費の取扱い　140
- 84 使途不明金の処理　141
- 85 広告宣伝費の留意事項　142
- 86 役員出張時の旅費の取扱い　144
- 87 出張仮払いの精算　145
- 88 旅費交通費の留意事項　146
- 89 寄附金の留意事項　148
- 90 その他医業外収益の留意事項　150
- 91 補助金収入の取扱い　151
- 92 消費税の留意事項　152
- 93 MS法人との取引における留意事項　153

94 印紙の留意事項　154

第5章　事業承継対策と税務

95 事業承継の選択肢　157
96 相続対策の必要性　159
97 事業承継における医療法人特有の問題点　161
98 相続税の計算方法　163
99 贈与税の計算方法　166
100 不動産の評価　167
101 出資持分の評価　169
102 精算課税贈与と暦年贈与　171
103 小規模宅地等の特例　173
104 配偶者の税額軽減　175
105 遺言の活用方法　177
106 遺産分割の方法　179
107 借入金による節税　181
108 生命保険の活用方法　183
109 出資持分評価の減額方法　185
110 賃貸用不動産の贈与　187
111 出資持分の贈与　188
112 居住用不動産の贈与　190
113 延納と物納　192
114 MS法人の利用　194
115 個人診療所の事業承継　196
116 医療法人の譲渡　198
117 事業承継における特定医療法人　200
118 事業承継における出資額限度法人　201

119 事業承継における基金拠出型医療法人　203

第6章 医療法人の解散に係る会計・税務

120 解散前の事前準備　207
121 解散の事由　209
122 医療法人の種類と解散後の残余財産　211
123 出資者の課税関係　213
124 解散手続の流れ　214
125 みなし事業年度と課税関係　221
126 欠損金の繰越控除と繰戻還付　223
127 解散事業年度の確定申告　226
128 清算事業年度の予納申告　230
129 残余財産分配予納申告　232
130 清算確定申告書の提出　233
131 清算中の事業年度における消費税の取扱い　235
132 解散後における事業税・住民税の取扱い　237
133 解散時の財務書類　238
134 清算中の財務書類　241
135 清算結了時の財務書類　243
136 清算中に相続があった場合の出資持分の評価　245

第7章 基金拠出型医療法人の税務

137 新医療法による医療法人制度　249
138 基金拠出型医療法人とは　252
139 医療法人制度における基金拠出型医療法人の位置づけ　263
140 経過措置型医療法人の取扱い　265

- *141* 出資額限度法人との区別　267
- *142* 特定医療法人、社会医療法人との関係　269
- *143* 基金拠出型医療法人の設立　270
- *144* 解散等に係る基金の返還　273
- *145* 基金に係る会計処理　275
- *146* 基金拠出型医療法人の課税体系の概要　277
- *147* 基金拠出型医療法人への移行　280
- *148* 基金拠出型医療法人の現状　281

第8章　特定医療法人、社会医療法人の税務

- *149* 特定医療法人の税務上の優遇措置　285
- *150* 特定医療法人の位置づけ　288
- *151* 特定医療法人の承認要件　290
- *152* 特定医療法人の法人税申告上の留意点　293
- *153* 特定医療法人承認後の手続き　295
- *154* 特定医療法人承認後に法人に寄附をした場合　297
- *155* 特定医療法人承認後の留意事項　298
- *156* 特定医療法人の承認の取消し・取りやめの場合　299
- *157* MS法人との取引がある場合　301
- *158* 特別の利益の供与とは　302
- *159* 特定医療法人のM&A　305
- *160* 社会医療法人制度創設の趣旨　306
- *161* 社会医療法人と特定医療法人の相違点　307
- *162* 救急医療等確保事業の実施　309
- *163* 救急医療等確保事業（救急医療）　313
- *164* 救急医療等確保事業（精神科救急医療）　316
- *165* 救急医療等確保事業（へき地医療）　319

- 166 実績基準の読み替え　322
- 167 理事、監事の構成　324
- 168 役員報酬支給基準　326
- 169 株式会社等への寄附　328
- 170 遊休財産規制　329
- 171 株式保有規制　333
- 172 社会保険診療収入80％規制　335
- 173 社会医療法人の名称の登記　338
- 174 作成書類、届出書類　339
- 175 認定の取消し　341
- 176 社会医療法人の法人税、住民税、事業税　343
- 177 みなし寄附金、利子に係る所得税、消費税　345
- 178 認定取消し時の課税　348
- 179 みなし事業年度　350

第9章　病院・診療所の消費税

- 180 消費税のしくみ　353
- 181 消費税の納税義務者　355
- 182 消費税の課税対象　356
- 183 消費税の非課税　358
- 184 仕入れに係る消費税額　359
- 185 原則課税の控除対象仕入税額の計算方法　360
- 186 課税売上割合とは　363
- 187 簡易課税制度の概要　364
- 188 簡易課税制度の事業区分　366
- 189 簡易課税制度から原則課税への変更　367
- 190 医療機関における損税　368

191	国等の消費税の計算方法（国等の特例）	370
192	課税期間の短縮	372
193	相続により診療所を承継した場合	374
194	医療法人の設立初年度の納税義務	375
195	医療法人の合併による消費税の納税義務	376
196	税込経理方式、税抜経理方式とは	377
197	基準期間の課税売上高の判定	379
198	医業収入の課税・非課税売上の区分	380
199	介護サービス収入に係る消費税	382
200	雑収入、営業外収入に係る消費税	384
201	固定資産等の売却に係る消費税	386
202	その他の収入に係る消費税	388
203	支出に係る消費税―医療材料費等	390
204	支出に係る消費税―給与費	391
205	支出に係る消費税―寄附金、交際費	392
206	支出に係る消費税―固定資産購入	394
207	消費税に係る各種届出書	396
208	課税事業者の中間申告	397
209	申告と納付	399
210	書類の保存	400

◆参考資料

●厚生労働省医政局長通知「社会医療法人の認定について」　403

●厚生労働省医政局長通知「特定医療法人制度の改正について」　499

---- 凡 例 ----

所法………所得税法	措通………租税特別措置法関係通達
所令………所得税法施行令	消法………消費税法
所基通……所得税基本通達	消令………消費税法施行令
法法………法人税法	消基通……消費税法基本通達
法令………法人税法施行令	地方………地方税法
法規………法人税法施行規則	相法………相続税法
法基通……法人税基本通達	会施規……会社法施行規則
措法………租税特別措置法	印基通……印紙税法基本通達
措令………租税特別措置法施行令	

◎引用例＝所法148①……所得税法第148条第1項

◎本書の内容は、平成20年6月30日現在の法令等によっています。

第1章
病院・診療所に係る平成20年度税制改正の概要

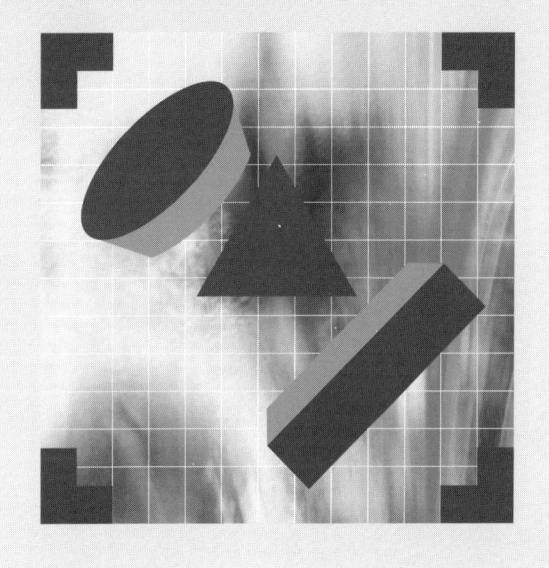

1 特定健診・特定保健指導費用の医療費控除

Q 特定健診・特定保健指導に係る費用は、医療費控除(所得税)の適用はあるのですか。

A 適用されます。平成20年度税制改正において、特定保健指導のうち一定の積極的支援の対象者が負担する特定健診・特定保健指導に係る費用は、医療費控除の対象とされました。

[1] 改正後の取扱い

従前の医療費控除制度においては、いわゆる人間ドックその他の健康診断のための費用は、その健康診断により重大な疾病が発見され、かつ引き続きその疾病の治療をした場合にのみ、医療費控除の適用の対象となりました。

しかし、平成20年度税制改正によって、特定健診・特定保健指導について、医療費控除の対象範囲に、特定保健指導のうち一定の積極的支援の対象者が負担する特定健診・特定保健指導に係る費用を追加することとされました。図解すると次のようになります。

●特定健診・特定保健指導の流れと医療費控除の適用対象

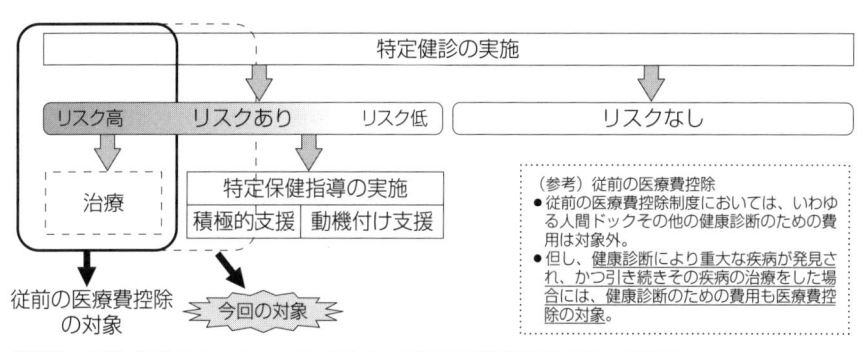

特定健診の実施				
リスク高	リスクあり	リスク低	リスクなし	
治療	特定保健指導の実施		(参考) 従前の医療費控除	
	積極的支援	動機付け支援	●従前の医療費控除制度においては、いわゆる人間ドックその他の健康診断のための費用は対象外。	
従前の医療費控除の対象	今回の対象		●但し、健康診断により重大な疾病が発見され、かつ引き続きその疾病の治療をした場合には、健康診断のための費用も医療費控除の対象。	

(出所) 厚生労働省ホームページ「平成20年度主要税制改正項目の概要」

［２］医療費控除制度の概要

　所得税額の計算上、本人または本人と生計を一にする配偶者やその他親族のために医療費を支払ったときに控除されます。控除額の計算式は次の算式のとおりとなります。

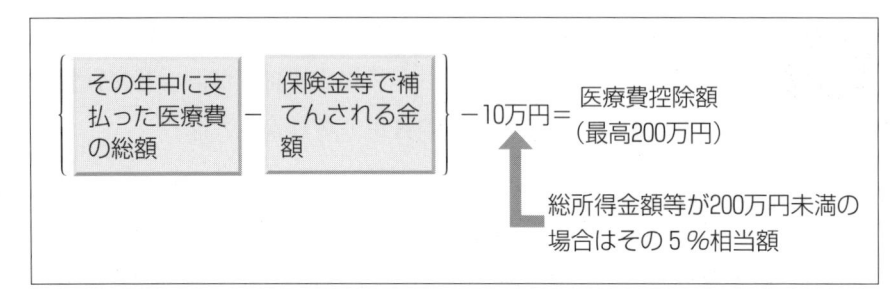

```
｛その年中に支払った医療費の総額 － 保険金等で補てんされる金額｝－ 10万円 ＝ 医療費控除額（最高200万円）

↑
総所得金額等が200万円未満の場合はその５％相当額
```

［３］医療費控除を受けられる者の具体的な要件

　医療費控除を受けられる者については、特定保健指導を受けた者のうち、日本高血圧学会（血圧測定）、日本動脈硬化学会（血中脂質検査）または日本糖尿病学会（血糖検査）の診断基準を満たす者とされています。

［４］医療費控除の対象となる自己負担額

　特定健康診査のための費用（自己負担額）は医療費に該当しませんが、その特定健康診査の結果が所得税法施行規則第40条の３第１項第２号に掲げる状態と診断されたうえで、引き続き特定健康診査を行った医師の指示に基づき特定保健指導が行われた場合には、その特定健康診査のための費用（自己負担額）は医療費控除の対象となる医療費に該当します。

　なお、特定保健指導に基づく運動そのものの実践の対価や食生活の改善指導を踏まえた食品の購入費用は、医師の診療等を受けるために直接必要な費用や治療または療養に必要な医薬品の購入の対価に該当しないことから、医療費控除の対象となりません。

［5］申告方法

① 確定申告書に添付する書類

　医療費控除の適用を受けるには、特定保健指導を行った実施機関により発行された領収書とその特定保健指導に係る特定健康診査の自己負担分の領収書を確定申告書に添付しなければなりません。

　領収書は、特定保健指導（及び特定健康診査の受診）に係る費用（自己負担額）について発行するものとされています。

　　（注）　特定健康診査と特定保健指導の実施年が異なる場合には、それぞれ支払った日の属する年分の医療費控除の対象となります。

② 特定保健指導の領収書に記載されているべき必要な事項

　控除の対象となるためには、上記①の領収書のうち、特定保健指導に係る費用（自己負担額）の領収書に次の事項が記載されていることが必要となります。

　① 　特定健康診査の実施機関名及び特定健康診査を実施した医師名
　② 　特定健康診査の結果、上記［3］に掲げる対象者として判断した旨の内容
　③ 　特定保健指導の実施年度及び実施した旨の内容
　④ 　特定保健指導に係る費用のうち自己負担額
　⑤ 　特定保健指導の実施機関及び特定保健指導の実施責任者名

［6］特定健診とは…

　特定健診（特定健康診査）は、内臓脂肪型肥満に着目した、生活習慣病予防のための保健指導を必要とする人を選び出すための健診です。健診項目には、内臓脂肪の蓄積状態を診るために腹囲の計測が追加されるなど、特定保健指導の対象者を的確に抽出するための検査項目が導入されます。

　対象者は40歳以上75歳未満の加入者で、被保険者だけでなく被扶養者も対象となります。

　特定健診の結果をもとに、内臓脂肪蓄積の程度とリスク要因の数に着目

して、リスクの高さに応じて、レベル別（動機付け支援、積極的支援）に特定保健指導の対象者の選定を行います。これを「階層化」といいます。

なお、特定健診を受けた人には、全員に健診結果に基づいて一人ひとりに合った「情報提供」が、結果の通知と同時に行われます。

［7］特定保健指導とは…

特定保健指導とは、階層化により「動機付け支援」「積極的支援」に該当した人に対してのみ実施される指導のことをいいます。

　（注）1　動機付け支援
　　　　　生活習慣の改善を促す原則1回の支援が受けられる。医師、保健師、管理栄養士らの指導のもとに行動計画を作成し、生活習慣改善に取り組めるように、専門家が原則1回の動機付けを行う。計画どおりに効果が出ているかなどを評価する。
　（注）2　積極的支援
　　　　　3か月以上、複数回にわたっての継続的な支援が受けられる。医師、保健師、管理栄養士らの指導のもとに行動計画を作成し、生活習慣改善に取り組めるように、専門家が3か月以上の定期的・継続的な働きかけを行う。計画どおりに効果が出ているかなどを評価する。

特定保健指導の目的は、対象者が自分の健康状態を自覚し、生活習慣の改善のための自主的な取組みを継続的に行うことができるようにすることにあり、対象者が健康的な生活に自ら改善できるよう、様々な働きかけやアドバイスを行います。

［8］特定健診・特定保健指導の目的

これまでの健診・保健指導は「病気の早期発見・早期治療」を目的としていました。特定健診・特定保健指導では内臓脂肪型肥満に着目し、その要因となっている生活習慣を改善するための保健指導を行い、生活習慣病の有病者・予備群を減少させること（病気の予防）を目的としています。生活習慣病は自覚症状がないまま進行するため、健診は個人が生活習慣を振り返る絶好の機会と位置づけ、行動変容につながる保健指導を行います。

●特定保健指導に係る費用、領収書サンプル

領収書

_____ 様

　上記の者は、平成20年度の特定健康診査において、その実施機関○○所属の医師○○により、検査値が学会の診断基準を超えており、積極的支援を受けるべき者と判断されたことから、当機関において、平成20年度の特定保健指導（積極的支援）の指導を行い、以下の自己負担額を徴収した。

平成20年○月○日
○○保健指導機関
○○○○　　　　㊞

(1) 特定保健指導（積極的支援）に係る費用

	項目	数量等	金額
1	指導料	一式	¥6,300-

※上記費用についてのみ、医療費控除の対象となりますので、対象者は、この領収書を税務署への申告書類に添付してください。

(2) その他に係る費用

	項目	数量等	金額
2	運動施設使用料	5時間	¥1,500-
3			
4			

※これらの費用は医療費控除の対象外です。

合計(1)+(2)		¥7,800-

1　特定健診・特定保健指導費用の医療費控除

2 人材投資促進税制の拡充

Q 人材投資促進税制（教育訓練費の増加額に係る税額控除制度）の拡充があったとのことですが、内容はどのようなものですか。

A 大企業分については廃止されるとともに、中小企業分については、増加額制度から教育訓練費の総額に一定割合（8〜12%）を乗じた金額を税額控除できる総額制度に改組することとされました。
また、過年度の教育訓練費の額にかかわらず、単年度で適用の有無が判定できるようになりました。

[1] 制度の概要

　従来の制度は、適用事業年度の教育訓練費の額が、過去2事業年度の教育訓練費の合計額の平均（比較試験研究費）の額を超えた場合に、その超えた部分に対して適用がある、いわゆる増加額制度でしたが、平成20年度の税制改正により、大企業分については廃止されるとともに、中小企業分については、教育訓練費の増減にかかわらず、適用事業年度の教育訓練費の総額から税額控除額を計算する総額型に制度が改組されました。
　そのポイントは以下のとおりです。
① 労働費用に占める教育訓練費の割合が0.15%以上である場合に適用される。
② 税額控除の金額は、教育訓練費の総額に一定の税額控除率（8〜12%）を乗じた金額である。

　　（注）　税額控除率は次のとおりとする。

$$8\% + \left(\frac{教育訓練費}{労働費用} - 0.15\%\right) \times 40$$

③ 大企業については制度自体を廃止する。
　図解すると次のようになります。

● 税額控除の概要

★税額控除額

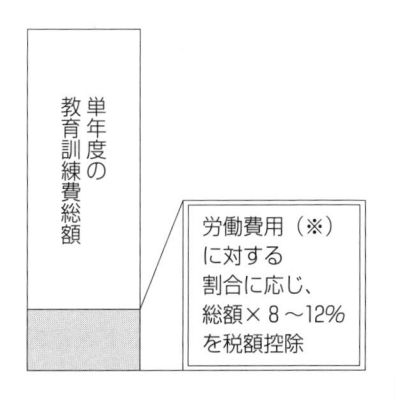

単年度の教育訓練費総額

労働費用（※）に対する割合に応じ、総額×8〜12%を税額控除

★税額控除率の計算式

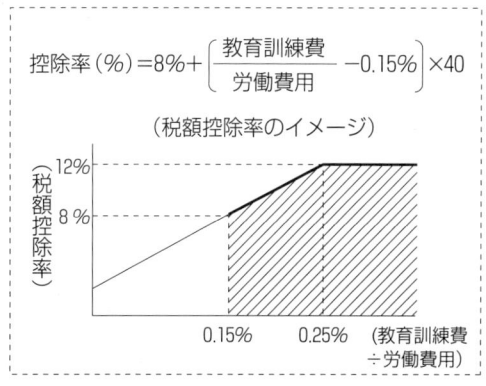

$$控除率(\%) = 8\% + \left[\frac{教育訓練費}{労働費用} - 0.15\%\right] \times 40$$

（税額控除率のイメージ）

（税額控除率）12%、8%、0.15%、0.25%（教育訓練費÷労働費用）

（※）労働費用：給与、法定福利費、教育訓練費

（出所） 経済産業省「平成20年度税制改正について」

[2] 教育訓練費

　教育訓練費とは、その使用人（法人の役員等及び使用人兼務役員は除く）の職務に必要な技術または知識を習得させ、または向上させるために支出する費用で一定のものをいいます。

● 教育訓練費の類型による分類

種　類	具体例
社内研修型	使用者が教育訓練を自ら行うための社外講師等への報酬等、教育訓練施設等の賃貸料などの費用
研修委託型	講師、教材費等を含め、研修全体を外部に委託するための費用
研修参加型	外部研修の授業料、受講料、受験手数料等の費用
教材購入型	研修用教材の購入、また、（外部）委託製作のための費用

　なお、上記の具体例は旧租税特別措置法施行令に規定されていたものですが、改正後の施行令で再確認する必要があります。

[3] 労働費用

　労働費とは、所得税法に規定する給与等（使用人に対して支給するものに限る）、法定福利費（法令の規定により事業主が負担することとされている福利厚生費として一定のもの）及び教育訓練費をいいます。

　なお、「福利厚生費として一定のもの」の詳細については、今後の租税特別措置法施行令等で明らかにされると思われます。

[4] 中小企業者等

　この規定の対象となる中小企業者とは、青色申告書を提出する下表に掲げる者をいいます。

●中小企業者等の意義

法人	資本金の額もしくは出資金の額が１億円以下の法人のうち、次に掲げる法人以外の法人、または資本もしくは出資を有しない法人のうち、常時使用する従業員の数が1,000人以下の法人
	1．その発行済株式または出資の総数または総額の２分の１以上が同一の大規模法人（資本金の額もしくは出資金の額が１億円を超える法人または資本もしくは出資を有しない法人のうち、常時使用する従業員の数が1,000人を超える法人をいい、中小企業投資育成株式会社を除く。以下同じ）の所有に属している法人
	2．前号に掲げるもののほか、その発行済株式または出資の総数または総額の３分の２以上が大規模法人の所有に属している法人　　（措令27の4⑩）
個人	常時使用する従業員の数が1,000人以下の個人　　（措令5の3⑥）

3 社会医療法人と他の医療法人との相違点

Q 社会医療法人についての改正があったそうですが、法人税法上、他の医療法人と相違点はありますか。

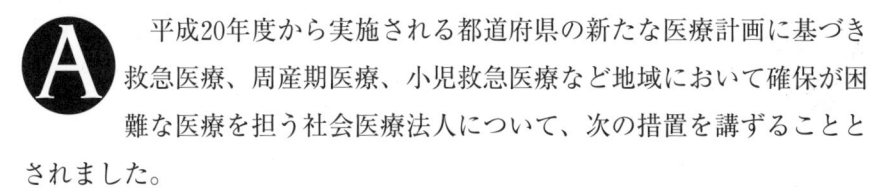

A 平成20年度から実施される都道府県の新たな医療計画に基づき救急医療、周産期医療、小児救急医療など地域において確保が困難な医療を担う社会医療法人について、次の措置を講ずることとされました。

① 社会医療法人の本来業務に係る法人税については非課税とされ、その他の業務（附帯業務、収益業務）については軽減税率（22%）が適用されることとなりました。

② 収益業務の収益から医業に採り入れた金額を寄附金とみなし、損金算入できることとなりました（所得の50%が上限）。

③ 所得税法の別表第一に掲げる法人となったため、利子等、配当等、給付補てん金、利息、利益、差益及び利子益の配分について、源泉所得税が徴収されません。

④ 消費税法の別表第三に掲げる法人となったため、国、地方公共団体、公共・公益法人等と同様の取扱いを受けることとなりました。これらについては第9章で詳しく解説します。

4　情報基盤強化税制の適用期限の延長及び拡充

Q 情報基盤強化税制の適用期限の延長及び拡充は、医療機関の税務に関係がありますか。

A 関係があります。対象設備の見直しなどを行ったうえで、適用期限が2年間延長され、中小企業等については、対象設備等の取得価額の最低限度が引き下げられました。

［1］制度の概要

青色申告の適用を受ける法人及び個人事業者の医療機関等が、レセプトの電算処理やレセプトのオンライン請求の実施のためのソフトウエア、ハードウエアを取得した場合に適用を受けることができる制度です。その取得価額の7％の税額控除または35％の特別償却を認める特例措置です。

［2］改正のポイント

改正のポイントは次のとおりです。

① 期限を2年間延長（平成20年3月31日→平成22年3月31日まで）
② 中小企業を中心に拡充するために、資本金1億円以下の法人及び個人について、取得価額の最低限度を大幅に引下げ（300万円以上→70万円以上）
③ 部門間・企業間で分断されている情報システムを連携するソフトウエアを支援対象に追加

(注) 資本金10億円超の企業については一定の取得価額上限を新たに設定する（上限200億円）。

［3］適用対象資産

新品の情報基盤強化に資する減価償却資産で「ISO／IEC15408認証」を受けていなければなりません。

5 中小企業投資促進税制の適用期限の延長

Q 中小企業投資促進税制の適用期限の延長については、医療法人に適用されますか。また、留意すべき点はどのようなことですか。

A 医業、医薬品・医療機器産業、生活衛生関係営業等を行う中小企業者が、一定規模以上の機械装置、普通貨物自動車等を取得した場合に制度の適用があり、その適用期限が２年間延長（平成20年３月31日→平成22年３月31日まで）されることとなりました。

[１] 制度の概要

30％の特別償却または７％の税額控除のいずれかが認められる制度です。

① 特別償却

特定機械装置等を取得した場合の特別償却限度額の対象は次の算式のとおりです。

基準取得価額 ×30％＝ 特別償却額
　　↑
　　├─ [４] の①〜④の資産 ＝ 取得価額
　　└─ [４] の⑤の資産 ＝ 取得価額×75％

② 特別税額控除

次の算式により計算した税額控除限度額に相当する金額が、原則として法人税額から控除されます。

① 取得した場合

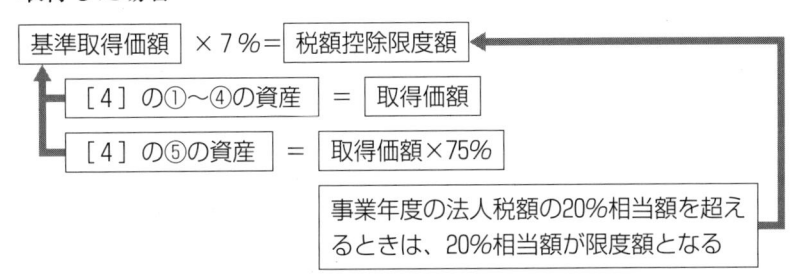

基準取得価額 ×７％＝ 税額控除限度額
　　↑
　　├─ [４] の①〜④の資産 ＝ 取得価額
　　└─ [４] の⑤の資産 ＝ 取得価額×75％

事業年度の法人税額の20％相当額を超えるときは、20％相当額が限度額となる

② 賃借した場合

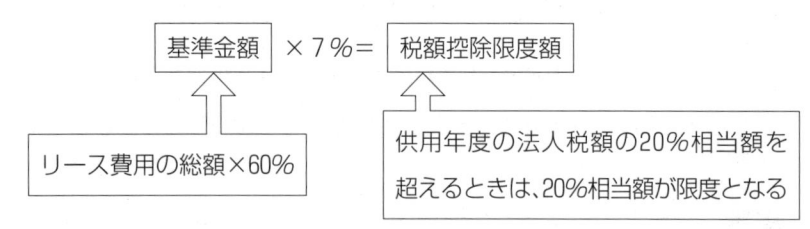

基準金額 × 7％ ＝ 税額控除限度額

基準金額 ← リース費用の総額×60％

税額控除限度額 ← 供用年度の法人税額の20％相当額を超えるときは、20％相当額が限度となる

［2］適用の要件

① 青色申告書を提出する中小企業者等であること。
② 新品の一定規模以上の機械装置、普通貨物自動車等を取得等したこと（リース等により賃借した場合についても法人税額の特別控除の適用があることとされている）。
③ 事業の用に供すること。

［3］適用対象資産

① 1台または1基の取得価額が160万円以上の機械及び装置（リースの場合には、リース費用総額が210万円以上）
② 1台または1基、または同一種類の複数台の合計の取得価額が120万円以上の器具及び備品（電子計算機、デジタル複合機。リースの場合には、リース費用総額が160万円以上）
③ 取得価額が70万円以上のソフトウエア
④ 貨物の輸送の用に供される自動車で車両総重量が3.5トン以上のもの
⑤ 特定の海上運送業の用に供される船舶

［4］その他

中小企業者等のうち、資本金または出資金の額が3,000万円超の法人については、特別償却のみの適用となり、特別控除の適用はありません。

6 エネルギー需給構造改革投資促進税制の適用期限の延長及び拡充

Q エネルギー需給構造改革投資促進税制の適用期限の延長等は、医療機関等の税務に関係がありますか。

A 関係があります。対象設備の見直しを行ったうえで、適用期限が2年間延長（平成20年3月1日→平成22年3月31日まで）されました。

[1] 制度の趣旨と内容

医療法人が運営する病院等の二酸化炭素の排出削減に向けた取組みを支援するため、エネルギー需給構造改革推進設備等を取得した場合の30％の特別償却または7％の税額控除が認められています。

[2] 拡充の内容

業務用ビルの省エネ対策支援の拡充として、新たに次のような措置を講ずることとされました。

① 高効率ビルシステム導入支援

要件	2,000m²以上のビル	平成11年基準を20％上回る省エネ性能を有するもの
	2,000m²未満のビル	平成11年基準を10％上回る省エネ性能を有するもの

② ビルエネルギー管理システム（BEMS）の導入支援

要件	BEMSの導入により省エネルギー率が5％以上改善するもの

7 病院等建物に係る耐震改修促進税制の適用期限の延長

Q 病院等建物に係る耐震改修促進税制は、平成20年度税制改正でどのようになりましたか。

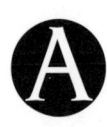

A 耐震改修工事に要した費用のうち一定額（10％）の特別償却を認める特例措置の適用期限が2年間延長（平成20年3月31日→平成22年3月31日まで）されることとなりました。

[1] 耐震改修促進税制とは…

　事業用建物の耐震改修については、支出の全額が資本的支出となるため、耐震改修部分は建物と同様に減価償却していくこととなりますが、この耐震改修工事のうち、一定の要件を満たしたものについては、その改修部分を普通償却していくことに加え、初年度に限り10％の特別償却の適用を受けることなどを認める制度で、平成18年度税制改正で創設されました。

[2] 制度の適用を受けるためには

　実際に耐震改修工事に係る費用について、この特別償却制度の適用を受けるためには、耐震改修促進法や建築基準法の要件を満たす必要がありますが、以下の点もあわせて確認する必要があります。

① 事業用建物が、現行の建築基準法に適合していない昭和56年5月31日以前の旧耐震基準により建築されたものなどであること（建築基準法3②）。

② その建物が、病院・事務所等の多数の者が利用する特定建築物であり、各市町村長等から耐震改修を行う旨の指示を受けていないものであること（耐震改修促進法6、7）。

　その後、建築士等による耐震診断に基づき、耐震改修を行う必要があると判断されたならば、評定委員会等で耐震改修方法等を審査した後、その

建物がある所管行政庁に対して耐震改修計画を申請し、その認定を受けるなどの手続きを経ることで、「耐震改修促進税制」の適用を受けることができることとなります。

　なお、計画の認定を受けると次のような特典があります。

① 建築確認等の手続きの特例

　建築確認が必要な工事であっても、確認申請手続が不要となり、手数料も免除される。

② 建築基準法の特例

　耐震規定以外の不適格事項の存続がやむを得ないと認められる場合、既存不適格の制限や耐火建築物に係る制限が緩和される。

［3］耐震改修促進法

　平成7年12月25日に「建築物の耐震改修の促進に関する法律」（耐震改修促進法）が施行され、現在の新耐震基準を満たさない建築物については、積極的に耐震診断や改修を進めることとされました。

　さらに、平成17年10月28日に改正耐震改修促進法が成立し、平成18年1月から施行されました。大規模地震に備えて、学校や病院等の建築物や住宅の耐震改修を早急に進めるため、数値目標を盛り込んだ計画の作成を都道府県に義務づけさせることとなっています。

［4］所管行政庁の指示

　所管行政庁(注)は、必要な耐震診断または耐震改修が行われていないと認めるときは、特定建築物の所有者に対し、必要な指示をすることができます。

　　（注）　所管行政庁とは、建築主事を置く市町村の区域においては当該市町村の長をいい、その他の市町村の区域については都道府県知事をいう。

8 地震防災対策用資産を取得した場合の特例措置

Q 医療機関が取得した地震防災対策用資産に係る固定資産税の課税標準の特例措置の延長及び見直しがあったそうですが、特例措置の内容はどのようなものですか。

A 地震等の災害時における医療機能の確保のため、医療機関が防災対策用資産を取得した場合の固定資産税に係る特例措置について、課税標準の価格を4分の3に見直したうえで適用期限を2年間延長（平成20年3月31日→平成22年3月31日まで）することとされました。

[1] **特例措置のポイント**

特例措置のポイントは次のとおりです。
① 固定資産税の課税標準の価格を4分の3に変更
② 期限を2年間延長（平成20年3月31日→平成22年3月31日まで）

[2] **制度の概要**

① 対象地域：「大規模地震対策特別措置法」に定める地震防災対策強化地域（一部地域を除く）、「東南海・南海地震に係る地震防災対策の推進に関する特別措置法」及び「日本海溝・千島海溝周辺海溝型地震に係る地震防災対策の推進に関する特別措置法」に定める地震防災対策推進地域
② 対象者：不特定多数の者が利用する施設や危険物施設の管理者等たる病院、学校等
③ 特例の対象となる資産：動力消防ポンプ、移動式消火設備、濾水機、感震装置及び緊急遮断装置、携帯発電機及び照明器具、防災用井戸等
④ 特例の内容：固定資産税（課税標準の特例〈5年間〉）…4分の3

9 救急医療用ヘリコプターに係る助成金交付事業

Q 一定の救急医療用ヘリコプターに係る助成金交付事業を行う法人に対する寄附は、寄附金控除の適用が受けられるそうですが、内容はどのようなものですか。

A 法人や個人が、一定の救急医療用ヘリコプター（いわゆるドクターヘリ）に係る助成金交付事業を行う法人に対して寄附を行った場合には、その寄附をした法人や個人は公益法人制度または認定NPO法人制度による対応が可能とされました。

[1] 公益活動等に対する寄附金に関する税制の概要

　一定の救急医療用ヘリコプターに係る助成交付事業を行う法人に対して寄附をする者が、下記に掲げる区分である場合には、それぞれに掲げるとおりの取扱いを受けることになります。

[2] 公益活動等に対する寄附金の区分及び取扱い

　公益活動等に対する寄附金は、次頁の表に掲げるとおりに区分されています。

① 法人が寄附をした場合（法人税）

　各事業年度で支出した寄附金のうち、特定公益増進法人・認定特定非営利活動法人に対する寄附金のうち一定限度額までは、所得金額の計算上、損金の額に算入されます。

② 個人が寄附をした場合（所得税）

　5,000円（平成17年分以前は1万円）を超える特定寄附金を支出した場合に控除されます。公益法人等または認定NPO法人に対する寄附金は、基本的に特定寄附金に該当します。

③ 相続人が寄附をした場合（相続税）

　相続や遺贈によって財産をもらった者が、一定の期限までに、その相続や遺贈によってもらった財産を公益法人等または認定NPO法人に贈与をした場合に限り、その公益法人等または認定NPO法人に贈与した財産の価額は、基本的に、その相続や遺贈についての相続税の課税価格の計算の基礎に算入されず、相続税が課税されないことになっています。

●公益活動等に対する寄附金の区分及び取扱い

寄附金の区分	国・地方公共団体に対する寄附金	指定寄附金	特定公益増進法人に対する寄附金	認定NPO法人に対する寄附金
寄附をした者の税制上の取扱い	・公立高校 ・公立図書館等	・国宝の修復 ・オリンピックの開催 ・赤い羽根募金 ・私立学校の教育研究等 ・国立大学法人の教育研究等	・日本赤十字社等の特殊法人 ・民法第34条法人のうち科学技術の試験研究や学生に対する学資の支給を行うもの ・学校法人 ・社会福祉法人等	・特定非営利活動を行う法人（NPO法人）のうち一定の要件を満たすものとして国税庁長官の認定を受けたもの（認定特定非営利活動法人）
所得税	「寄附金（※）－5,000円」を所得から控除 ※総所得の40％を限度			
法人税	全額損金算入		一般の寄附金とは別に、以下を限度として損金算入 （所得金額の5％＋資本金等の額の0.25％）×1／2	
相続税	国、一定の公益法人、認定NPO法人等に寄附した相続財産は、原則として非課税			

10　分娩施設に係る特例措置の創設

Q 周産期医療の連携体制を担う医療機関が取得する分娩施設に係る特例措置とはどのようなものですか。

A 周産期医療の連携体制を担う医療機関が取得する分娩用の土地・建物に係る不動産取得税について、課税標準の特例措置が講じられることとされました。

① 期限は2年間となる。
② その取得した土地・建物の価格から、その土地・建物の価格の2分の1に相当する額を控除した額が課税標準となる。

●周産期医療に関する課税標準の特例措置

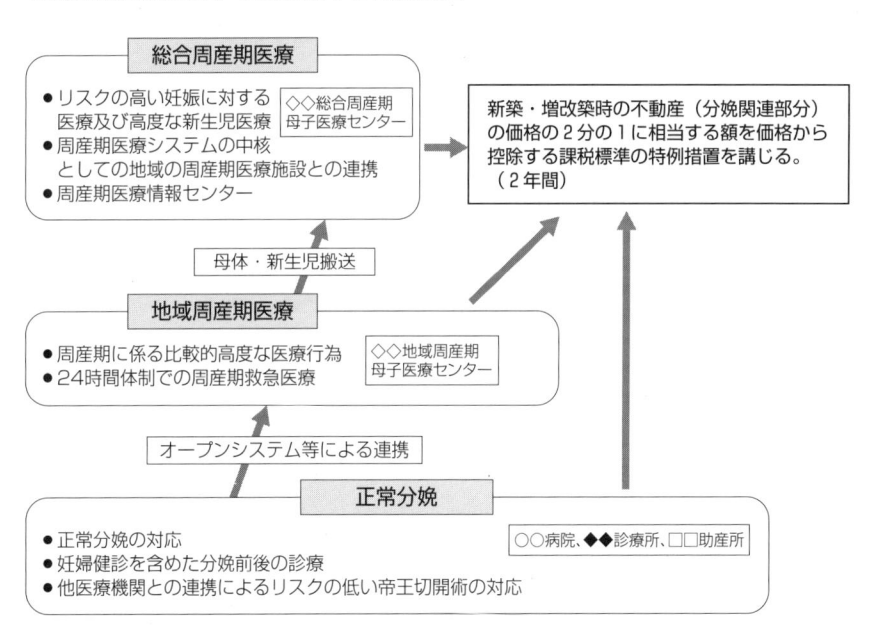

【総合周産期医療】
- リスクの高い妊娠に対する医療及び高度な新生児医療
- 周産期医療システムの中核としての地域の周産期医療施設との連携
- 周産期医療情報センター

◇◇総合周産期母子医療センター

↑ 母体・新生児搬送

【地域周産期医療】
- 周産期に係る比較的高度な医療行為
- 24時間体制での周産期救急医療

◇◇地域周産期母子医療センター

↑ オープンシステム等による連携

【正常分娩】
- 正常分娩の対応
- 妊婦健診を含めた分娩前後の診療
- 他医療機関との連携によるリスクの低い帝王切開術の対応

○○病院、◆◆診療所、□□助産所

→ 新築・増改築時の不動産（分娩関連部分）の価格の2分の1に相当する額を価格から控除する課税標準の特例措置を講じる。（2年間）

（出所）　厚生労働省ホームページ「平成20年度主要税制改正項目の概要」

11 法人事業税（所得割と収入割に限る）の税率の改正

Q 法人事業税の税率はどのように改正されたのですか。

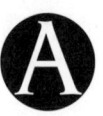

A 新たに国税である「地方法人特別税」を創設し、地方税である法人事業税の一部が改組され、それに伴い税率が改正されました。

医療法人は、地方税法に規定する「特別法人」に該当します。平成20年10月1日以後に開始する事業年度から、法人事業税を計算する際、この特別法人は、法人事業税の税率が軽減されることとなっており、法人事業税の課税対象となる自由診療収入等に係る所得が年400万円以下の金額には普通法人と同様に税率2.7％、年400万円超の金額に対する税率は一律3.6％の軽減税率が適用されることとなりました。

●医療法人の法人事業税率

下記以外の法人	年400万円以下の所得	2.7％
	年400万円超の所得	3.6％
3以上の都道府県に事業所等を設けて事業を行う医療法人で、出資金額が1,000万円以上のもの	すべての所得	3.6％

（注）1　東京都等は、年所得が2,500万円超である場合、それぞれに別途税率を定めているので注意しなければならない。
　　　2　税率は、いずれも標準税率の場合となっている。各都道府県は条例により標準税率以外の税率を定めることができる。

12 地方法人特別税・地方法人特別譲与税の創設

Q 新たに創設された地方法人特別税・地方法人特別譲与税は、医療法人には関係があるのですか。また、どのような制度ですか。

A 地方分権の推進と地方税財源の充実を図るために、消費税法の抜本的改正が行われるまでの間、暫定措置として、地方税である法人事業税の率が引き下げられるとともに、地方法人特別税と地方法人特別譲与税制度が設けられました。

［1］地方法人特別税

地方法人特別税の概要は次のとおりです。

① 納税義務者等

　地方法人特別税は法人事業税の納税義務者に課される国税です。

② 課税標準

　課税標準は法人事業税額となります。

③ 税　率

　税率は以下のとおりとなります。

　(ア) 付加価値割額、資本割額及び所得割額の合算額によって法人事業税を課税される法人の所得割額に対する税率…148％

　(イ) 所得割額によって法人事業税を課税される法人の所得割額に対する税率…81％

　(ウ) 収入割額によって法人事業税を課税される法人の収入割額に対する税率…81％

④ 申告納付

　地方法人特別税は国税ですが、申告納付は都道府県に対して法人事業税とあわせて行うものとされています。

⑤ 賦課徴収

地方法人特別税の賦課徴収は、都道府県において法人事業税とあわせて行うものとされています。
⑥　適用期日

地方法人特別税は、平成20年10月１日以後に開始する事業年度から適用されます。

［２］地方法人特別譲与税

地方法人特別譲与税の概要は次のとおりです。
①　制度の設立趣旨

地方法人特別税の収入額を、使途を限定しない一般財源として都道府県へ譲与することとなっています。

②　基　準

地方法人特別譲与税の譲与の基準は以下のとおりとなります。

(ア)　地方法人特別税の収入額から(イ)の額を控除した額を２分の１を人口で、他の２分の１を従業者数で按分して譲与します。

(イ)　前年度の地方交付税の算定における財源超過団体に対しては、平成20年度税制改正による減収額として算定した額が財源超過額の２分の１を超える場合、減収額として算定した額の２分の１を限度として、当該超える額を(ア)による譲与額に加算します。

③　譲与開始の時期

この譲与は平成21年度から行われます。

●地方法人特別税、地方法人特別譲与税の流れ

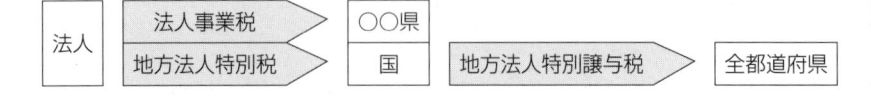

| 法人 | → | 法人事業税 | → | ○○県 | | | |
| | | 地方法人特別税 | → | 国 | → | 地方法人特別譲与税 | → 全都道府県 |

第2章
個人経営による診療所の税務

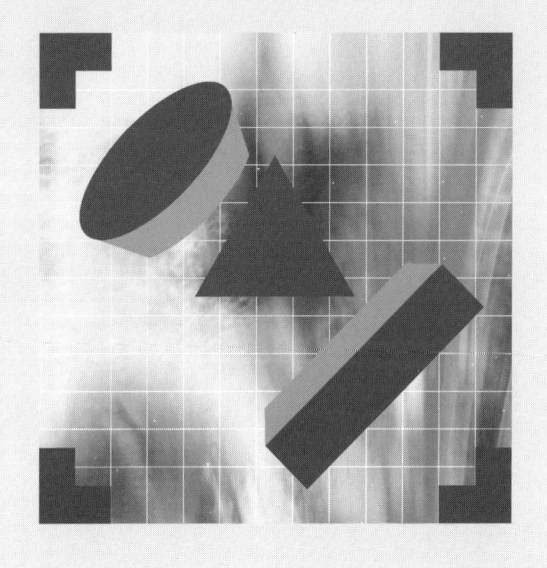

13 会計帳簿の作成義務

Q なぜ、会計帳簿を作成する必要があるのですか。それにより税金はどのように変わってきますか。

A 会計帳簿の作成は、所得税法上の規定に基づき義務化されています。また、複式簿記により帳簿を作成すると、青色申告者として税金が安くなる恩恵が受けられます。

［1］会計帳簿の作成義務

　所得税法上、診療所に係る収入及び支出は事業所得に分類されます。事業所得のある人は、過去2年間のうち1年でも所得が300万円を超えるときは、会計帳簿を作成することが義務づけられています。

　医師が開業した場合は、ほぼ開業当初より所得が300万円を超えるので、税務上は会計帳簿を作成しなければなりません。

［2］複式簿記等による帳簿の整備

　作成する帳簿書類を複式簿記等により整備すると、Q14で説明する青色申告者として承認され、税金が安くなる恩恵が受けられます。

◉所得税法

> （事業所得等を有する者の帳簿書類の備付け等）
> 第231条の2　その年において不動産所得、<u>事業所得若しくは山林所得を生ずべき業務を行う居住者</u>（中略）で、その年の前々年分の確定申告書（中略）に係るこれらの所得の金額の合計額がその年の前年12月31日において300万円を超えるもの又はその年の前年分の確定申告書に係る当該合計額がその年の3月31日において300万円を超えるもの（中略）は、財務省令で定めるところにより、帳簿を備え付けてこれにこれらの所得を生ずべき業務に係るその年の取引のうち総収入金額及び必要経費に関する事項を財務省令で定める簡易な方法により記録し、かつ、<u>当該帳簿</u>（中略）を保存しなければならない。　　　（注）下線は筆者

14 青色申告者の税務上の特典

Q 青色申告者と白色申告者の違いと、青色申告者の税務上の特典を教えてください。

A 申告する者を税法上は「白色申告者」といいますが、帳簿など一定の書類を整備すると「青色申告者」となり、税務上の特典が受けられます。

［1］青色申告者になるには

青色申告者になるには、まず初めに、青色申告者になるという申請書を提出しなければなりません。申請者はその年の3月15日、もしくは事業年度開始日から2月以内のいずれか遅い日までに、納税地の所轄税務署長に「所得税の青色申告承認申請書」を提出し、その承認を受けます。また、税法上は承認通知書が送られることになっていますが、通常、税務署から承認通知書が送られてくることはありません。

［2］なぜ青色申告者の税金が安くなるのか

日本の税制は、納税者自らが申告して納税するという制度です。申告制度が適正に機能するためには、納税者が継続的で正しい記帳を行うことが基盤となります。そのため、一定水準以上の取引記録を行った者については各種の特典を与え、税金を安くする制度が設けられており、それが青色申告制度です。この制度を利用する者を「青色申告者」といいます。

［3］青色申告の要件

青色申告書を提出するためには、以下に記す帳簿書類を備え付けて取引を記録し、かつ、7年間は保存することが必要です（所法148①）。
① 正規の簿記（複式簿記）に基づく帳簿

貸借対照表や損益計算書を作成することができるための帳簿で、②の簡易帳簿の他、総勘定元帳や仕訳表等があげられます。

② 簡易帳簿（単式簿記等）

①に基づく帳簿が作成できなくても、次の帳簿を備え付けていれば青色申告はできます。しかし、特典の１つである青色申告特別控除の額が65万円ではなく10万円と少なくなります。

(ア)　現金出納帳
(イ)　売掛帳
(ウ)　買掛帳
(エ)　経費明細書
(オ)　固定資産台帳

［４］青色申告者の特典とは…

青色申告の主な特典には下表のようなものがあります。

●青色申告の特典

特典項目	青色申告の場合	白色申告の場合
専従者給与（所法57①）	原則として全額必要経費に算入。	専従者１人当たり最高50万円(配偶者は86万円)を限度として控除が可能。
現金主義（所法67）	前々年分の不動産所得の金額及び事業所得の金額の合計額が300万円以下の人は現金主義によって所得計算ができる。	――――
純損失の繰越控除（所法70①）	欠損金（赤字となった額）については翌年以降３年間繰り越して控除が可能。	変動所得または被災事業用資産の損失に限り繰越控除が可能。

15 開業医が支払う税金の種類

Q 診療所を開業することにより、どのような税金がかかってくるのですか。

A 所得の額に応じて課税される所得税、住民税の他、消費税及び地方消費税、並びに事業を行うことにより発生する事業税、固定資産税、印紙税等があげられます。

[1] 所得税、住民税

所得税とは、毎年1月1日から12月31日までの間に生じた税務上の利益（所得）に対して課税される国税です。自ら申告して納税する税金であり、利益が多くなるほどより高い税率で課されます。

また、同じく所得に対して課税される地方税が住民税です。こちらは申告の必要はなく、税率は所得に対して一律10％です。

なお、所得の計算には、会計上は費用とみなされていても、税務上は費用として認められないものや、また、逆に収入としてあげなければならないものなど、税務申告ならではの調整が必要となります。所得税、住民税は事業所得上は経費とはならない税金です。

[2] 事業税

事業税は、都道府県が事業という行為に対して課する地方税で、個人経営の診療所の場合は申告する必要はなく、都道府県が税額を計算して毎年5月に通知します。

なお、事業所得のうち社会保険診療報酬に係る所得には事業税は課税されませんので、それ以外の予防接種や健診収入等に係る所得に対して5％の税率（第3種事業）で課税されます。また、事業税は事業所得上は経費となる税金です。

［3］消費税及び地方消費税

　消費税及び地方消費税（以下「消費税等」という）は、受け取った消費税等から支払った消費税等の一部を差し引いた金額を、申告のうえ納付します。
　　　納付する消費税等＝受け取った消費税等－支払った消費税等の一部
　一般に診療所の場合は、収入のほとんどが消費税が課税されない社会保険診療報酬であるため、納税額は収入に比べて極めて少額です。
　また、消費税の申告にあたっては、どの計算方法を選択するかで納税額が大きく異なってくることがあります（第9章で詳述）。
　なお、消費税及び地方消費税は、事業所得上は経費となる税金です。

［4］固定資産税

　固定資産税は市町村が徴収する税金で、土地・建物等の不動産に係る固定資産税の他、事業をしている場合には、物の所有に係る償却資産税という固定資産税がかかります。いずれの場合も、その年の1月1日に所有しているものに対して税金が課税されます。年の途中で購入したものについては、追加で税金が課税されるということはありません。
　また、固定資産税は、償却資産の所有状況を申告する他は特に申告する必要はなく、市町村が税額計算を行い、毎年5月に通知します。
　なお、固定資産税は、事業所得上は経費となる税金です。

［5］印紙税

　印紙税は、領収書や契約書等の書類に印紙を貼付することにより納税します。しかし、診療所については、医業に係る領収書は印紙税が非課税であるなど、印紙税の課税の範囲が一般の会社に比べて限定されています。
　なお、印紙税は、事業所得上は経費となる税金です。

16 収入と収益との相違点

Q 一般にいう「収入」と税務上の収入である「収益」との違いはどこにあるのですか。

A 収入とは、実際に入金のあったものをいうのに対し、収益とは、診療行為が終了した時点で計上するため、まだ受け取っていない金額や、治療は行ったが請求をしていない金額等も含まれます。

［1］収入とは…

一般的に収入とは、次のようなものがあげられます。

① 社会保険診療報酬
② 自賠責保険収入
③ 自費収入
④ 自由診療収入　等

［2］収益（税務上の収入）とは…

収益とは、税務上は収入に次のものを合算する必要があります。

① 社会保険診療報酬のうち入金のない金額
② 窓口未収金
③ 窓口自己負担分のクレジットカード払いのうち、まだカード会社から支払のない金額
④ 自賠責保険に請求するもののうち、診療行為は終了したが損害保険会社にまだ請求していない金額
⑤ 従業員及び親戚や友人等に対する治療のうち、治療代を受け取らなかった金額
⑥ 家事消費（自身及び家族に対する治療代等）　等

17　各税金の税率

Q 事業をしていると、どのくらいの税金を払うことになりますか。

A 税負担の多い順に、所得税、住民税、事業税、消費税及び地方消費税等についての税率は以下のとおりになります。経営上は納税資金を確保することが重要です。

[1] 所得税

所得税は、所得金額により下表のとおりに課税されます。所得が多くなるに従って税率も大きくなる超過累進制となっています。

●所得税の税率

課税される所得金額	税率	控除額
1,000円～ 1,949,000円	5％	0円
1,950,000円～ 3,299,000円	10％	97,500円
3,300,000円～ 6,949,000円	20％	427,500円
6,950,000円～ 8,999,000円	23％	636,000円
9,000,000円～17,999,000円	33％	1,536,000円
18,000,000円以上	40％	2,796,000円

[2] 住民税

住民税は、前年の課税所得に対して一律10％で課税されます。なお、国の税金である所得税の「所得金額」と地方の税金である住民税の「課税所得」とは立法が異なるため、次頁の表のような違いがあります。

[3] 事業税

前年の所得に5％の税率で課税されますが、社会保険診療報酬に係る所

●個人住民税と所得税の違い (単位:万円)

所得控除の区分	個人住民税	所得税	差額
基礎控除	33	38	5
配偶者控除	33	38	5
（老人配偶者）	38	48	10
（同居特別障害者加算）	+23	+35	12
配偶者特別控除	最大 33	最大 38	5
扶養控除	33	38	5
（特定扶養親族）	45	63	18
（老人扶養親族）	38	48	10
障害者控除	26	27	1
（特別障害者）	30	40	10
寡婦・寡夫控除	26	27	1
（特別寡婦）	30	35	5
生命保険料控除	最大 7	最大 10	3
地震保険料控除	最大 5	最大 2.5	2.5
寄附（付）金控除	対象範囲に相違		

得は非課税ですので、対象となる所得は少額となります。

［4］消費税及び地方消費税

　消費税及び地方消費税（以下「消費税等」という）は、受け取った消費税等から支払った消費税等の一部を控除した額となります。国の税金である消費税が4％の税率、地方の税金である地方消費税が1％の税率、合計して5％の税率です。また、支払った消費税等のうち、すべてが控除できるのではなく、消費税法上の非課税収入となる社会保険診療報酬を得るために使用した薬品等の消費税については控除されません。つまり、社会保険診療報酬に係る薬品等の消費税は利益の中から支払っていることになります。

　そこで近年、ユーロ圏において主流である各物品ごとに消費税率が異なる「インボイス方式」の導入が検討され始めています。今後の消費税法の改正に注意が必要です。

18 税金の納付時期

Q 税金はいつ頃納付するものですか。また、運転資金として、現金はどのくらい持っていればよいのですか。

A 各税金の納付時期は下表のとおりです。運転資金は最低でも月の経費の約2か月分を保有しておくことが必要です。納付時期は、「運転資金＋納税額」を現預金として持つことになります。

［1］各税金の納付時期

	納付日	予定納税納付日
所得税	3月15日 振替納税選択者は4月20日	7月・11月に、前年に係る所得税の3分の1ずつ
住民税	6月、8月、10月、1月に4分の1ずつ	なし
事業税	8月及び11月に2分の1ずつ	なし
消費税	3月31日 振替納税選択者は4月20日	前年の納税額により年1回（8月）〜年11回
固定資産税	市町村により異なり、1月、7月、12月、2月のうち、いずれか2回	なし
印紙税	課税書類作成のつど	なし

［2］運転資金の目安

運転資金としては、月の経費（減価償却費を除く）のおおむね2か月分を現金及び医業未収金（社会保険診療報酬を請求し、まだ入金のないものなど）で保有しておくことが望ましいでしょう。

また、上述した納付時期のうち、特に3月（振替納税選択者については4月）と8月については納税額がかさむので、特に留意が必要です。

19 社会保険診療報酬の概算経費

Q 診療所の場合、保険収入の額により経費が概算で計上できるという話を聞いたことがありますが、詳しく教えてください。

A 社会保険診療報酬が年間5,000万円以下の開業医については、実際に使用した経費ではなく、法律で規定された概算経費により納税することができます。

個人・法人を問わず、社会保険診療報酬が年間5,000万円以下の開業医については、下表の速算式で算出した金額を、事業所得の計算上、必要経費として算入することができます（措法26①）。実務上は、開業当初を除くと、この制度を利用するほうが有利な場合が多いため、よく利用されています。

●社会保険診療報酬の額

社会保険診療報酬	概算経費の速算式
2,500万円以下	社会保険診療報酬×72%
2,500万円超3,000万円以下	社会保険診療報酬×70％＋50万円
3,000万円超4,000万円以下	社会保険診療報酬×62％＋290万円
4,000万円超5,000万円以下	社会保険診療報酬×57％＋490万円

ポイントは、社会保険診療報酬についてのみ5,000万円の基準があるということです。自費収入や労災収入、自賠責収入など社会保険診療報酬でないものは含めずに判定します。また、社会保険診療報酬には介護保険に係る収入も含まれます。訪問看護や通所リハビリを実施している診療所は、その介護保険からの報酬を含めたうえで5,000万円を超すか否かの検討を行うことになります。

20 保険請求収入の計上時期

Q 保険診療収入は請求月の2か月後に入金されますが、いつ収益に計上すればよいのですか。

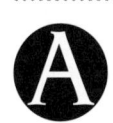

A 個人経営の診療所については、11月分、12月分の保険診療はまだ入金されていませんが、当年の収益に計上しなければなりません。通常は保険者からの入金の通知書をもって未収計上します。

［1］収入の計上時期

　原則は診療報酬行為が終了した時点で収益に計上します。そのため現金入金があったときや、支払基金等に請求したときではなく、診療が個々に行われたときに計上するのが建前です。

　しかし、診療のつど収入に計上するのは事務的に極めて煩雑です。そこで実務上は、保険診療収入は、その月の請求金額を月末において収益計上し、自己負担額等の窓口収入分は、それぞれ診療のときに収益計上（診療時に支払われない場合は未収金として収益計上）する方法がとられており、税務上もそれが認められています。11月、12月については、Q21で説明する査定増減の影響があるため、保険者からの入金の通知書をもって未収計上します。

［2］費用の計上時期

　税務上の収益の認識基準は、現金主義ではなく発生主義であることがポイントです。これは費用に関してもいえますので、支払をしていないが役務の提供は受けた費用については、請求を翌年に受けても、請求内訳書等により明らかに本年に役務の提供を受け、かつ完了していた場合には、本年中の費用に計上します。

21 保険請求査定増減の取扱い

Q 保険診療収入は支払機関の審査があり、請求額と振込額にズレが生じるのですが、どのように処理すればよいのですか。

A ズレが生じた部分は、その金額が確定したときに処理します。特に11月分、12月分については、ズレの確定する時期が申告期ぎりぎりになりますので注意が必要です。

[1] 1～10月分の取扱い

　支払基金や国保連合会では、診療報酬の明細書が請求されるとその審査を行い、請求内容が妥当でないものについては減点が、また、点数の算定誤りなどによる過少請求については増点が行われます。この査定増減については税務上の定めは特に設けられていませんが、次のような順序で処理をすればよいと考えられます。

　① 月末に支払基金等への請求総額をもって収入に計上する。
　② 支払基金や国保連合会からの決定通知書により点数の増減が通知されたときは、その時点において請求増減として収入を増減処理する。

[2] 11月分、12月分の取扱い

　支払基金や国保連合会からの決定通知書は、請求を行ってからおおむね1～2か月後に届きます。個人経営の診療所については、暦年1月から12月までの収入につき、2月16日から3月15日までの申告書提出期間中に確定申告をしますので、12月請求の診療報酬については、支払基金や国保連合会からの決定通知書を待ってから申告することをお勧めします。特に査定増部分については収入漏れとみなされ、後々、ペナルティの税負担が生じるおそれがありますので留意が必要です。

22　職員等の診療代の取扱い

Q 職員やその家族の診療については窓口負担分を徴収していませんが、どのように処理すればよいのですか。

A 窓口負担分を徴収しない場合でも、本来徴収すべき金額を収益に計上しなければなりません。その場合、同額を給与や福利厚生費として計上します。収益と費用が両建てのため課税は生じません。

［1］収益に計上すべき金額

　窓口負担分は徴収していなくても、税務上は診療という役務の提供を行っているわけですから、収益に計上しなくてはなりません。
　また、医療法上の見地から見ても保健所等から、窓口負担分は現金で徴収すべきとの指導が行われます。そのため、窓口負担については一度徴収したうえで、職員及び家族の分については減免規定を設け、同額を返金するという処理を行うことが適正です。その際には、実際に医療費の負担をしていない個人が、その領収書をもとに医療費控除を受けることを防ぐために、いったん窓口負担した医療費に係る領収書を職員等から回収する作業も行います。

［2］費用に計上する金額

　窓口負担分を収入に計上したが、実際は職員等から徴収しないというのであれば、一体どのような科目の経費として計上できるかという問題が生じます。その場合、基本は受診者への給与となりますが、一定の要件を満たせば福利厚生費としての費用計上も可能です。
　福利厚生費の税務上の基準としては、全職員一律で実施されているものであり健康管理上必要であること、そして、費用が通常必要と認められる範囲内であることなどが求められます。その基準を満たしているものについては、福利厚生費として計上できます。

23 自賠責保険の収入計上時期

Q 自賠責保険を利用する患者の診療収入は、いつ収益に計上すればよいのですか。

A 診療行為が完了したときに収益に計上することになるため、12月末時点で損害保険会社に請求していないものについて積算し、収益計上しなければなりません。

［1］自賠責保険の問題点

自動車損害賠償責任（自賠責）保険については、実務上は診療したつど請求するのではなく、その者への診療費がおおよそ固まってきた時点で損害保険会社に診療報酬請求をします。

しかし税務上は、役務の提供が行われたつど収益として計上しなければならないため、その後の税務調査において、自賠責保険についての収入計上漏れを指摘されることがあります。

［2］自賠責保険の実務上の留意点

自賠責保険に係る診療報酬については、期中は損害保険会社に請求したつど収益に計上しますが、12月末には、治療行為は行っているが損害保険会社に請求していない患者をピックアップして治療費を積算し、それを医業未収金として収益計上するという作業が必要になります。

この作業は非常に煩雑ですので、日頃から自賠責保険を利用する患者については、別に台帳を作成して別途管理しておくなどの対策が必要となります。また、税務調査においても、収入漏れの指摘の多い事項となります。

24　診療報酬未回収分の取扱い

Q 窓口での支払分を回収できないまま、その患者が来なくなりました。回収できない場合は、どのように処理するのですか。

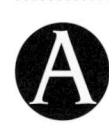

A 来なくなった患者には、支払っていない診療代がある旨の通知等を行い、それでも支払に来ない場合は、適正な時期に貸倒損失等により経費として計上します。

［1］金額が少額である場合…一定の手続き後、早期に損金計上が可能

　金額は少額であっても文書や電話等で連絡をとり、未払いがある旨を必ず相手方に伝え、回収努力を行う必要があります。

　税務上は、未収金を回収する努力をしないと損金計上できません。何よりも診療所の経営上、未払者に対して一定の意思を示さなければ、その診療所には、ますます未払者が増えていくことになります。

　そのうえで、例えば、回収に出向くコストのほうが未収金より高いということであれば、しかるべき時期をもって貸倒損失として損金計上します。

［2］［1］以外の場合…貸倒計上の基準は厳格となるが損金計上は可能

　金額が少額でない患者への未収金については、債務者（すなわち未払いの患者）との取引停止後1年以上経過したときなどの場合に損金計上ができます（所基通51-13）。これも［1］と同様、金額が大きいにもかかわらず回収できないことがやむを得ないという立証が必要です。

　なお、金額の大きな患者については、例えば、市区町村の高額療養費貸付制度を利用して未回収部分を最少にするとか、患者の自己負担分についてはクレジットカードでの支払を可能にするなど、何らかの経営上の対策が必要です。

●所得税基本通達

(回収不能の貸金等の貸倒れ)
51-12　貸金等につき、その債務者の資産状況、支払能力等からみてその全額が回収できないことが明らかになった場合には、当該債務者に対して有する貸金等の全額について貸倒れになったものとしてその明らかになった日の属する年分の当該貸金等に係る事業の所得の金額の計算上必要経費に算入する。この場合において、当該貸金等について担保物があるときは、その担保物を処分した後でなければ貸倒れとすることはできない。(昭57直所3-1改正)
(注)　保証債務は、現実にこれを履行した後でなければ貸倒れの対象にすることはできないことに留意する。

(一定期間取引停止後弁済がない場合等の貸倒れ)
51-13　債務者について次に掲げる事実が発生した場合には、その債務者に対して有する売掛債権(売掛金、未収請負金その他これらに準ずる債権をいい、貸付金その他これに準ずる債権を含まない。以下この項において同じ。)の額から備忘価額を控除した残額を貸倒れになったものとして、当該売掛債権に係る事業の所得の金額の計算上必要経費に算入することができる。(昭46直審(所)19、昭57直所3-1改正)
(1)　債務者との取引の停止をした時(最後の弁済期又は最後の弁済の時が当該停止をした時より後である場合には、これらのうち最も遅い時)以後1年以上を経過したこと(当該売掛債権について担保物のある場合を除く。)。
(2)　同一地域の債務者について有する売掛債権の総額がその取立てのために要する旅費その他の費用に満たない場合において、当該債務者に対し支払を督促したにもかかわらず弁済がないこと。
(注)　(1)の取引の停止は、継続的な取引を行っていた債務者につきその資産状況、支払能力等が悪化したため、その後の取引を停止するに至った場合をいうのであるから、例えば、不動産取引のようにたまたま取引を行った債務者に対して有する当該取引に係る売掛債権については、この取扱いの適用はない。

25 嘱託医報酬の取扱い

Q 嘱託医として報酬をいただいたのですが、所得税の所得の分類としては、どのように取り扱えばよいのですか。

A 役務の提供の形態により、診療所の事業所得になるか、個人の給与所得になるかが分類されます。支払者から給与所得の源泉徴収票が発行されている場合には、通常は給与所得になります。

[1] 事業所得になる場合

医師が自己の診療所において、休日に診療を行うことにより地方公共団体等から支払を受ける委嘱料、または保険事業に従事することにより支払を受ける報酬については、診療所の事業所得になります。

[2] 給与所得になる場合

雇用契約に基づくものや、嘱託医としての場所や時間が拘束されており、固定給的な性格が強い場合は給与所得になります。給与所得に基づくものは、支払先にて給与所得者の源泉徴収票等を作成しますので、そのような証憑書類により判断することで十分でしょう。また、給与として支払を受ける金額については、診療所で使っている口座ではなく、医師の個人口座に振り込まれるようにしておくと税務上も区別しやすく、また、診療所のキャッシュ・フローなどの経営分析も簡単に行えるので便利です。

[3] 事業所得と給与所得が選択できる場合

嘱託医契約をどのように結ぶかは、税務上の観点から見ると、給与所得になる場合のほうが有利といえます。これは、嘱託医報酬に対しては、給与所得には法定経費があるために納税額が少なくなるからです。

26 訪問診療用の車両の売却

Q 訪問診療用に使っていた車両を売却しましたが、税務上はどのような取扱いになるのですか。

A 事業用で使っていたものであっても、所得税法上は事業所得とは区別して、所有物を売却したことによる譲渡所得となります。この場合、譲渡所得の特別控除等が使え、納税額が低くなります。

［1］事業所得と譲渡所得との違い

　事業所得とは、診療所の経営によって発生した所得ですが、たとえ診療所の車両の売却であっても、資産の売却はすべて譲渡所得となります。実務では、車両の売却はおおむね売却損が出るので、事業所得から損益通算により差し引かれます。所得の種類が違うからといって納税額が増えることはありません。むしろ、Q19で説明した社会保険診療報酬の概算経費を利用する医師にとっては、概算経費を計上した後の事業所得からさらに車両売却損が差し引きできるため、納税額は格段に少なくなります。この点が医療法人化した診療所と個人経営の診療所との異なるところです。

［2］譲渡所得の計算

　譲渡所得の計算方法は次のとおりです。

　　譲渡所得＝（車両売却代金－車両に係る減価償却累計額）－50万円

　通常、車両を売却した場合には、最後の50万円を引かなくても売却損が生じるので、その損をもって事業所得等と損益通算をすることが可能です。

　なお、家事用にも一部使用していた場合は、減価償却累計額に一定の減額が生じることになります。

27 必要経費と家事費及び家事関連費の区分

Q 必要経費と家事関連費は、どのように区別すればよいのですか。

A 原則は、事業に直接関係のある費用のみが必要経費となり、家事費は必要経費にはなりません。ただし青色申告者については、家事関連費という家事費と事業上の支出との線引きの難しい費用についても損金算入できます。

［1］必要経費

　必要経費とは、別段の定めのあるものを除き、売上原価の額や販売費及び一般管理費その他当該売上を得るために直接要した費用の額と税法で定められています（所法37①）。逆の言い方をすれば、事業と直接関係がない個人の消費活動のために支出した家事上の経費については必要経費として認めないということになります。事業に直接関係があるものだけというのが、税務上の経費計上の原則です。

［2］家事関連費

　しかし、電気料や水道料等のように、個人の支出と事業上の支出との線引きが難しい費用があり、このような支出を「家事関連費」といいます。
　家事関連費は、原則として必要経費に算入できないことになっていますが、青色申告者については事業上必要とされる部分の金額と、診療所の使用部分を個別に計測するなど適当な基準によって明らかにできるのであれば、その部分の金額を必要経費とすることができます。
　つまり、家事関連費については、原則は必要経費ではありませんので、経費算入するためには金額算定の根拠資料が必要になります。根拠資料がない場合には、税務上のリスクが高くなります。

28 たな卸しに係る留意事項

Q なぜ、忙しい年末にたな卸しをしなければならないのですか。また、たな卸しをしなくてもよいものはありますか。

A 所得税は1～12月で期間を区切って計算するため、12月までに使用していない薬品や消耗品については経費計上できません。そのため、たな卸しが必要となります。

[1] たな卸しとは…

　所得税は暦年課税制度をとっており、1月から12月まででいったん締めたうえで、2月16日から3月15日までの間に前年の所得について確定申告をします。そのため、その年における所得の計算をするにあたり、12月末をもっていったん使用した費用を確定させる必要があります。
　薬品費や医療材料費は、支出した金額＝費用ではなく、常にストックがありますので、期末にたな卸しを行い適正な原価の把握に努めます。

[2] たな卸しが不要なもの

　事務消耗品や広告チラシ等のうち少額なものなど重要性の低いものがあげられます。すべての物品について、たな卸しを行う必要はありません。

[3] たな卸資産と消費税

　たな卸しの際には消費税に注意が必要です。たな卸しの単価は消費税込みか別かをはっきり認識することです。薬品については、問屋からは税別で請求されますので、その他の消耗品とは表示が異なります。また、消費税の納税については、あくまでも支払ったときに消費税の計算の対象となります。そのため所得税法上は、たな卸資産として翌期に繰り越しますが、消費税の納税については今期に影響するというズレが生じることになります。

29　家族に給与を支払う場合

Q 妻に給与を支払いたいのですが、必要経費として認められるポイントを教えてください。

A 青色申告者の場合には労務の対価としての相当額が、白色申告者の場合には法定の一定額が必要経費に算入できます。特に金額を任意で設定できる青色申告者の場合には、妻の労務の対価が実際の一般職員に比してどうであるかなどが、全額経費計上できるか否かの大きなポイントとなってきます。

[１] **青色申告者**

　生計を一にする配偶者やその他の親族（15歳未満の者を除く。以下同じ）に対する給与については、適用を受けようとする年の３月15日（その年の１月16日以降に新たに事業を開始した場合、または新たに専従者がいることとなった場合には、その開始した日、または専従者がいることとなった日から２か月以内）までに、納税地の所轄税務署長に「青色事業専従者給与に関する届出書」を提出しなければなりません。その場合、次の要件を満たしていれば、支払った金額は必要経費に算入できます。

① 専従者給与の届出書に記載されている金額の範囲内であり、かつ実際に支払を受けた金額であること。

② その給与の金額が、次に照らして労務の対価として相当と認められること。

　(ｱ) 労務の従事期間、労務の性質及び提供の程度
　(ｲ) 他の使用人に対する給与の支給状況、同地域の同診療科で類似の規模の他診療所の給与の支給状況
　(ｳ) その診療所の診療科・規模・収益の状況

この取扱いを受けるためには、原則として１年のうち６か月を超える期

間、青色申告者の経営する事業に従事することが必要です。また、例外として6か月以下の場合であっても、その事情が、ⓐ年の中途における開業や廃業、ⓑ長期にわたる病気あるいは婚姻等のための場合は、その者が事業に従事することができると認められる期間のうちの2分の1を超えて従事していれば、青色事業専従者として取り扱うことができます。ただし、学生（夜間学校に通う者で昼間を主とする事業に従事する者や、昼間学校に通う者で夜間を主とする事業に従事する者などは除く）や他に職業を有するような者の場合には、原則として、たとえ事業に従事していても専従している期間には含めません。

[2] 白色申告者

生計を一にする配偶者やその他の親族が、その年を通じて6か月を超える期間、事業者の経営する事業に従事している場合、原則として事業に従事している親族1人につき50万円（配偶者の場合は86万円）が必要経費に算入できます。ただし、「事業所得金額÷（事業専従者＋1）＜50万円（配偶者の場合は86万円）」のときは、「事業所得金額÷（事業専従者＋1）」の金額を必要経費に算入できます。

なお、学生（夜間学校に通う者で昼間を主とする事業に従事する者や、昼間学校に通う者で夜間を主とする事業に従事する者などは除く）や、他に職業を有するような者の場合は、原則として、たとえ事業に従事していても専従している期間には含めません。

青色事業専従者と異なる点は、青色事業専従者控除については、実際に支払った事実がないと認められないのに対して、白色事業専従者控除については、実際に支払ったか否かは一切問わないことがあげられます。また、従事期間が6か月を超えるか否かの判定についても、青色事業専従者の例外規定のようにやむを得ない事情があっても、あくまでも6か月を超えるか否かという期間のみで白色事業専従者か否かが判定されるという点に留意が必要です。

30　医師国保か社会保険かの選択

Q 職員を医師国保に加入させるか、社会保険に加入させるかで悩んでいますが、どちらがよいでしょうか。

A 医師国保のほうが経営者の負担は少ないのですが、職員が5人以下であるなど一定の要件があります。それぞれのメリット・デメリットは以下のとおりです。

[1] 医師国保

① メリット
- 雇用主側の負担がない（社会保険の場合は半額負担）。
- 一律の保険料掛金のため天引額が一定であり、給与支払が多くなれば、それだけ職員に多く現金を支給できる。
- 各医師国保組合独自の厚生事業を利用できる。

② デメリット
- 職員が5人以下である診療所を対象としている。
- 医師会に加入していることが前提である。
- 厚生年金には加入できないため、老後の資金計画が必要となる。　等

[2] 社会保険

① メリット
- 厚生年金にも合わせて加入できるため、老後の保障が手厚い。
- 職員が5人以上でも加入できる。　等

② デメリット
- 保険料掛金の半分が雇用主負担である。
- 所得に応じた掛金負担となるため、給与が高くなれば雇用主の負担割合も高くなり、職員の天引額も大きくなる。

31 減価償却費に係る留意事項

Q 減価償却費とは何ですか。また、償却方法にはいくつかあるそうですが、診療所にはどの方法が適当ですか。

A 資産を購入してもその年中に全額損金には算入できず、法律で定められた年数で少しずつ経費化します。そのことを「減価償却」といいます。

[1] 減価償却費とは…

　減価償却費とは、時の経過や利用状況等に応じて価値が減少していく減価償却資産の取得価額を、使用可能期間（法定耐用年数）にわたり償却限度額に達するまで費用配分する科目です。つまり、資産を購入しても、原則は一括で損金計上できず、法定の年数によって分割して経費計上をしていくことになります。主な減価償却費の計上方法としては、定額法や定率法等があります。

[2] 定額法

　定額法とは、減価償却可能額を単純に法定耐用年数で除した金額を毎年計上していく方法です。この方法は、毎年の減価償却費が変わらないことから「定額法」と呼ばれています。個人経営の診療所の場合は、「所得税の減価償却資産の償却方法の届出書」を提出しないときは、自動的に定額法となります。また、定額法は毎年の減価償却費が一定であるため、まだ事業を開始したばかりで利益が出ていないようなときは、初期の償却額が少ないために適しています。

[3] 定率法

　定率法とは、帳簿価額に一定の償却率を乗じることで毎年の減価償却費

を計算する方法です。ここでいう帳簿価額とは、当初の取得価額から、過年度において減価償却を実施した累計額（減価償却累計額）を控除した金額です。そのため、当初の減価償却費は非常に多額になりますが、年々その額は少なくなります。

定率法は、利益が出ている場合には、初期の償却費が多いため、利益が圧縮されて節税につながります。なお、節税を行えばキャッシュ・フローも改善され、設備投資や事業拡大へ資金を注入することも可能です。

また、期間の経過に従って多額の修繕費の発生が見込まれるものや、技術革新により陳腐化の著しいものには定率法が向いています。定率法であれば、導入から一定期間が経過し、減価償却費が少なくなってきた頃に修繕費が発生する形となり、償却期間を通じて経費計上額を平準化できます。

個人経営の診療所が定率法を選択するためには、「所得税の減価償却資産の償却方法の届出書」を提出し、その中に定率法を選択する旨を記載することで初めて適用が可能です。また、平成10年4月1日以降に取得した建物については定額法のみが適用になり、定率法等の選択はできなくなりました。

●減価償却のイメージ

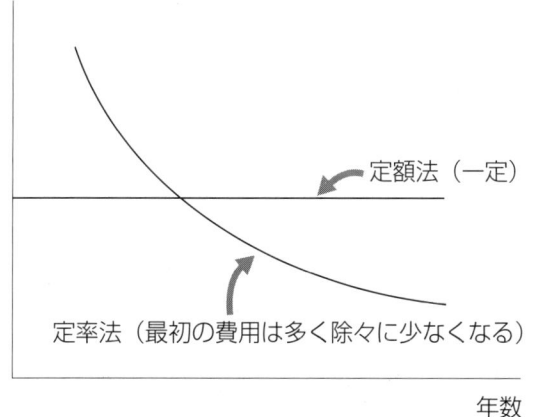

32 医療機器のリースと購入

Q 医療機器を新しくしたいのですが、リースのほうがいいのか、購入したほうがいいのかを教えてください。

A 平成19年に減価償却制度が改正され、経費計上については、リースと購入とで大差がなくなりました。リース契約におけるメリットとデメリットは以下のとおりです。

［1］リース契約におけるメリット（購入におけるデメリット）

リース契約の内容にもよりますが、一般的に物品に係るリースであれば所有権はリース会社にあるため、償却資産に係る固定資産税はリース会社で負担します。また、開業当初は資金繰りも悪く、借入れもなかなかできませんが、リース契約は借入金額とは別途に契約できるため、開業当初の資金面では非常に助かり、かつ手間がかかりません。

［2］リース契約におけるデメリット（購入におけるメリット）

その資産の使用可能期間のトータルの支払額は、リース契約のほうが多くなります。また、借り入れて購入する場合と、リース契約にする場合とを比較すると、双方の利率が同じであっても、リースの場合は借入れの利息計算とは異なりアドオン計算をするので、借入れのほうが支払総額は少なくなります。また、貸借対照表にも負債として載りませんので、経営分析を行う際、オフバランスのために資金繰りが悪くなっていることに気付きにくいといえます。

［3］リースと購入のどちらがよいか？

資金に余裕があるのであれば、購入のほうがよいでしょう。それは資金流出が最小限で済むことが多いからです。

33 税金の経費計上

Q 支払った税金は経費計上できるのですか。

A 事業を行うにあたり支出が必要であった税金については必要経費に計上できますが、その年の所得について課された税金については、費用性がないため経費計上はできません。

［1］ 損金計上ができる税金

次の税金については、支払ったとき、または未払計上時に損金計上ができます。

① 支払った消費税及び地方消費税
② 事業税
③ 事業部分に係る固定資産税
④ 事業に関連した印紙税課税文書に貼付した印紙税
⑤ 事業遂行に必要な接待等で利用したゴルフ場利用税等

［2］ 経費計上ができない税金

次の税金については経費計上ができません。主に収入に対して課税される税金と、税金を期日までに支払わなかったなどによるペナルティまでは経費としないという趣旨によります。

① 所得税
② 住民税
③ 加算税
④ 延滞税
⑤ 加算金
⑥ 延滞金などペナルティ部分の金額

34　宿日直料の源泉所得税

Q 有床の診療所を経営していますが、当直の看護師の宿日直料は、どのように処理すればよいのですか。

A 所得税法上、宿日直料は非課税の規定はありますが、残念ながら看護師の宿日直料については、所得税法上の非課税規定に該当する宿日直料の枠を使って非課税とすることができません。

[1] 看護師等の宿日直料の取扱い

看護師については、翌日の勤務が免除されるなどの勤務体系の1つに宿日直があるため、その宿日直料については税務上の非課税規定には該当しません。

[2] 宿日直料の非課税規定

宿日直料は、1回の宿日直について支給される金額のうち、4,000円（宿直または日直の勤務をすることにより支給される食事がある場合には、4,000円からその食事の価額を控除した残額）までの部分については所得税は非課税です。ただし、次に掲げる宿日直料については、その全額が課税の対象とされます（所基通28-1）。

① 休日または夜間の留守番だけを行うために雇用された者や、勤務する場所に居住し、その留守番に相当する勤務について支給される宿日直料

② 宿日直の勤務をその者の通常の勤務時間内の勤務として行った者やこれらの勤務をしたことにより代日休暇が与えられる者に支給される宿日直料

③ 宿日直の勤務をする者の通常の給与等の額に比例した金額またはその給与の額に比例した金額に近似するように当該給与等の額の階級区分等に応じて定められた金額により支給される宿日直料

35 慰安旅行に係る経費の損金算入

Q 職員を対象とした慰安旅行をしたいのですが、必要経費として認められるポイントを教えてください。

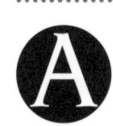

A 慰安旅行の行程が4泊5日以内であり、かつ全職員の半数以上が参加していた場合、高額でない部分については全額損金計上ができます。

［1］福利厚生費の範囲

旅行先が国内及び国外を問わず、これらの旅行に参加した職員等が受ける経済的利益については、その旅行の企画内容や旅行の目的等を総合的に勘案しますが、次の要件をいずれも満たしている場合には、福利厚生費として必要経費に計上でき、給与課税をしなくてもよいとされています。

① その旅行に要する期間が4泊5日以内のものであること（目的地の滞在日数で判断する）。

② その旅行に参加する職員等の数が、全職員等の50％以上であること。

［2］慰安旅行に係る留意点

その旅行が高額である場合には福利厚生費に計上できませんが、高額であるか否かは、おおむね1人10万円が目安になるでしょう。1人10万円以上の旅行代を負担した場合には、10万円を超える部分についてのみ給与課税を年末調整等で行うという処理になります。ただし、10万円を超えたからといって、かかった費用の全額が給与課税ということではありません。

また、注意する点としては、個人経営の診療所で職員のほとんどがパートの場合、せっかく慰安旅行を企画しても、参加者が全職員の半数に満たないことがあります。全職員の半数以上の参加がなければ全額給与課税となるので、なるべく全員が参加できるような旅行等を企画することが必要です。

36 診療所と消費税

Q 診療所はあまり消費税を納付しないと聞きますが、本当ですか。

A 医療行為は消費税が非課税であることが多いため、売上げに比べて納税額はとても少なくなっています。また、簡易課税制度の選択により、納付が有利になることがあります。

［1］**医療行為と消費税**

一般的に、診療所は納付する消費税が収入に比してとても少なくなっています。それは、医療行為については「非課税」とされている項目が多いためです。消費税法では次のものが非課税とされています（消法別表第一）。

① 社会保険診療
② 老人保健施設療養
③ 公費負担医療
④ 公害
⑤ 労災
⑥ 自賠責保険
⑦ 介護保険法に基づく居宅サービス、施設サービス等
⑧ 助産に係る収入

［2］**消費税の簡易課税制度**

簡易課税制度とは、売上げの項目のみを使って、その仕入れに係る消費税の割合が法律で決められている制度です。医業の場合は、サービス業に該当するため、法定仕入割合50％を利用して計算することができ、結果として消費税の納税負担が少なくなる傾向があります。

第3章

医療法人の運営と税務

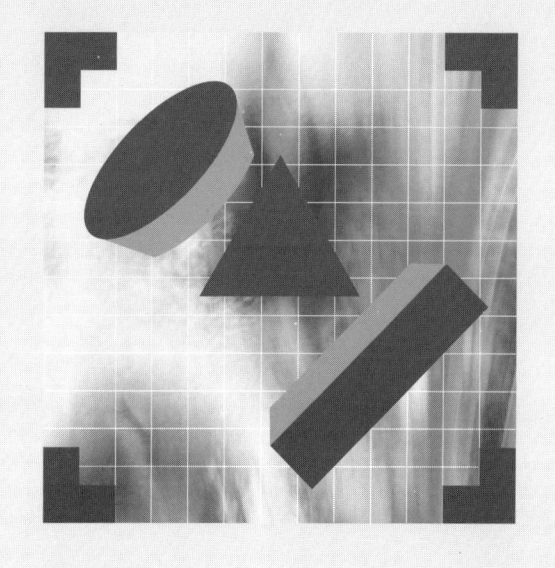

37 法人成りのメリット・デメリット

Q 個人の診療所から医療法人へ法人成りした場合のメリット・デメリットを教えてください。

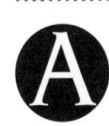

A メリットとしては、法人の経費に理事長の給与を算入でき、理事長個人でも給与所得控除を受けられることなどがあり、デメリットとしては、法人内部に留保した利益を自由に処分できないことなどがあげられます。

[1] 法人成りのメリット

1 役員給与と給与所得控除のダブル適用

　個人の診療所の場合、所得税における事業所得として確定申告する必要があります。その際、院長個人に対する給与という概念はないため、給与を事業所得の経費（必要経費）にはできません。

　医療法人の場合、院長（以下では個人院長と区別するために「理事長」とする）への役員給与が法人税法上の経費（損金の額）に算入されます。

　医療法人から支給された役員給与は、理事長個人としては所得税が課されますが、給与所得には給与所得控除という一種の概算経費の制度があるため、結果的に医療法人で役員給与、個人で給与所得控除と2つの経費を計上できることになります。

　平成18年度税制改正において、上記のダブル適用を抑制する制度ができましたが、医療法人は、その制度の適用除外となっていますので、従来どおり節税効果が期待できます。

2 税率の違い

　所得税の税率は所得に応じて変わります。その最高税率は40％となっています。それに対して、法人税の税率は一律30％（ただし、資本金が1億円以下の法人は、年800万円以下の所得金額について22％）となっています。

個人の診療所の所得が大きければ大きいほど、法人成りしたときの税負担に差が出てきます。

　下表は、個人のままでの所得税額（事業所得）と、法人成り後の法人税額及び所得税額（給与所得）の合計額を比較したものです。役員給与の金額が法人成り前の個人所得を上回ること（表でいえば利益率10%の場合）がなければ、合計で節税になることがわかります。

　ただし、個々の事情によって節税額は変動するので、法人成りを考える際には、事前に必ず節税シミュレーションをすることをお勧めします。

●法人成りにおける役員給与支給による節税額　　　　　　　　　　（単位：千円）

利益率	個人 所得	個人 税額(A)	法人 所得	法人 役員給与	法人 税額合計(B)	節税額(A)−(B)
40%	40,000	13,204	25,000	15,000	9,466	3,739
30%	30,000	9,204	15,000	15,000	6,466	2,739
20%	20,000	5,204	5,000	15,000	3,706	1,499
10%	10,000	1,764	△5,000	15,000	2,606	△842

(注)　上記の計算は次の設定で行っている。
　　　医業収益：1億円、法人の資本金：1億円以下
　　　利益率：役員給与を支給しない場合の利益率
　　　個人：所得税額（事業所得）、法人成り：法人税額＋所得税額（給与所得）
　　　所得税の所得控除・地方税：考慮外

3　役員退職金の支給

　医療法人の理事長を退く際には、役員退職金の支給を受けることができ、医療法人の経費に計上することができます。さらに、その所得税額の計算は次のようになるため、2の場合以上に節税効果が期待できます。

　　退職所得の金額＝（収入金額−退職所得控除額）× $1/2$ ×税率

　　　　　　　　　　　　　　　　　　　課税標準を2分の1として計算できる

ただし、退職金の金額が高すぎる場合などは税務上否認される（経費にならない）ことがあるので注意が必要です。

［2］法人成りのデメリット

1　内部留保利益の処分

医療法人は、医療法第54条において剰余金の配当が禁止されています。よって、毎期利益を生み出して法人内部にため込んだとしても、それを配当や賞与等で処分することはできません。

内部留保利益を処分するためにMS法人に多額の委託費を支出し、それを原資に社長（医療法人の理事長と同一人物）に対して給与を支給した場合には、その一連の行為を実質的な配当とみなされ、医療法違反となる可能性があります。また、税務上でも多額の委託費が寄附金とされ、税務上の経費にならない可能性があります。

それに対して個人の場合には、生み出した利益の処分について何ら制限はありません。

2　交際費の損金不算入

医療法人が支出する交際費のうち、次の金額は税務上の経費にはなりません。また、資本金が1億円を超える医療法人については、支出する交際費の全額が経費に算入できません。

- 支出交際費の金額(A)が400万円以下…(A)×10%
- (A)が400万円超…(A)×10%＋(A)－400万円

個人の場合には、診療所の経営に関する支出であれば、その交際費は全額所得税法上の経費に算入されます。

> （注）　平成19年4月1日以後に法人成りする場合、必ず持分の定めのない法人となる。その際、資本等を有しない法人として取り扱うのか否かという論点があるが、平成20年5月現在、その取扱いは明確にされていないので、上記の説明は資本等を有する法人を前提にしている。

38 医療法人の出資金額に係る税務上の留意点

Q 出資に関する税務上の留意点について教えてください。

A 出資についての税務上の取扱いで非常に重要なのは、出資持分をどのように評価するかの問題で、大きくは相続が発生した場合とそれ以外の場合に分けて考えられます。

［1］相続が発生した場合の評価

医療法人の社員（出資者）について相続が発生した場合には、その社員に係る出資持分は評価を行い、相続税の課税価格に含めることとなります。この場合の出資持分の評価は、株式と違い医療法第54条により配当することが禁止されているので配当還元方式の適用がなく、出資金の価額の修正もありません。評価の方法は、基本的に類似業種比準価額方式と純資産価額方式を用いることとなりますが、類似業種比準価額方式においては、「配当」「利益」「純資産」の3要素のうち、「配当」は用いません。

出資の評価は下図の区分で行います。

●出資の評価方法

大会社	①	類似業種比準価額
	②	純資産価額（相続税評価額による。以下同じ）
	③	①と②のいずれか低い金額
中会社	①	類似業種比準価額×L＋純資産価額×(1－L)
	②	純資産価額
	③	①と②のいずれか低い金額
小会社	①	類似業種比準価額×0.50＋純資産価額×(1－0.50)
	②	純資産価額
	③	①と②のいずれか低い金額

規模の判定については下表のとおりになります。なお、Lの割合は「取引金額」と「総資産価額（帳簿価額）及び従業員数」に応じて、いずれか大きいほうの割合とします。

●規模の判定

総資産価額（帳簿価額）及び従業員数	直前期末以前1年間における取引金額				
	6,000万円未満	6,000万円以上〜6億円未満	6億円以上〜12億円未満	12億円以上〜20億円未満	20億円以上
4,000万円未満または5人以下	小会社	中会社「小」（L＝0.60）	中会社「中」（L＝0.75）	中会社「大」（L＝0.90）	大会社
4,000万円以上5人以下を除く	中会社「小」（L＝0.60）	中会社「小」（L＝0.60）	中会社「中」（L＝0.75）	中会社「大」（L＝0.90）	大会社
4億円以上30人以下を除く	中会社「中」（L＝0.75）	中会社「中」（L＝0.75）	中会社「中」（L＝0.75）	中会社「大」（L＝0.90）	大会社
7億円以上50人以下を除く	中会社「大」（L＝0.90）	中会社「大」（L＝0.90）	中会社「大」（L＝0.90）	中会社「大」（L＝0.90）	大会社
10億円以上50人以下を除く	大会社	大会社	大会社	大会社	大会社

［2］ 社員が退社する場合

　出資持分の定めのある医療法人社団の社員が退社する場合には、その社員は出資額に応じて出資持分を時価により払戻請求することができるようになっています。

　その時価はどのように算定するかですが、時価というと、売買事例に基づく相場価額や処分可能価額の場合が多いですが、医療法人の出資は流通が前提とされていないため、このやり方では時価の算定が困難です。そのため、財産評価基本通達に従って計算する方法や、所得税基本通達59-6で定めている「株式等を贈与等した場合の『その時における価額』」を用いる方法が考えられます。

39 現物出資による医療法人の設立

Q 医療法人の設立に際し、診療に必要な土地・建物を現物出資した場合の課税関係はどのようになりますか。

A 現物出資を行った出資者に対しては現物出資による譲渡所得が生じたものとして所得税と住民税が課税されます。また、出資者が複数いる場合で出資の時における時価に比して著しく低い価額により現物出資が行われたときは、現物出資をした者から他の出資者に対して贈与があったものとみなされ贈与税が課税されます。

[1] 現物出資の定義

現物出資とは、出資者が現金以外の資産を出資し、法人の出資持分を取得することをいいます。

[2] 現物出資をした出資者に対する取扱い

所得税法上、現物出資は譲渡と同様に取り扱われています。そのため現物出資により医療法人が設立された場合で、その現物出資財産の譲渡価額とされる金額が、その現物出資財産を出資者が取得した時の価額を上回り、その出資者に譲渡所得が生じるときは、所得税と住民税が課税されます。

土地・建物を現物出資した場合の土地・建物の譲渡価額は、現物出資により取得した出資持分の評価額に相当する金額であるとされています。

なお、出資の評価の際、不動産については実勢価額で評価するとされているため、譲渡価額は出資持分の時価相当額となります。

[3] みなし贈与

出資者が複数名いる場合で、ある者から時価に比べて著しく低い価額による現物出資があったときは、その現物出資を行った者から他の出資者に

対して贈与があったものとみなされます。

これは、医療法人が出資財産を時価より低い価額で資産を受け入れたことにより、金額に表示されない形で出資持分の価値が高まるため、その高まった価値の部分については、現物出資した者から他の出資者へ価値の移転が生じたと考えることによります。

なお、医療法人を設立するにあたって、出資者が1人である場合には、このようなみなし贈与の問題は生じません。

［4］現物出資により財産を受け入れた医療法人の取扱い

法人税法上、現物出資は資本取引に該当するため、財産を受け入れる医療法人には課税が行われないものとされています。そのため、現物出資により受け入れる財産を時価より低い価額で受け入れたとしても受贈益課税はないこととするのが支配的な考え方のようです。

医療法人の場合、このような現物出資が認められるかどうかについては、各都道府県知事にその判断が委ねられています。しかし、設立の認可を受ける際、不動産の現物出資については「評価証明書」を添付しなければならないことを考慮すると、その受入れが時価で行われることが求められているものと思われ、現物出資を評価証明書に記載されている金額より低い価額で行おうとすると、設立の認可を受ける妨げとなるおそれがあります。

また、上記［2］で説明した譲渡所得の計算の際、譲渡価額の金額の設定の問題と、財産を受け入れる医療法人の帳簿に記載されるべき受入財産の価額がどのようになるかということは別の問題となります。

なお、不動産を受け入れた医療法人に対しては、不動産取得税と登録免許税が課税されます。

40 出資額限度法人に移行した場合の課税関係

Q 出資額限度法人の課税関係について教えてください。

A 一般の医療法人が出資額限度法人に移行するだけであれば課税関係は生じません。出資額限度法人が解散し、または出資者が退社もしくは死亡した場合には、一定の課税関係が生じます。

[1] **出資額限度法人とは…**

　出資額限度法人とは、「社員の退社時における出資持分払戻請求権や解散時の残余財産請求権の及ぶ範囲を、払込出資額を限度とすることを定款において明らかにする社団医療法人」のことをいいます。具体的には、当初1,000万円を出資した出資者の持分の時価が、退社の時において5,000万円であった場合にも、出資額限度法人は1,000万円を払い戻せば足り、逆に時価が500万円に下がっていた場合には、500万円の払戻しで足りるというものです。

　出資額限度法人は、出資持分の払戻しが課題である医療法人にとって大変メリットのある制度ですが、出資額限度法人になるために特別に困難な許認可や手続きなどはなく、基本的には定款変更をするだけで移行することができます。

　なお、出資額限度法人の制度は、医療法制定後の医療法人制度確立の時代から続いているものですが、厚生労働省から平成16年8月13日に出された通知「いわゆる『出資額限度法人』について」(医政発第0813001号)によって、その位置づけと課税関係が改めて確認されたものです。

[2] **出資額限度法人に係る課税関係**

　出資額限度法人の出資に係る課税関係は以下のようになります。

1 出資額限度法人に移行した場合

　一般の出資持分の定めのある医療法人社団が定款変更手続を行って出資額限度法人に移行した場合には、特に課税関係は生じません。これは、この手続きが設立や解散を伴うものではなく、この時点では実態上も単なる定款変更手続であるためです。

2 社員（出資者）が退社した場合

　出資者たる社員が退社した場合には、医療法人は資本等取引を行っただけであり、社員は定款の定めに従い限度額までの払戻しを受けるだけなので、それぞれ課税関係は生じません。

　一方、その社員の退社後に医療法人に残る出資者たる社員については、その社員への出資額を限度とした払戻しを行うことにより、原則的には時価と払戻額との差額について贈与を受けたこととして「みなし贈与課税」の対象となります。同族性の希薄さや特別の利益供与がないことなどの要件が具備されていれば、この課税は生じない場合もありますが、ほとんどの医療法人の社員構成の傾向から、この課税が生じない医療法人は極めて少ないものと思われます。

3 社員（出資者）が死亡した場合

　医療法人側の取扱いと死亡した社員以外の社員の取扱いは上記2の場合と同様になりますが、死亡した社員の相続人に課税関係が生じてきます。まず、死亡した社員の相続人が相続により出資者たる地位を承継せずに従前の出資持分について払戻しを受けた場合には、出資額を限度として払戻しを受けて、その受けた金額が相続税の課税財産となります。相続人が出資者の地位を承継した場合の相続税の課税財産の計算は、出資持分の「時価」を評価して行われます。出資額を限度とするのは「払戻し」の際の話であり、定款でもそう定められることが前提となっているので注意が必要です。

[3] 課税と制度の有用性

　実際の医療法人経営では様々な諸要素がかかわってきますので、上記

［2］で説明したケース以外にも、状況によって様々な課税の態様が考えられます。しかし、この制度の重要な点は、「多額の払戻しによって医療法人の経営を損ねることによる地域医療への悪影響の回避」という、医療法人を守る側面が大きいことです。制度の導入にあたっては、その点を踏まえながら特定医療法人への移行を検討するなど、最終的に個人に負担が集中しないようなスキームを考えておくことが大切であると思われます。

その趣旨を確認する意味で、前述した厚生労働省の出資額限度法人に係る通知を以下に掲載しておきます。

●厚生労働省医政局長通知「いわゆる「出資額限度法人」について」

【改正後全文】
医政発第0813001号
平成16年8月13日
改正　医政発第0330049号
平成19年3月30日

各　都道府県知事　殿

厚生労働省医政局長

いわゆる「出資額限度法人」について

高齢化、医療技術の進歩、国民の意識の変化や規制改革の観点を含めた各方面からの指摘など医療をめぐる現状を踏まえながら、これからの医業経営の在り方について検討するため、平成13年10月に「これからの医業経営の在り方に関する検討会」が設置され、平成15年3月に最終報告書がとりまとめられたところである。この最終報告書においては、医療法人の非営利性・公益性の徹底による国民の信頼の確保、変革期における医療の担い手としての活力の増進を2つの柱とし、医療法人を中心とする医業経営改革の具体的方向が示されたところである。

この最終報告書で示された医業経営改革の具体的方向においては、将来の医療法人のあるべき姿である持分がなく公益性の高い特定医療法人又は特別医療法人への円滑な移行を促進するための一つの方策として、「出資額限度法人」の検討の必要性が指摘されたところである。

以上を踏まえ、社団医療法人における非営利性の確保等に資する観点から、「医業経営の非営利性等に関する検討会」を平成15年10月に設置し、「出資額限度法人」の普及・定着に向けた対処方策等について検討し、平成16年6月22日にその報告が

とりまとめられたところである（別添1）。

　については、今般、同検討会の報告を踏まえ、医療法人制度の運用に当たっての「出資額限度法人」の趣旨、考え方、内容と移行に当たっての留意点や円滑に進めるための方策等を下記のとおり整理したので、各都道府県におかれては、こうした趣旨を御理解の上、御了知いただくとともに、その運用に遺憾なきを期されたい。

　なお、下記第6にある持分の定めのある医療法人が「出資額限度法人」に移行した場合等の課税関係については、国税庁と協議済みであることを申し添える。

記

第1　医療法人制度における「出資額限度法人」の位置づけ等
　医療法（昭和23年法律第205号）第6章に定める医療法人制度は、私人による病院経営の経済的困難を、医療事業の経営主体に対し、法人格取得の途を拓き、資金集積の方途を容易に講ぜしめること等により、緩和せんとするもの（昭和25年8月2日厚生省発医第98号厚生事務次官通知　記　第一の1参照）とされていること。
　「出資額限度法人」の位置づけは、医療法人制度の運用の実態として、医療法人の太宗を持分の定めのある医療法人が占めている現状に照らし、出資者にとっての投下資本の回収を最低限確保しつつ、医療法人の非営利性を徹底するとともに、社員の退社時等に払い戻される額の上限をあらかじめ明らかにすることにより、医療法人の安定的運営に寄与し、もって医療の永続性・継続性の確保に資するものであること。

第2　「出資額限度法人」の定義
　本通知において「出資額限度法人」とは、出資持分の定めのある社団医療法人であって、その定款において、社員の退社時における出資持分払戻請求権や解散時における残余財産分配請求権の法人の財産に及ぶ範囲について、払込出資額を限度とすることを明らかにするものをいうこと。

第3　「出資額限度法人」の内容
　①出資額
　　金銭出資、現物出資のいずれであっても、社員（出資者）が出資した時点の価額（出資申込書記載の額の等価）を基準とすること。
　　なお、医療法人の設立後、追加して出資があった場合についても同様とし、出資時点の差異による調整は行わないこととして差し支えないこと。
　②法人財産のうち出資持分の返還請求権の及ぶ範囲
　　脱退時及び解散時における出資持分を有する者への返還額は、出資持分を有する者それぞれにつき、その出資した額を超えるものではないこととすること。
　　したがって、物価下落により法人の資産価値が出資申込書記載の額の合計額より減少している場合等においては、医療の永続性・継続性の確保を図るという観点から、出資時の価額を上限として、現存する法人の資産から出資割合に応じて出資持分を有する者に返還することも含まれるものであり、結果として、返還額

が出資時の価額を下回ることも生じ得るものであること。
第4 「出資額限度法人」への移行に当たっての留意点等
① 社団医療法人で出資持分の定めのあるものは、定款を変更して「出資額限度法人」に移行できること。また、「出資額限度法人」は、定款を変更して、社団医療法人で出資持分の定めのないものに移行できること。
② 社団医療法人で出資持分の定めのないものは、医療法施行規則（昭和23年厚生省令第50号）第30条の39に照らし、「出資額限度法人」に移行できないこと。一方で、「出資額限度法人」が社団医療法人で出資持分の定めのあるもの（脱退及び解散時の出資持分の払戻請求権が及ぶ範囲に制限を設けないもの、あるいは従前よりその及ぶ範囲が拡大するものをいう。）へ移行（後戻り）することは、これを直接禁止した医療法その他関係法令上の規定は存在しないものの、特別医療法人又は特定医療法人をはじめとする持分の定めのない法人への移行という非営利性の確保のために期待される方向に照らし、適当でないこと。
第5 「出資額限度法人」への円滑な移行を促進する方策等
①「出資額限度法人」のモデル定款
「出資額限度法人」の普及・定着に向けて、医療法人の新規設立認可、既に設立されている医療法人の定款変更認可に係る関係事務が円滑に行われるよう別添2のとおり、出資額限度法人のモデル定款を策定したので、周知・活用を図られたいこと。
なお、今回の改正に係る規定に限らず、モデル定款はあくまでモデルを示したものであり、医療法人の定款は基本的には医療法人内部で所定の手続きに従い、制定、改廃するものであることから、医療法人の監督における定款の認可に当たりモデル定款から一切の逸脱を認めないといった硬直的な運用は、これを設けた本来の趣旨に照らし適当でないことを申し添える。
②社団の医療法人の定款例の一部改正
脱退時や解散時に出資額に応じて法人の財産を返還することは、医療法第4章及び同関係法令に基づく医療法人制度より要請されているものではなく、任意であることを明らかにする観点から、社団の医療法人の定款例（昭和61年健政発第410号厚生省健康政策局長通知別添4）の一部を改正し、別添3のとおりとすること。
第6 持分の定めのある医療法人が出資額限度法人に移行した場合等の課税関係
出資額限度法人に係る課税関係については別添4のとおりであること。
なお、ここに示されたものは、現行の税制関係法令の適用解釈上、変更後の定款の下で、社員の脱退等が生じた場合の他の出資者にみなし贈与の課税（相続税法（昭和25年法律第73号）第9条）が生じないために必要とされる条件等を示したものであること。したがって、課税実務以外の局面、例えば出資額限度法人となるための定款（変更）認可自体は、医療法第4章及び同関係法令に基づき行われるべきものであり、これら税制関係法令の適用解釈により影響を受けるものではないこと。

41 医療法人移行時の届出の検討事項

Q 個人で診療所を経営していた医師が医療法人を設立した際、税務署等に対して様々な届出書を提出することになりますが、具体的に提出すべき届出書の種類を教えてください。

A 提出すべき届出書等には、それぞれ提出期限が定められており、また、提出する際に十分な検討を要する申請書もあります。提出漏れのないようリストを作成するなど細心の注意を払う必要があります。

[1] **税務署等へ提出すべき届出書等**

提出すべき、または提出を検討すべき届出書は下表のとおりです。

◉提出書類と提出期限

	提出書類	提出期限
①	法人設立届出書 事業開始等申告書	医療法人設立登記の日以後2月以内
②	青色申告の承認申請書	原則として、医療法人設立登記の日以後3か月以内
③	個人事業の開廃業等届出書	開始・廃止等の日から1か月以内
④	所得税・消費税の納税地の変更に関する届出書	遅滞なく
⑤	青色申告の取りやめの届出書	やめようとする年の翌年3月15日まで
⑥	給与支払事務所等の開設（廃止）届出書	開設、廃止した日から1か月以内

⑦	源泉所得税の納期の特例の承認に関する申請書	適用を受けようとする月の前月の末日まで
⑧	棚卸資産の評価方法の届出書	設立第1期の確定申告書の提出期限
	減価償却資産の償却方法の届出書	設立第1期の確定申告書の提出期限
	有価証券の1単位当たりの帳簿価額の算出方法の届出書	原則として、有価証券を新たに取得日の属する事業年度の確定申告の提出期限

［2］提出すべき届出書等についての注意事項

①　法人設立届出書

　提出の際は、「定款」「登記簿謄本」「出資者名簿」「開始貸借対照表」を添付します。なお、都税事務所・市役所に対しては「事業開始等申告書」として別の様式で提出をしなければならない都道府県もありますので事前の確認が必要です。

②　青色申告の承認申請書

　医療法人設立後、3か月を満たずに決算を迎える場合の提出期限は、次のいずれか早い日の前日となります。

●「青色申告の承認申請書」の提出期限

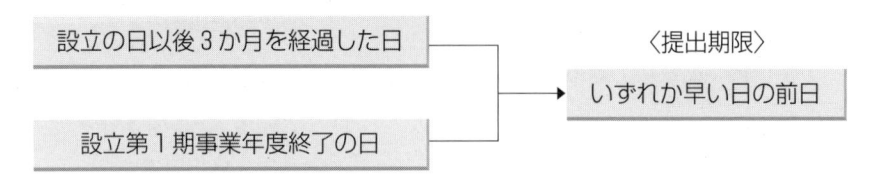

設立の日以後3か月を経過した日	〈提出期限〉
設立第1期事業年度終了の日	いずれか早い日の前日

③　個人事業の開廃業等届出書

　法人設立と同時に個人事業は廃業したことになります。個人の確定申告

を住所地で申告していた場合において、その住所地を所轄する税務署と「法人設立届出書」を提出する税務署が異なるときは、それぞれに提出する必要があります。

4 所得税・消費税の納税地の変更に関する届出書

個人の確定申告を事業所の所在地で行っていた場合は、納税地を住所地に変更しなければならないため、変更前と変更後にそれぞれ提出することになります。

5 青色申告の取りやめの届出書

医療法人の設立により事業所得がなくなった場合に提出します。ただし、他に不動産所得または山林所得がない場合に限ります。

6 給与支払事務所等の開設（廃止）届出書

「法人設立届出書」と同時に提出します。なお、個人の確定申告をしていた税務署には「給与支払事務所等の廃止届出書」を提出する必要があります。

7 源泉所得税の納期の特例の承認に関する申請書

役員を含めた従業員の数が常時10人未満の場合には、この申請書を提出することによって毎年1月と7月に6か月分の源泉所得税をまとめて納付することができます。

◉納期の特例の申請書の提出時期と適用時期

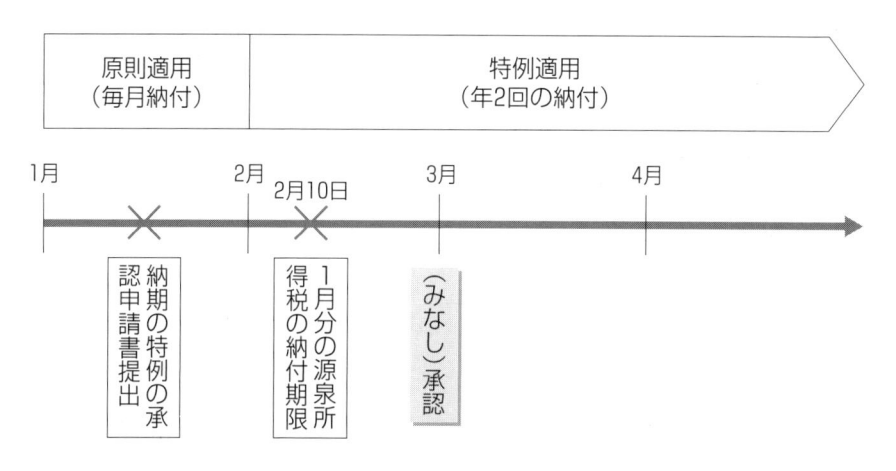

原則適用 （毎月納付）	特例適用 （年2回の納付）

1月 — ✕ 納期の特例の承認申請書提出
2月 —
2月10日 — ✕ 1月分の源泉所得税の納付期限
3月 — （みなし）承認
4月 —

41 医療法人移行時の届出の検討事項

前頁の図のとおり、申請書を提出した月については通常どおり翌月に納付することになります。誤解が生じやすいので留意が必要です。

⑧ たな卸資産の評価方法の届出書等

今後の事業計画またはタックスプランニングに基づいて変更すべきかどうかを検討したうえで届出書を提出します。

［3］消費税に関する届出書

消費税に関する届出書については、設立時の出資金の金額によって納税義務の取扱いが異なるため、提出する届出書が異なります（下表参照）。医療法人設立第1期目において多額の設備投資を予定しているかどうか、業態を大きく変更する予定があるかどうかなど、消費税の申告に影響を及ぼす事象をすべて想定したうえで、消費税の納税義務及び消費税の課税方式ならびに届出書の提出期限を慎重に検討する必要があります。意思決定にあたっては、税理士等の専門家に相談することをお勧めします。

●消費税の主な提出書類

①	消費税課税事業者届出書
②	消費税の新設法人に該当する旨の届出書
③	消費税課税事業者選択届出書
④	消費税課税期間特例選択届出書
⑤	消費税簡易課税制度選択届出書
⑥	事業廃止届出書

［4］その他の提出書類

上記以外には、次頁の表のような社会保険に関する提出書類があげられます。各提出先の窓口で親切に相談に応じてくれますので、速やかに提出してください。

●社会保険の適用に関する提出書類

	提出書類	提出先	提出期限
①	労働保険関係成立届出	労働基準監督署	事業開始後10日以内
②	労働保険概算料申告書	労働基準監督署	事業開始後10日以内
③	雇用保険適用事業所設置届	ハローワーク	従業員雇用後10日以内
④	雇用保険被保険者資格取得届	ハローワーク	従業員雇用後10日以内
⑤	健康保険・厚生年金保険新規適用届	社会保険事務所	事業開始後5日以内
⑥	健康保険・厚生年金保険被保険者資格取得届	社会保険事務所	事業開始後5日以内

42 医療法人の区分と各種税率

Q 医療法人の税額計算はどのような取扱いになるのですか。

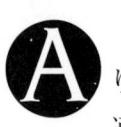

A 法人税法上では、医療法人は普通法人に該当するものとして取り扱われ課税が行われます。地方税法上では、事業税について普通法人と課税所得が異なり、社会保険診療報酬等により生じる所得以外の所得に課税されます。

[1] 法人税法による区分

　法人税法は法人を、公共法人、公益法人等、協同組合等、人格のない社団等及び普通法人に区分し、納税義務の有無、課税所得の範囲、適用税率等を規定しています。この区分では、医療法により設立される医療法人は、普通法人に該当するものとして取り扱われることとなっています。したがって、医療法人は、法人税法上は一般の営利法人と同じように取り扱われます。

　ただし、租税特別措置法第67条の2に規定する「特定医療法人」、医療法42条の2に規定する「社会医療法人」については、税率について優遇されているため、注意が必要となります。

[2] 医療法人の各種税率

　医療法人の所得に対しては、法人税、地方税（法人道府県民税、法人市町村民税、法人事業税）が課税されることとなっており、法人事業税は社会保険診療報酬等により生じる所得については非課税となっています。各税率は以下のとおりです。

① 法人税

　医療法人の法人税率は次頁の表のとおりとなります。

●医療法人の法人税率

医療法人		特定医療法人		社会医療法人	
所得800万円以下	22%	すべての所得	22%	医療保険業から生じた所得	非課税
所得800万円超	30%			収益事業から生じた所得	22%

（注）医療法人は、資本金が1億円以下の場合となる。資本金が1億円を超える医療法人については、すべての所得について30％の税率が適用される。

2 法人事業税

医療法人の法人事業税率は下表のとおりとなります。

また、平成20年度税制改正により新たに地方法人特別税の制度が制定されました。この制度については第1章で説明しましたので参照してください。

●医療法人の法人事業税率

下記以外の法人	年400万円以下の所得	2.7%
	年400万円超の所得	3.6%
3以上の都道府県に事業所等を設けて事業を行う医療法人で、出資金額が1,000万円以上のもの	すべての所得	3.6%

（注）1 東京都等は、年所得が2,500万円超である場合、それぞれに別途税率を定めているので注意が必要。
　　　2 税率はいずれも標準税率の場合となっている。各都道府県は条例により標準税率以外の税率を定めることができる。

3 法人住民税

医療法人の法人住民税の税率は下表のとおりとなります。

●医療法人の法人道府県民税・市町村民税

区　分	税率（％）
道府県民税	5.0
	6.0
市町村民税	12.3
	14.7
合　計	17.3
	20.7

（注）下段の数値は制限税率。各自治体によって税率が異なっているので注意が必要。

42　医療法人の区分と各種税率

43　留保金課税の適用の有無

Q 医療法人に対して留保金課税の適用はありますか。

A 医療法人は、医療法において剰余金の配当が禁止されているため、同族会社の留保金課税の適用はありません。しかし、同族会社の行為計算の否認の規定の適用はあるので注意が必要です。

［1］同族会社の留保金課税

　同族会社である普通法人については、各事業年度の所得のうち留保した金額が一定額を超える場合には、その超える部分の金額に応じて、10〜20％の税金の加算があります。しかし、医療法人は医療法第54条において剰余金の配当が禁止されているため、この留保金課税の適用はありません。

［2］同族会社の行為計算の否認

　同族会社の行為計算の否認とは、同族会社等の行為や計算を容認した場合で、その同族会社の法人税の負担が不当に減少する結果となると認められるとき、その同族会社等が行った行為や計算を認めないこととして、その法人の法人税額等の計算を行うという税務署長権限の手続きのことです。

　この規定は、同族会社等は少数の社員によって支配されているため、税負担を不当に減少させるような行為や計算が比較的行われやすいということに鑑み、税負担の公平を維持するためにあります。

　例えば、医療法人が関連法人に土地を著しく低い価格で譲渡し、譲渡損によって医療法人の所得を減らす行為がこれに当たると考えられます。

　医療法人は会社ではないため、この規定が適用されるのかどうか判断に迷うかもしれませんが、この規定の適用を認めた裁判例（広島高裁昭和43年3月27日）があることから、適用されると解釈するのが一般的です。

44 社会保険診療報酬に係る経費の特例

Q 医療法人は、社会保険診療報酬に係る経費の特例の適用を受けられますか。

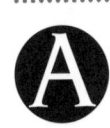

A 社会保険の診療報酬が5,000万円以下の場合には、個人の場合と同様、社会保険の診療報酬に対して一定率を乗じて計算した金額を経費とすることができる特例（措法67）が認められています。

［1］ 経費の特例制度とは…

法人税の課税所得は、次の算式のように、総収入金額から総費用・損失の額を引いた金額になります。

　　課税所得＝総収入金額（益金）－総費用・損失（損金）

しかし、社会保険診療報酬が5,000万円以下である場合には、その社会保険診療報酬については、実際の総費用、損失の金額にかかわらず、収入の金額に一定の経費率（下表参照）を乗じた金額を損金とする課税の特例を選択することが認められています。

●経費率表　　　　　　　　　　　（単位：万円）

社会保険診療報酬		率
超	以下	
0	2,500	72%
2,500	3,000	70%
3,000	4,000	62%
4,000	5,000	57%

［2］ 社会保険診療報酬の範囲

社会保険診療報酬は、以下に掲げる法律に基づく療養等の給付または医療、介護、助産もしくはサービスのことである旨が、租税特別措置法関係

通達67-1により明確にされています。

① 健康保険法、船員保険法、国家公務員共済組合法、地方公務員等共済組合法または私立学校教職員共済法
② 国民健康保険法
③ 生活保護法
④ 結核予防法
⑤ 老人保健法
⑥ 介護保険法
⑦ 障害者自立支援法
⑧ 児童福祉法

[3] 適用対象外の報酬

　医療法人が、事業者その他の団体等との任意の契約等に基づいて行っている社会保険類似の行為に対して支払を受ける金額については、この規定の適用はないこととされています（措通67-2）。

　ここでいう事業者その他の団体等との任意の契約等に基づいて行っている社会保険類似の行為とは、室料差額収入、健康診断料（人間ドック、生命保険会社との契約による診断料）、母子保健法に基づく検診料、介護保険法に基づく主治医意見書作成料等が該当します。

[4] 法人税の確定申告を行う際の留意点

　この特例の適用を受けるためには、医療法人の確定申告書等に社会保険診療報酬に係る経費の損金算入に関する申告の記載が必要とされており、措置法差額を計算して申告調整を行うこととなります。

[5] 法人税の中間申告を行う際の留意点

　医療法人が仮決算に基づく中間申告を行う場合には、前頁の表に記載されている金額は、それぞれについて2分の1の金額に読み替えて適用することとなります（例：2,500万円→1,250万円）。

45 使用人兼務役員の取払い

Q 医療法人には、法人税法に規定されている使用人兼務役員になれる役員はいますか。

A 理事でその法人の使用人としての職制上の地位にあり、かつ、常時使用人としての職権を行う者であればなれます。具体的には、理事長、常務理事等の役割をしていない理事です。

[１] **医療法人の役員**

　医療法人の役員については医療法に定めがあり、理事と監事がこれに当たります。

　理事は、法人の運営を行う中心的な存在で、法人の役員として業務を執行し、法律行為を行う職務権限を持っています。また、理事のうち１人は必ず理事長になることが必要となります。

　監事は、医療法人の業務及び財産の状況について、不正の行為や法令、定款、寄附行為に違反する重大な事実があるかどうかなどを監査する業務等を行います。

[２] **医療法人の役員で使用人兼務役員になれる者**

　医療法人の役員のうち、理事長、副理事長、常務理事、監事等の役割の役員は、使用人兼務役員として認められません。ただの理事、いわゆる平理事のみが使用人兼務役員として認められる可能性があります。

　理事で使用人兼務役員になれる者とは、その法人の使用人としての職制上の地位を有し、かつ、常時使用人としての職務に従事する者に限られます。

　よって、医療法人の役員（理事、監事）のうち使用人兼務役員として認められる者とは、「理事で、その法人の使用人としての職制上の地位を有し、かつ、常時使用人としての職務に従事する者」ということになります。

医療法第47条では、病院や介護老人保健施設の管理者は理事に加えることとあります。したがって、院長や施設長は原則として理事に就任します。この場合、単なる理事であるときは使用人兼務役員となりえますが、院長が理事長や常務理事になっている場合は、使用人兼務役員になることができません。このほか副院長や看護師長、事務長など従業員が理事に就任している場合にも使用人兼務役員となります。

［3］使用人兼務役員の使用人分給与の取扱い

　使用人兼務役員の役員分給与は、いわゆる役員給与として取り扱われ、定期同額給与や事前確定届出給与に該当しないものは損金に算入されません。一方、使用人分給与は原則損金に算入されます。損金に算入されないケースは、不相当に高額な給与と認められた場合です。不相当に高額な給与については、Q47の「理事長報酬の決め方」を参照してください。

［4］使用人分賞与の損金算入

　医療法人の使用人兼務役員に該当する者に対し、使用人分賞与を支払った場合、その賞与については、支給した医療法人の課税所得金額計算において損金算入が認められることになります。損金に算入されないケースは、使用人分賞与を他の使用人と異なる時期に支給した場合です。

［5］みなし役員

　法人税法施行令第71条では、使用人兼務役員とされない役員の定義がされており、常務理事や監事は使用人兼務役員にはなれない旨が規定されています。さらに、同族会社の役員のうち、同族会社の判定の基礎となった株主等で一定の要件に該当する者は使用人兼務役員とされないという、いわゆる「みなし役員」の規定が設けられていますが、医療法人は会社には該当しないという理由で、みなし役員の規定は適用されないことになっています。

46 役員給与の損金算入範囲

Q 役員給与について損金算入される範囲を教えてください。

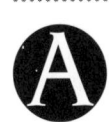

A 法人税法上、役員に対して支給する給与のうち損金算入されるものの範囲は、退職給与及び使用人兼務役員に対して支給する使用人分給与等を除いて、①定期同額給与、②事前確定届出給与、③利益連動給与となります。

［1］定期同額給与

　定期同額給与とは、支給時期が1か月以下の一定の期間ごとであり、その事業年度の各支給時期における支給額が同額である給与をいいます。

　事業年度の中途における給与の改定については、その改定がその事業年度の開始後3か月以内になされた場合や、法人の経営の状況が著しく悪化したことによりなされた場合には、その改定後の支給額が同額であれば、改定の前後の給与ともに定期同額給与となります。

［2］事前確定届出給与

　事前確定届出給与とは、その役員の職務について所定の時期に確定額を支給することを定めて支給する給与で、所定の時期までに届出をしている場合の給与をいいます。

［3］利益連動給与

　同族会社に該当しない法人が業務執行役員に対して支給する利益に関する指標を基礎として算定される給与で、一定の要件を満たすものをいいます。ただし、医療法人は剰余金の配当が禁止されているので、役員に対して利益連動給与を支給することは医療法上の問題が生じます。

47 理事長報酬の決め方

Q 毎月の理事長報酬はどのように決めるのですか。

A 理事長報酬は、配当とみなされない限りはいくらにしてもかまいませんが、税法上、Q46で説明した定期同額給与のうち過大と認められる部分は損金にはなりません。したがって、税法上、過大と認められることのないように金額を決めることが大切です。

［1］実質基準と形式基準

　税法上、役員に対して支給する給与のうち、不相当に高額な部分と認められる金額は、過大な役員給与として損金に算入されません。なお、不相当に高額な部分の金額は以下の「実質基準」と「形式基準」によって計算される金額のいずれか少ないほうの金額を超える部分の金額となります。

① 実質基準
　　㋐ 職務の内容
　　　その医療法人の収益及びその使用人に対する給与の支給状況
　　㋑ 比準方式
　　　その医療法人と同種の事業を営む法人で、その事業規模が類似するものの役員に対する対価として相当であると認められる金額
② 形式基準
　　定款あるいは社員総会の決議により定められている報酬の限度額を基準とするもの

［2］適正な理事長報酬の金額の判断

　実際の金額の判断については、上記の実質基準・形式基準の範囲内で決めることになります。所得税課税を抑えることができるという理由によっ

てあまり理事長報酬を低く決めすぎると、理事長報酬だけでは生活が維持できなくなり、生活費の足りない部分を法人から仮払いするおそれがあり、問題となります。

　仮払金の額があまりにも多くなると、役員貸付金として認定され、利息を徴収しなければならないこととなります。また、相続対策の観点からも理事長に対する報酬を極端に過少にすると内部留保の額が増加し、出資持分の評価額が高くなるので好ましくないといえます。

　最終的には税理士とよく相談して決めるとよいでしょう。

●不相当に高額な部分の判断がなされる給与

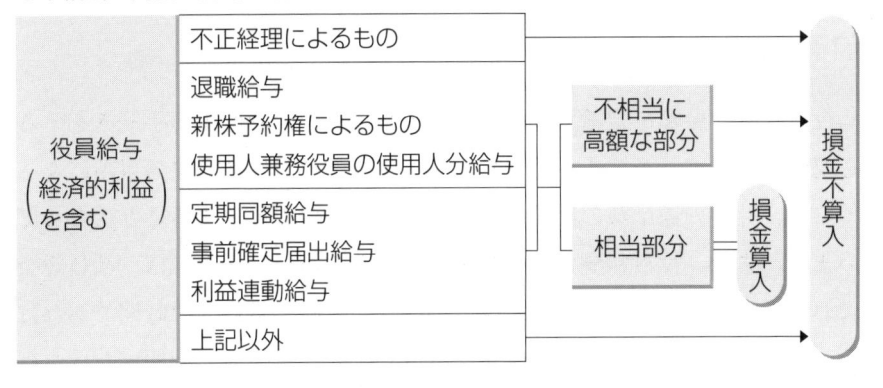

役員給与（経済的利益を含む）	不正経理によるもの		→ 損金不算入
	退職給与 新株予約権によるもの 使用人兼務役員の使用人分給与	不相当に高額な部分	損金不算入
		相当部分	損金算入
	定期同額給与 事前確定届出給与 利益連動給与		
	上記以外		→ 損金不算入

47　理事長報酬の決め方

48 役員報酬の金額の改定

Q 役員報酬の金額を改定するにはどうしたらよいのでしょうか。

A 役員報酬の金額を改定するときは、その金額を定款で定めている場合には定款変更を行います。定款で全役員の支給総額のみを定め、内訳を社員総会の決議事項としている場合で、定款で規定する総額の範囲内での改定の場合には総会で増額の決議をします。また、定款で定めていない場合には総会で決議します。

［1］改定手続

　役員報酬の金額を定款で定めている場合には、定款変更の手続きをする必要があります。モデル定款では、定款変更は社員総会の決議事項になっており、社員の過半数の出席でその過半数の賛成で可決することになっています。また、役員報酬の金額を定款で定めていない場合には、社員総会において改定の決議をします。改定の時期が定時社員総会の時期であればその総会の決議としますが、改定の時期が定時社員総会の時期でなければ臨時社員総会を開催して決議します。

［2］法人税法上の取扱い

　役員に対する報酬が増額された場合、その増額分が役員報酬（定期同額給与）として損金に算入されるのは、増額分の決議があった日以降に支払われる金額で相当と認められる金額に限られています。例えば、3月決算法人が5月に社員総会を開催して役員報酬を増額した場合で、6月以降その決議に従って支給したときは、その増額分は損金に算入されますが、増額についての定時社員総会の決議を期首にさかのぼって適用して支給した場合は損金に算入されないので注意が必要です。

49 理事の時間外手当の取扱い

Q 理事に時間外手当を払っているのですが、損金としてもよいのですか。

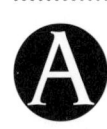

A 理事長、専務理事、常務理事、監事等については認められず、使用人兼務役員である理事については使用人分の給与として損金となります。

［1］ 時間外手当が損金となる役員、ならない役員

　理事長など使用人兼務役員になれない者については、原則として定期定額による報酬の支払を損金として認めることとなります。ただし、使用人兼務役員である理事については、時間外手当等の支払により定額でないこととなっても使用人分の給与として損金となります。

　これは、定期同額給与の制度が創設されて以来、役員に対する歩合給等の支給は、損金算入の対象となる定期同額給与の要件にはそぐわないことから、損金に算入することはできなくなったという考え方によります。

［2］ 過去の役員への歩合給

　従来、休日診療手当や手術手当等の臨時的な手当は、その性格上、支給額に変動がありますが、役員に対して支給される能率給、歩合給等で、その支給基準が使用人（役員以外）と同一であるものは、臨時的な給与としないで定期の給与と解される旧法人税基本通達（9－2－15）がありました。

　これは、そもそも役員に対して残業等の超過勤務手当を支給している場合、使用人兼務役員に対するものは定期の給与とすることを主に定めたものですが、同通達に基づき、税法上の役員の種類を問わず損金に算入することが可能であると解し、役員に対する歩合給を損金に算入していた法人もありました。

50 理事長への賞与の支給

Q 医療法人が理事長に賞与を支給するとどうなりますか。

A 法人税法上、役員賞与は損金になりません。ここでいう役員賞与とは、定期支払のもののうち定期同額給与に該当しないもの、並びに臨時支払のもののうち事前確定届出給与に該当しないもの、及び退職により支給されるもののうち形式のみの退職とみなされたものをいいます。

[1] 損金に算入されない役員賞与か否かの判定

役員給与は、まず役員に対する給与のうち定期のものと臨時のものとに分け、次に臨時のものについては役員の退職を起因として支給されるものと退職に起因せず支給されるものとに分け、次に下表のように細かく確認することとなります。

●役員賞与となるもの

定期	定期同額給与		→ 役員賞与
	上記以外		→
臨時	退職を原因として支給されるもの	形式のみ退職したとしているもの	→
		上記以外	
	上記以外	事前届出確定給与	
		上記以外	→

[2] 月額報酬の増額で対応

法人税法上、役員賞与に該当すると損金に算入することができず、法人税等の税額の計算上の節税効果はありません。そこで法人税等の節税をしながら役員に対する報酬の額の増額をするには、税務上の役員賞与に該当するものの支給とならないように月額報酬を増額させ、定期同額給与の要件を守る必要があります。

51 理事長に対する退職金の適正額

Q 理事長に対する退職金の適正額はどのように決めればよいのですか。

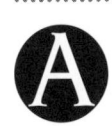

A 役員退職金は、金額が不相当に高額であると認められる部分以外で、その支給が退職の事実に起因して支払われているものが損金となるので、それを考慮して決めます。

[1] 社員総会の決議が必要

　役員退職金は、過去の職務執行に対する報酬の後払いや功労に対する報奨的支払であるといわれており、税務上は不相当に高額な部分を除き損金に算入されます。理事長の役員退職金の額が適正であるかどうかは、次のような点を総合的に勘案して判定されます（法令70）。

① 理事長のその法人の業務に従事した期間
② 退職の事情
③ 当該医療法人と同規模の医療法人の理事長に対する支給状況
④ その他

[2] 支給金額の算定方法

　一般に役員に対する退職金については、退職時の適正な役員給与の額に在任年数を乗じて算出した金額に功績倍率を乗じた金額が目安になっています。功績倍率方式の算式は次のようになります。

　　月額報酬×在任年数×功績倍率

　例えば、理事長の月額報酬が300万円、在任年数が15年、功績倍率が3倍とすると、功績倍率方式による役員退職金の金額は次のようになります。

　　300万円×15年×3倍＝1億3,500万円

　なお、役員退職金の支給にあたっては、社員総会の決議が必要です。ま

た、実際の支給にあたっては、退職金支給対象の役員の範囲は常勤までとするのか、算定方法や支給方法はどのようにするのかなど、税理士とよく相談して役員退職慰労金規程において事前に決めておくことをお勧めします。

[３] 受領者は退職所得として課税される

退職金を受領すると、退職所得として所得税と住民税が課税されます。

$$退職所得の金額＝(収入金額－退職所得控除額)×\frac{1}{2}$$

なお、退職所得控除額は次のようになっています。

- 勤続年数が20年以下の場合：勤続年数×40万円
- 勤続年数が20年超の場合：(勤続年数－20年)×70万円＋800万円

[４] 退職給与の範囲

退職給与は退職に際して支給されるものですが、退職により支給されるものであっても、その性質が福利厚生費、慰謝料、その他これらに準ずるものは退職給与とはなりません。退職給与と認められないものは、具体的には次のようなものです。

① 遺族補償金

② 遺族手当

③ 葬祭料

④ 香典

⑤ 結婚祝金

⑥ 帰郷旅費

⑦ ①〜⑥に準ずるもの

[５] 仮装経理等により支給する退職給与

法人が事実を隠ぺいし、または仮装して経理することにより、役員に対して支給する退職給与の額は損金に算入されません。

52　理事の死亡退職の際の弔慰金の取扱い

Q 当医療法人の理事の死亡退職に際し、役員退職金とは別に弔慰金を支払おうと考えています。弔慰金の支払についての税務上の留意点を教えてください。

A 支払われる弔慰金の額が適正であれば、その弔慰金はその医療法人の損金となり、受け取る遺族については何らの課税も行われないこととなります。

［１］税法上の取扱い

　法人税法では、法人が死亡退職した役員の遺族に弔慰金を支払った場合の取扱いについて特別の規定がなく、その弔慰金が香典や見舞金等として支払われたものかどうかを社会通念に照らして妥当かどうかの判断をすることとなります。

　しかし、弔慰金の額のうち社会通念に照らして高額であると認められた部分については、弔慰金としてではなく、死亡退職した役員に対する死亡退職金として支給したものとされます。

　弔慰金の一部が役員退職金と認定された場合、その部分の金額を含めて役員退職金の不相当に高額な部分の金額の判定がなされることになり、不相当に高額と認められた部分の金額は損金不算入とされます。

　そのため、弔慰金支給規程など一定の基準を設け、それに基づき支給するなどして、その支給する弔慰金が社会通念上、相当な金額の範囲内であると証明できる準備をしておくとよいでしょう。

［２］弔慰金の適正額

　相続税の計算では、死亡した者の死亡原因に応じ、次に掲げる金額までは弔慰金として取り扱われ、相続財産として課税されないことになってい

ます（相基通3-20）。そして、これを超える金額は退職手当金等として相続財産とみなされることになります。

① 被相続人の死亡が業務上の死亡であるときは、その雇用主等から受ける弔慰金等のうち、その被相続人の死亡当時における賞与以外の普通給与の3年分に相当する金額
② 被相続人の死亡が業務上の死亡でないときは、その雇用主等から受ける弔慰金等のうち、その被相続人の死亡当時における賞与以外の普通給与の半年分に相当する金額

なお、その死亡が業務上の死亡とされるか否かで相続税法上で非課税とされる部分に2年6か月分の給与月額相当額の開きが生じるため、税務署と遺族の間で見解が異なることがよくあります。死亡原因が業務上か否かという判断は、専門家に相談することをお勧めします。

53 分掌変更に伴う退職金の打切り支給

Q 理事長から非常勤の理事になった際、役員退職金を支給することを考えていますが、役員退職金として損金に算入できますか。

A その理事長が非常勤の理事になったということが一定の事実に該当し、かつ、支給した退職金が適正額である場合には、役員退職金として損金に算入できます。

[1] 形式的判断基準

　役員退職金とは、退職という具体的な事実に起因して支給される給与をいいますが、退職の事実がなくても、常勤役員が代表権もなく経営上も主要な地位を占めない非常勤役員になったこと、役員の分掌変更等により報酬が2分の1未満に激減するなどその職務の内容や地位が激変し、実質的に退職したのと同様の事情にあると認められるときは、その支給額について過大でない部分は損金に算入できます。

[2] 実質的判断基準

　上記の形式的判断基準の他に判断材料としてあげられる項目として、分掌変更前後の勤務日数や勤務時間帯、社会保険加入の有無、経営会議への出席の有無、社員総会等の手続きを経ているかなどがあげられます。

[3] 退職の事実が認められなかった場合

　実質的に退職したと認められなかった場合には、退職給与の金額がいわゆる賞与として損金に算入されないので法人税の負担が生じ、さらに、源泉所得税が賞与の率により計算され、所得税の負担が生じます。

54 現物支給の役員退職金の取扱い

Q 医療法人が役員退職金として社宅を現物支給した場合、どのようなことに注意すればよいのですか。

A 通常現金で支給される際に留意する事項に加え、社宅を支給時における時価で評価しなければならず、その評価について留意する必要があります。

[1] 社宅の評価額

役員が退職の際、役員退職金として社宅の土地・建物を現物で支給する場合、役員退職金相当額となる土地・建物の評価額は「時価」により算定することになります。

土地・建物の時価は、合理的な基準に基づいて算定された金額であれば、課税上の問題は生じないものと考えられます。

税務上、合理的な基準に基づいた土地・建物の時価とは、土地の場合、不動産鑑定士の鑑定評価額、近隣の土地の売買実例価額、公示地価比準価額等が考えられます。また、建物の場合、建物の再取得価額を基礎として、その取得の時から退職給与として支給した時まで定率法により償却を行ったものとして計算される未償却残額に相当する金額等が考えられます。

これ以外の評価額でも、時価としての客観的合理性が確保される金額で評価されていれば課税上の問題は生じないことになります。

[2] 損金経理要件の撤廃

平成18年度税制改正前は、役員退職給与について、その事業年度において損金経理をしなかった金額は、法人の所得金額の計算上は損金算入されないこととされていましたが、現在は、この損金経理要件がなくなったため、役員退職給与が不相当に高額でなければ損金算入されることとなります。

55 医師会費の取扱い

Q 医師会費はどのような取扱いをすればよいのですか。

A 法令・通達において明確に規定されているわけではありませんが、支出の性格から損金として取り扱い、源泉徴収を行わなくても差し支えないものと考えられます。

[1] **業務遂行上の関連性**

　医療法人が医師資格を有する者を雇用し、その医師に代わって法人が負担する医師会費等の額は、法人の業務遂行上必要な経費として損金に算入されます。また、負担してもらった医師に対する現物給与としての取扱いも受けず、源泉所得税を徴収する必要はないと思われます。

　ただし、医師会費の内訳として厚生費や部活動費といった経常会費以外のものについては、その費用が法人の業務遂行上必要なものであると認められる場合を除き、その医師に対する給与・賞与として源泉徴収する必要があるものと思われます。

[2] **医師会費と同様の考え方を用いることができる費用**

① 医師賠償責任保険料

　　契約内容をよく確認する必要はありますが、保険料として処理して差し支えないものと考えられます。

② 研修費

- 研修会・講習会の参加費
- 研究・研修のための図書費
- 研究・研修のために依頼した講師への謝礼
- 研究・研修のための材料費の購入費用　等

56　医師会館の建設費用の負担金の取扱い

Q 医療法人が、医師会館を建設するための費用の一部を負担した場合、この負担金の取扱いはどのようになりますか。

A 医療法人が、医師会館建設のために支出した負担金は、共同的施設の設置のために支出する費用に該当し、繰延資産として処理することになります。

[１] 税法上の繰延資産

　法人税法上、「自己が便益を受ける公共的施設又は共同的施設の設置又は改良のために支出する費用」は繰延資産として取り扱われます（法令14①六）。なお、この繰延資産の償却期間は、建物の建設に充てられたものであれば、その建物の耐用年数の10分の７になるとされており、医師会館の建物の構造が鉄骨鉄筋コンクリート造である場合は、事務所用建物の耐用年数である50年の10分の７に当たる35年となります。

　しかし、この場合、医師会館が医師会の本来の用に供されるのであれば、その医師会館建設のための負担金は10年で償却することになります。

[２] 少額の繰延資産

　法人税法上、繰延資産として取扱いを受ける支払のその全額が20万円に満たない金額であったときは、少額の繰延資産であるとして、支出時の事業年度において、その金額を一時の損金とすることができます（法令134）。

　この支出額が20万円に満たないかどうかの判定は、「１つの設置計画、改良計画につき支出した金額」により行うこととなります。したがって、支出した金額が20万円未満か否かの実務上の判定は、その支出が複数回にわたっていないかを確認したうえで行う必要があります。

57 損害賠償金の取扱い

Q 医療過誤の損害賠償請求に基づく損害賠償金は、どのような取扱いになりますか。

A 医療過誤による医師または看護師個人が負担すべき損害賠償金を医療法人が負担したときは、業務遂行上の関連性や、故意または重過失であるかによって判断が異なります。

［1］**医療法人が支出した役員等の損害賠償金**

医療法人の役員などの行為等により他人に与えた損害につき、医療法人がその損害賠償金を支出した場合には、次のように取り扱うことになります（流基通9-7-16）。

① その損害賠償金の原因となった行為等が医療法人の業務の遂行に関連するものであり、かつ、医師等の故意または重過失によるものでない場合には、その医師等が受ける経済的利益はないものとされ、給与課税されて損金に算入されることとなる。

② その損害賠償の原因となった行為が①以外のものである場合には、その負担する金額は、その医師等に対する債権となる。

医療過誤による損害賠償は、その医師等が医療法人の業務の遂行に関連していることは明らかですが、重大な過失に相当するかどうかは、裁判等を通じて総合的に判断されることになります。

［2］**損害賠償金に係る債権の処理**

医療法人が、上記［1］②の債権について、損金として貸倒処理を行う場合には、次のように取り扱うこととなります。

① その医師等の支払能力等からみて求償できない部分…貸倒損失
② ①以外の部分…給与

58 法人葬の費用の取扱い

Q 医療法人が法人葬を行った場合、その法人葬に係る費用は医療法人の損金として認められますか。

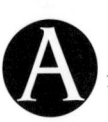

A 法人葬のために通常要すると認められる部分の金額は、損金に算入することができます。また、香典については、これを医療法人の収入としないで遺族の収入としたときは、その処理が認められます。

［1］社会通念上認められる法人葬

　法人が、その役員または使用人が死亡したため法人葬を行いその費用を負担した場合で、その法人葬を行うことが社会通念上相当と認められるときは、その負担した金額のうち法人葬のために通常要すると認められる部分の金額は、その支出した日の属する事業年度の損金に算入することができるものとされています。

　法人葬を行うことが「社会通念上相当」かどうかは、死亡した役員等の死亡の事情、生前におけるその法人に対する貢献度合等を総合的に勘案して判断することになります。

［2］通常の法人葬費用とされない費用の取扱い

　明らかに遺族が負担すべき費用（密葬費用、通夜費用、墓石、仏壇、位牌、戒名料、香典返戻費用、墓地購入費等）は法人葬のために通常要する費用には該当しませんが、これらの費用が弔慰金として相当であると認められる金額の範囲内であり、弔慰金として処理すれば、Q52のとおり、これらの費用は故人に対する福利厚生費または退職金として、法人の損金に算入することができます。

59　交際費の取扱い

Q 医療法人の交際費の取扱いはどのようになりますか。

A 通常は資本金の額に応じて損金として処理できる交際費の額が決められます。特定医療法人や社会医療法人など資本金を有しない医療法人は、一定の算式により損金として処理できる金額が決められます。

［1］交際費に該当する支出

税法上の交際費とは、交際費、接待費、機密費その他の費用で、法人がその得意先、仕入先その他事業に関係のある人等に対する接待、供応、慰安、贈答等のために支出するものをいいます（措法61の4③）。

［2］交際費の損金不算入額

交際費として損金に算入できない金額は、法人の資本金に応じて下表のように決められています。

●交際費の損金不算入額

資本金の額	支出交際費	損金不算入額
1億円以下	年400万円以下	支出交際費×10%
	年400万円超	年400万円×10%＋(支出交際費－年400万円)
1億円超	—	支出交際費全額

特定医療法人、社会医療法人など資本金を有しない法人については次の算式により算定した金額を資本金の額とします。

$$\{総資産の帳簿価額－総負債の帳簿価額(－当期利益または＋当期欠損金)\}×60\%$$

60 介護サービス給付費等の取扱い

Q 有料老人ホームや高齢者専用賃貸住宅等の特定施設入所者生活介護に係る介護サービス給付費等の税務上の取扱いについて教えてください。

A 有料老人ホーム等の介護サービス給付費等は、事業税は課税、消費税は非課税として取り扱われます。また、その他の介護サービスもその種類により取扱いが細かく分類されています。

［1］介護サービス給付費等の取扱い

介護サービス給付費等の取扱いは下表のように分類されます。

●サービスの種類と税金

サービスの種類	事業税	消費税
訪問介護	課税	非課税
訪問入浴介護	課税	非課税
訪問看護	非課税	非課税
訪問リハビリテーション	非課税	非課税
通所介護	課税	非課税
通所リハビリテーション	非課税(注)	非課税
福祉用具貸与	課税	非課税
短期入所生活介護	課税	非課税
短期入所療養介護（介護老人保健施設）	非課税(注)	非課税
短期入所療養介護（介護療養型医療施設等）	非課税(注)	非課税
居宅療養管理指導	非課税	非課税
認知症対応型共同生活介護	課税	非課税
特定施設入所者生活介護	課税	非課税

居宅介護支援	課税	非課税
介護福祉施設サービス	課税	非課税
介護保険施設サービス	非課税(注)	非課税
介護療養施設サービス	非課税(注)	非課税

(注) 平成17年10月より全額自己負担となった居住費、食費（食材料費と調理費）、滞在費は事業税課税で、利用者の負担軽減のために介護保険から支給される「特定入所者介護サービス費」「特定入所者支援サービス費」も事業税課税となる。

[2] 利用者負担の消費税の取扱い

給付費の対象ではなく利用者負担となっている費用は、消費税法上は以下のようになります。

① 訪問介護
- 通常の事業実施地域以外の地域の居宅において訪問介護を行う場合の交通費…課税

② 訪問入浴介護
- 通常の事業実施地域以外の地域の居宅において訪問入浴介護を行う場合の交通費…課税
- 利用者の選定により提供される特別な浴槽水等の費用…課税

③ 訪問看護及び訪問リハビリテーション
- 通常の事業実施地域以外の地域の居宅において訪問看護等を行う場合の交通費…課税

④ 居宅療養管理指導
- 居宅療養管理指導の提供に要する交通費…課税

⑤ 通所介護及び通所リハビリテーション
- 通常の事業実施地域以外の地域に居宅する利用者に対して行う送迎に要する費用…課税
- 通常要する時間を超える通所介護であって利用者の選定に係るものの提供に伴い必要となる費用の範囲内において、居宅介護サービ

費用基準額または居宅支援サービス費用基準額を超える費用…非課税
- 食材料費…非課税
- おむつ代…非課税

⑥ 短期入所生活介護及び短期入所療養介護
- 利用者が選定する特別な居室（療養室）等の提供を行ったことに伴い必要となる費用…課税
- 利用者の送迎に要する費用（介護保険の適用があるものを除く）…課税
- 食材料費…非課税

⑦ 特定施設入所者生活介護
- 利用者の選定により提供される介護その他の日常生活上の便宜に要する費用…課税
- おむつ代（要介護者に該当するものを区分経理している場合の要介護者分）…非課税

⑧ その他
- その他、⑤⑥⑦⑧において提供される便宜のうち、日常生活においても通常必要となるものに係る費用であって、その利用者に負担させることが適当と認められるもの…非課税

61 海外の医学会への参加費の取扱い

Q 医療法人の理事長が海外の医学会に参加した場合、その費用の取扱いについて教えてください。

A 医療法人の運営についての業務の遂行上必要と認められない私的なものについては、理事長個人に対する給与として取り扱われます。

[1] 税務上の取扱い

　医療法人が、理事長が参加する医学会の参加費用を支払った場合、それが法人の業務の遂行上必要なもので、通常必要とする範囲内の金品の支給であれば税務上問題にされることはなく損金に算入できます。それが海外で開催される医学会であっても取扱いは同様です。

　しかし、業務遂行上必要であるかどうかが問題ですので、観光をあわせて行うようなことがあっては、その費用のすべてが医学会に参加するための費用に当たらないこととなります。

　そこで、海外へ渡航するための費用については、税務上、次のように取り扱われることとされています（法基通9-7-7、9-7-9）。

① 　海外渡航が法人の業務の遂行上必要なものであるかどうかは、旅行目的、旅行先、旅行期間等を総合的に勘案して判定する。観光旅行の許可をとって行う旅行や、旅行業者が主催する団体旅行等は、原則として法人の業務上必要なものとは認められない。

② 　海外渡航の性質上、業務上の旅行とあわせて観光旅行を行うことが多いが、このような場合は、法人が支給する旅費を、業務に要したと認められる旅行日数と観光旅行等に費した日数の比によって按分し、業務上必要と認められない観光旅行に当たる部分の海外渡航費については、その旅行者に対する給与として取り扱う。

［2］業務の遂行上必要な海外渡航の判定

　海外渡航が医療法人の業務遂行上必要なものであるかどうかについては、その旅行の目的、旅行先、旅行経路、旅行期間等を総合勘案して実質的に判定するものとし、次に掲げる旅行は、原則として法人の業務の遂行上必要な海外渡航に該当しないものとされています（法基通9-7-7）。

① 観光渡航の許可を得て行う旅行
② 旅行あっせんを行う者等が行う団体旅行に応募してする旅行
③ 同業者団体その他これに準ずる団体が主催して行う団体旅行で、主として観光目的と認められるもの

［3］同伴者の旅費

　また、理事長が親族等を同伴した場合において、その親族等の旅費を法人が負担したときは、その旅費については、原則として、その理事長に対する給与となります。ただし、その同伴が次に掲げる場合のように、明らかにその海外渡航の目的を達成するために必要であると認められるときは、その旅行について通常必要と認められる費用の額は給与とはなりません（法基通9-7-8）。

① その理事長が常時補佐を必要とする身体障害者であり、その親族が補佐人である場合
② 国際会議への出席等のために配偶者を同伴する必要がある場合
③ その旅行の目的を遂行するため外国語に堪能な者、または高度の専門的知識を有する者を必要とするような場合に、適任者が法人の使用人のうちにいないため、その役員の親族または臨時に委嘱した者を同伴するとき

62 医療法人に対する法人事業税

Q 医療法人に対する事業税を計算する場合、社会保険診療報酬に対する所得が課税除外とされるなど、通常の営利法人とは異なる点があると聞きましたが、どのような点で違いがあるのですか。

A 医療法人は特別法人としての取扱いを受けるため、課税所得の計算方法、税率、外形標準課税の適用について、通常の営利法人とは異なります。

[1] 医療法人の社会保険診療報酬等に係る所得の課税除外

医療法人において、法人事業税を計算する場合、社会保険診療報酬等に係る所得については課税除外（非課税）となっています。この課税除外となる社会保険診療報酬に係る給付、医療、介護等で主なものは次に掲げるとおりです。

① 健康保険法、国民健康保険法等に基づく療養の給付等
② 生活保護法の規定に基づく医療扶助のための医療等
③ 老人保健法の規定に基づく医療等
④ 介護保険法による居宅介護サービス等（訪問看護、訪問リハビリテーション、居宅療養管理指導、通所リハビリテーション、短期入所療養介護に限る）、介護保健施設サービス等

[2] 医療法人に対する法人事業税の税率

医療法人は、地方税法に規定する「特別法人」に該当します。法人事業税を計算する際、この特別法人は法人事業税の税率が軽減されることとなっており、法人事業税の課税対象となる自由診療収入等に係る所得の金額が年400万円以下の金額には普通法人と同様に税率2.7％が適用され、年400万円超の金額に対する税率は一律3.6％の軽減税率が適用されることに

なります。

> （注）　税率はいずれも標準税率の場合となっている。各都道府県は条例により標準税率以外の税率を定めることができる。

なお、事業税の税率は、平成20年度税制改正により下表のとおりになりました。

●特別法人の所得割の標準税率

	改正前	改正後
年400万円以下の所得	5.0%	2.7%
年400万円超の所得及び清算所得	6.6%	3.6%

［3］予定申告、中間申告

医療法人の場合、前事業年度の確定申告による事業税額の多寡に関係なく、事業税の予定申告納付または仮決算による中間申告納付の必要はありません。

［4］医療法人に対する外形標準課税の適用

平成15年度税制改正において、事業税に関し外形標準課税制度が導入されました。この制度は、資本金1億円超の法人に対し、所得割額（各事業の所得及び清算所得）、付加価値割額（各事業年度の付加価値額）及び資本割額（各事業年度の資本等の金額）の合算額によって法人事業税を課税するものです。

なお、特別法人は外形標準課税の対象とはならないと定められているので、医療法人には、この外形標準課税制度は適用されません。

63 役員に対する社宅家賃の取扱い

Q 医療法人が役員に対して社宅を貸与する場合、どのくらいの家賃を徴収すれば問題が生じないのですか。

A 役員に社宅を貸与した場合、その家屋の床面積及びその家屋が法人所有か借上げかの別に応じて、賃貸料相当額（通常収受すべき賃貸料の額）を計算することになります。

[1] 通常徴収すべき賃貸料の額

賃貸料相当額の計算は下表のとおりです。

◉役員に係る賃貸料相当額の計算方法

区　分	算　式
自社所有社宅（小規模住宅・豪華な役員社宅を除く）	賃貸料相当額（月額）＝$\left\{\dfrac{家屋の固定資産}{税の課税標準額}×12\%（耐用年数30年超は10\%）+\dfrac{敷地の固定資産}{税の課税標準額}×6\%\right\}×\dfrac{1}{12}$ （注）建物や土地だけを貸与している場合には、その建物や土地だけにつき、上記の取扱いを摘要する。
借上社宅（小規模住宅・豪華な役員社宅を除く）	賃貸料相当額（月額）＝使用者が支払う賃借料の$\dfrac{1}{2}$または上記①の算式による額のいずれか多い額
小規模住宅（豪華な役員社宅を除く）	賃貸料相当額（月額）＝$\dfrac{家屋の固定資産}{税の課税標準額}×0.2\%＋12円$ $×\dfrac{家屋の総床面積（m^2）}{3.3（m^2）}＋\dfrac{敷地の固定資産}{税の課税標準額}×0.22\%$ （注）土地や建物だけを貸与している場合には、その土地や建物だけにつき、上記の取扱いを摘要する。
公的部分がある場合	賃貸料相当額（月額）＝その使用の状況を考慮した額 （注）通常の場合の賃貸料相当額×$\dfrac{7}{10}$以上でも差し支えない。

単身赴任者のような者が一部を使用しているにすぎない場合		賃貸料相当額（月額）＝その使用の状況を考慮した額 （注）　通常の場合の賃貸料相当額× $\dfrac{50(m^2)}{その家屋の総床面積(m^2)}$ でも差し支えない。
豪華な役員社宅		賃貸料相当額（月額）＝通常支払うべき使用料その他その利用の対価に相当する額（実勢価格） （注）　1　豪華社宅であるかどうかは、床面積が240m²を超えるもののうち、設備や内外装の状況等、各種の要素を総合勘案して判定することとなる。 　　　　また、床面積が240m²以下であっても、プールなど役員個人の嗜好等を著しく反映した設備等を有するものは豪華社宅と判定される。 　　　2　時価（実勢価格）とは、その社宅等の利用につき通常支払うべき使用料その他その利用の対価に相当する額をいう。

［2］賃貸料相当額と徴収額の差額の取扱い

　なお、上表の算式により算定した賃貸料相当額と、役員からの徴収家賃の差額がある場合には、その差額は給与とされ、源泉徴収の対象となります。

［3］豪華な役員社宅の賃貸料の時価評価

　社宅の賃貸料は、上表の算式により算定すると通常の一般的な家賃に比べてかなり低い金額となります。しかし、賃貸料がこのように低額に算定されるような算式になっているのは、法人における社宅制度が事業の従事者に対する福利厚生の一環として行われるものと想定しているからこそであると考えられ、通常の社宅とは言い難い豪華な社宅まで想定して決められているわけではありません。

　そこで、いわゆる豪華な役員社宅の賃貸料については、家賃を時価によって判定することとされています。つまり、豪華な役員社宅の場合には、上表によって算出した適正賃貸料を収受していたとしても、時価のほうが高ければ、その差額については役員の給与として取り扱われ、源泉徴収が必要となります。

64 非常勤医師への日当の取扱い

Q 大学より派遣を受けている非常勤の当直担当医師に、当直明けの帰宅時にそのつど現金で1日当たり手取り5万円を支払う場合、給与に対する源泉所得税の取扱いはどのようになりますか。

A 多くの場合は「給与所得者の扶養控除等申告書」の提出がされていないため、「日額表乙欄」を使用することとなり、一定の条件のもとに「月額表乙欄」を使用することとなります。

［1］日額表乙欄

医療機関では、非常勤医師に勤務のつど日当を現金で支払うケースが多く、このような場合日当が手取額で契約され、勤務する医療機関に「給与所得者の扶養控除等申告書」の提出がされていないことが多いようです。このときの給与の源泉徴収税額は「日額表乙欄」により求めることとなります。

- 日額表による理由…勤務のつど現金で支払っていること。
- 乙欄による理由……「給与所得者の扶養控除等申告書」の提出がないこと。

［2］月額表乙欄を適用するためには

給与に係る源泉税額を月単位で考えた場合、源泉税額が相対的に高い「日額表乙欄」で算定するのと、これに比べて低い源泉税額が計算される「月額表乙欄」で算定するのとでは、その算定された金額に相当の開きがあります。

非常勤医師の日当を手取額で契約し、勤務のつど現金で支払うケースであっても、次のような支払基準を採用していれば「月額表乙欄」での源泉徴収が可能となります。

① 月間の給与総額をあらかじめ定めておき、これを月ごとに、また、派遣を受けるつど分割して支払うこととするもの
② 月中に支払うべき給与をまとめて月ごとに支払うこととするもの

●税額表の適用区分と使用する欄までの流れ

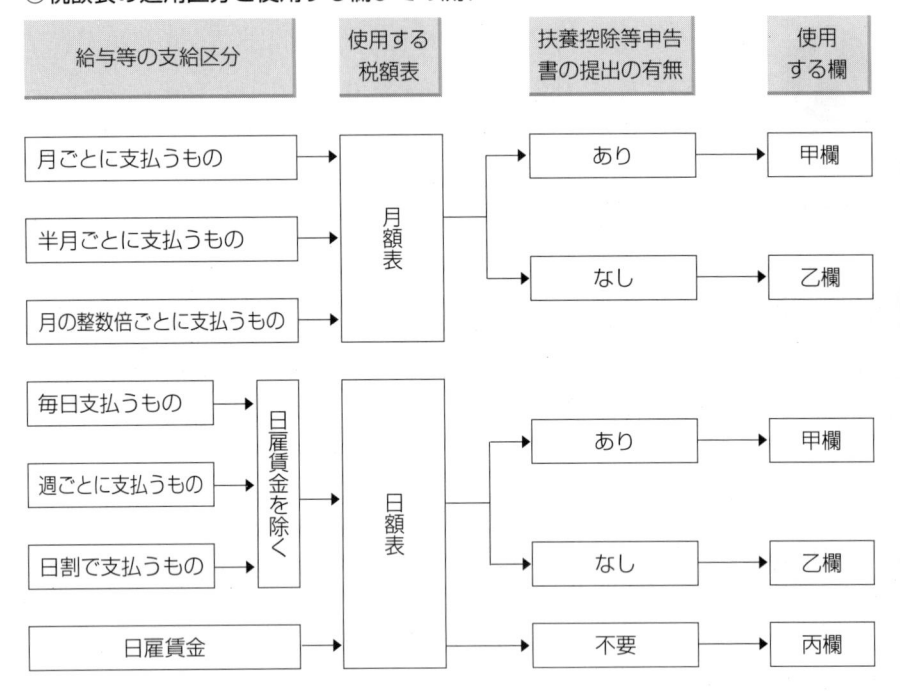

給与等の支給区分	使用する税額表	扶養控除等申告書の提出の有無	使用する欄
月ごとに支払うもの	月額表	あり	甲欄
半月ごとに支払うもの	月額表	なし	乙欄
月の整数倍ごとに支払うもの	月額表		
毎日支払うもの	日額表（日雇賃金を除く）	あり	甲欄
週ごとに支払うもの	日額表（日雇賃金を除く）	なし	乙欄
日割で支払うもの	日額表（日雇賃金を除く）		
日雇賃金	日額表	不要	丙欄

65 非常勤医師への宿日直料の取扱い

Q 医療法人が、非常勤の宿日直担当医師に宿日直料として勤務1回当たり4,000円を支払う場合、その医師の宿日直料について留意しなければならないことはありますか。

A 宿日直手当のうち4,000円までの部分について源泉所得税が課税されないこととなるのは常勤者の宿日直手当についてであり、非常勤の宿日直担当医師に対する宿日直手当については、非課税として取り扱うことはできません。

　医療機関における医師の当直勤務に対して支給される宿日直手当については、その宿日直手当のうち4,000円までの部分については課税しないこととされています。

　この取扱いは、宿日直医の報酬のすべてに適用されるのではなく、その報酬（宿日直手当）が次のいずれにも該当するものである場合に限り適用されます。

① 正規に勤務する者がその正規の勤務時間以外に行った勤務と認められる宿日直について支給を受けたものであること。
② その宿日直の勤務の目的がその者の本来の職務に専ら従事することでない場合に支給されるものであること。
③ その者が、その宿日直の勤務時間内に本来の職務に従事することがあっても、その本来の職務に従事することが常態とされるものでない場合に支給されるものであること。

　つまり、宿日直のためにだけ雇用された医師の場合は、休日または夜間の勤務が、その医師の正規の勤務時間内の勤務に当たることとなるので上記の要件を満たさないこととなるため、報酬の全額が給与所得として課税されることになります。

66　看護師寮制度の留意点

Q 医療法人が看護師寮を取得した場合と借り上げた場合とでは、入寮する看護師に対する寮の賃貸料について、給与課税に係る留意点は異なりますか。

A その寮を取得するか賃借するかの形態を問わず、一定の算式により計算された賃貸料相当額の2分の1以上を徴収すれば、給与課税の問題はないものとされています。

[1] 税務上の取扱い

医療法人が福利厚生の一環として看護師（従業員）に賃貸する寮についての留意点は、理事（役員）に対する賃貸とは異なり、その社宅が自己所有であるか賃貸借契約により借り上げたものであるかを問わず、賃貸料相当額の2分の1以上を徴収することにより、給与課税の問題は生じないこととなります。

なお、従業員から徴収している賃料が通常賃料の半額未満の場合には、従業員は、「通常の賃料－徴収している賃料＝経済的利益」として給与課税されることになります。

[2] 適正な賃貸料の計算方法

理事等の役員に社宅を貸与した場合、その家屋の床面積により取扱いが異なります。これに対して従業員寮や従業員社宅は、貸与した家屋の床面積の広狭を問わず、次の算式により通常の賃貸料の額（月額）を計算することとされています。

$$\left[\begin{array}{c}\text{その年度の家屋}\\\text{の固定資産税の}\\\text{課税標準額}\end{array}\right] \times 0.2\% + 12円 \times \frac{\text{その家屋の}\\\text{総床面積}}{3.3m^2} + \left[\begin{array}{c}\text{その年度の敷地}\\\text{の固定資産税の}\\\text{課税標準額}\end{array}\right] \times 0.22\%$$

［3］計算上の注意点

適正な賃貸料相当額の計算上の注意点は次のとおりとなります。

① 固定資産税の課税標準額が改訂されたときは、その第1期分の納期限の月の翌月から改める。
② 固定資産税の課税標準額が改定された場合でも、改定前に比して20%以内の増減にとどまるときは、賃貸料相当額の改訂はしなくても差し支えない。
③ 建設直後の建物等は類似のものの固定資産税の課税標準額に批准する価額を基として計算する。
④ 月の途中で入居したときは、その翌月から計算する。
⑤ 使用人兼務役員には、この「使用人社宅等の家賃の評価法」は適用できない。
⑥ 看護師からこの算式で計算した金額の50%以上を徴収すれば経済的利益はない（給与課税はされない）ものとされる。

67 食事に係る経済的利益の取扱い

Q 昼食として病院関係者のほとんどが病院給食を食べている場合、給食を食べた者の経済的利益はどのような取扱いを受けますか。

A 医療法人が昼食代を負担した場合には、原則として、給食の支給を受けた役員・従業員が経済的利益（現物給与）を受けたことになります。

しかし、給食の支給は福利厚生の色彩が濃いことから、一定条件を満たした場合には、食事の経済的利益には課税しなくて差し支えないこととされています。

［１］非課税とされる昼食等

次のいずれにも該当する場合は、食事の支給による経済的利益はないものとして取り扱われます。

① 役員または従業員が食事の価額の50％以上を負担していること。
② 医療法人の負担額が月額3,500円以下であること。
　(注) 医療法人の負担額が月額3,500円以下であるか否かの判定は、消費税を除いた金額で行う。

［２］食事の評価

① 調理を給食業者に委託しない場合

法人が役員または従業員に対し支給する食事（給食）については、次に掲げる金額により価格を評価します。

① 法人内部で調理して支給する食事については、その食事の主食、副食、調味料等の直接材料費に相当する金額
② 飲食店等から購入して支給する食事については、その食事の購入金

額相当額

2 調理を給食業者に委託した場合

　医療法人が、自己の所有する調理施設を外部の給食業者に使用させて食事を調理する場合には、その食事の提供の実態が、自社調理か、他からの購入かによって評価方法は異なり、それぞれ次により評価するのが相当であると考えられます。

① 医療法人が外部の給食業者に自己の調理施設等を無償で使用させ、外部の給食業者が自らの計算によって材料の調達を行って調理し提供するような場合には、医療法人がその給食業者に支払う対価の額を食事の価額とする（他から購入して提供する食事に準じる）。

② ①の場合において、医療法人が主食・副食等の材料等を提供するか、もしくは給食業者が医療法人に請求する材料費とその他の費用の額を適正に区分しているときは、その食事の材料等に要した直接費の額相当額を食事の価額とする（自ら調理して提供する食事に準じる）。

[3] 残業または宿日直の際の食事の取扱い

　残業や宿日直など通常の勤務時間外に勤務した者に対して支給する食事は、これらの勤務に伴う実費弁償的な面があることを考慮し、課税しなくて差し支えないこととされています。

68 固定資産税の取扱い

Q 医療機関が事業で使用している医療用機械や器具備品に対して固定資産税は課税されますか。また、固定資産税の概要はどのようなものになりますか。

A 医療機器や器具備品は、家屋以外の事業用の償却資産に該当し、固定資産税の課税の対象となっています。以下で固定資産税の概要について説明します。

［1］固定資産税の対象とされる償却資産と概要

　固定資産税は、①土地、②家屋、③家屋以外の事業用の償却資産（法人税法で規定される一括償却資産は除く）に対し、原則的として市町村が課税する税金です。固定資産税の対象とされる償却資産とは、土地・家屋以外の事業用資産で、その減価償却額または減価償却費が税法の規定による所得の計算上、損金に算入されるものです。

　固定資産税は、毎年1月1日の所有者に対して課税されます。その評価方法は、対象となる器具備品等の取得価額を基礎として取得後の経過年数に応じた減価を考慮して行います。そのため、地方税法の定めにより、毎年の所有者からの申告が必要となります。

［2］償却資産の申告が必要な資産

　申告が必要となる資産は次のとおりです。
① 　取得価額が10万円以上の資産（耐用年数が1年未満のものは除く）。ただし、耐用年数が1年未満または取得価額が10万円未満の償却資産であっても個別償却をしているものは対象となる。
② 　企業会計上、建設仮勘定で処理されている資産であっても、その一部または全部が現に事業の用に供されているものは対象となる。

③ 建設改良費として資本的支出した資産は、新たな資産の取得とみなし、本体の資産から独立した資産として取り扱い、対象となる。
④ 家屋の賃借人が家屋に施した内装、建築設備等は、償却資産として取り扱い、対象となる。
⑤ 家屋の建設設備であっても、建物と構造上一体となっていないものは償却資産として取り扱い、対象となる（給水塔、煙突等）。

［3］償却資産の申告の必要がない資産

次に掲げるものについては、償却資産の申告は必要ありません。
① 自動車税・軽自動車税の課税対象となっているもの
② 無形固定資産（ソフトウエア等）
③ 法人税法に規定する一括償却資産

［4］税額・税率

① 課税標準額

毎年1月1日現在における償却資産の価格で課税台帳に登録された価格が課税標準になります。

② 税　　額

課税標準額(1,000万円未満切捨)×税率(1.4／100)＝税額(100円未満切捨)

③ 免税点

償却資産について、課税標準の合計額が150万円に満たない場合は、固定資産税は課税されません。免税点になるかどうかは評価額を算出した結果によって判断するので、資産の多少にかかわらず申告が必要となります。

［5］実地調査

申告書受理後に地方税法第408条に基づいて実地調査が行われることがあります。

第4章
税務調査への対応

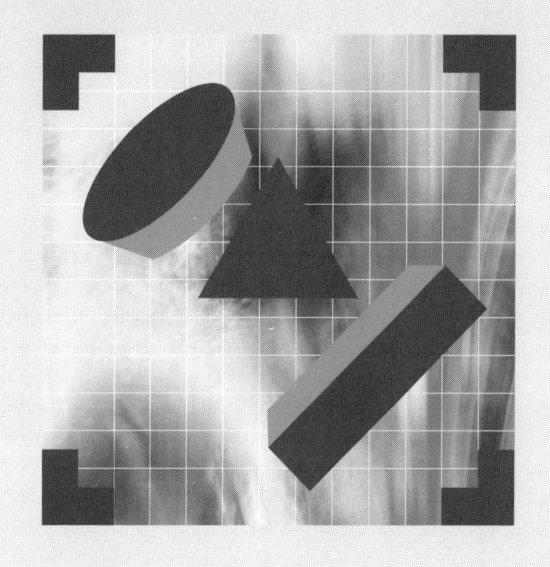

69 収入計上漏れの確認

Q 収入計上漏れのチェックはどのように行えばよいのですか。

A 収入計上漏れは、税務調査で最も重要視されているチェック項目の1つです。意図的な収入の除外と認定された場合には、重加算税というペナルティの大きい税金を支払うことになります。

［1］ 自賠責収入の入金先

　自賠責収入の入金先は請求ごとに個別に指定できるため、誤って個人口座の番号を書いてしまったことにより収入計上漏れを指摘されることがあります。これは、税務署にある資料せんや、損害保険会社等への反面調査及びカルテ閲覧等を通じて、税務調査で明らかにされます。

　自賠責収入については、このようなことを防ぐために自賠責収入管理帳等を作成し、個別に管理しておくことをお勧めします。

　また、これが意図的で大規模な収入除外と認定された場合には、重加算税の対象となり、非常にペナルティの大きい税金を支払わなければならないため、注意を要します。

［2］ 自由診療収入

　自由診療収入は、病医院と患者間の金銭直接授受という特性から、過少計上や脱漏が生じやすい項目です。

　税務調査時には、診療科や規模により一定の傾向が見られることが標準的な自由診療収入割合のデータからわかるので、それら標準データとの乖離の程度も1つの目安とされています。

　また、従業員が抜き取り等の不正をしやすい収入の1つでもあるので、不正を起こさないためにも内部統制が重要です。

［3］窓口収入の一部抜き取り等

　社会保険診療の患者が負担する自己負担金は、外来診療のつど窓口で徴収するものと、例えば入院費のように、月末もしくは退院時等の締め日を設けて請求し、口座振込もしくは窓口にて現金で精算するものとに大別されますが、いずれにせよ現金収受の形態をとるのが大半であるため、一部抜き取りの誘因が生じやすくなります。

　また、現金扱いのため、窓口収入金から臨時的に経費や立替金を仮払いしたまま放置してしまうケースも、内部統制の不備な病医院ではありがちです。しかしながら、患者自己負担金と保険者（社会保険診療報酬支払基金、国民健康保険組合等）が支払う給付金との割合は明確に定められているので、給付金（社保・国保の診療報酬）から逆算して患者自己負担金の理論上の数値を推計することは容易にできます。

　このようなことを未然に防ぐにはやはり内部統制が必須であり、例えば、現金の現物の管理者と、伝票作成者・経理担当者を同一人物にしないなど、現金と書類の管理者を別々にして不正をする過程をつくらないなどの対策をお勧めします。

［4］患者自己負担金免除の取扱い

　病医院の関係者を診療した際の患者自己負担金を免除した場合には、入金がないために窓口収入計上から患者自己負担金部分の計上が漏れてしまうことがあります。

　しかしながら、前述したとおり、保険者の給付金のデータから理論上の患者自己負担金を推計することは容易ですので、免除した患者自己負担金が累積で多額になれば、特に問題となってきます。

　また、免除したわけではなくても、患者から窓口負担金を徴収できずにそのまま貸倒れになってしまうケースなどでは、窓口収入計上を通さないため貸倒れの金額を把握することさえ困難になってしまう場合もあります。

そこで、患者自己負担金を免除した場合の取扱いとしては、収益と費用を両建てする次のような処理方法等が考えられます。
① 免除もしくは徴収漏れした患者自己負担金は、そのつど収入に計上し、対応する金額を未収金として処理する。その後、1週間ごと、または1か月ごとに未収金の処理を行う。
② 窓口負担金部分については、いったん全額負担してもらい、その後、減免申請等により返金を行う。

　通常は、処理の少ない①の方法がとられていることが多いのですが、昨今は保健所等から、窓口負担金部分は必ずいったん受け取る旨の指導が入りますので、②の方法を選択することで、税法上・医療法上の問題も回避することができます。

　また、費用計上する際は、次の場合別に費用が異なります。
① 病医院の職員（本人及び家族）の患者自己負担金を免除した場合
　　→福利厚生費（Q80参照）
② 理事長や職員の友人・知人等の患者自己負担金を免除した場合
　　→交際費（Q79参照）
③ 理事長（本人及び家族）の患者自己負担金を免除した場合
　　→理事長への「仮払金」
④ 免除の対象とならない患者の未収金が、本人の所在が確認されないなどの理由により、やむを得ず入金されなかった場合
　　→貸倒損失

　上記のうち④の貸倒損失については、税務調査における否認事項としてよく論点にあがるところです。回収の努力を行い、かつ、その努力を記録として残したうえで、やむを得ないことを立証できると、初めて損失計上できます。

70　期末医業未収金の計上漏れの確認

Q　期末医業未収金の計上漏れのチェックはどのように行えばよいのですか。

A　医業未収金は発生主義が原則であるため、期中に現金主義で収入計上を行っている場合には、特に期末のみ未収計上を行います。計上漏れの多い点は以下のとおりです。

[1] **入院費自己負担分**

　病院・有床診療所では、患者への入院自己負担分の請求を、例えば、月末締め翌月10日に行うケースなどもあるでしょう。患者の自己負担分は患者からの入金時に収入計上する便宜的方法を採用している場合には、期末に発生主義に基づいて月末締め請求額を未収計上する必要があります。

[2] **その他医業未収金**

　休日・夜間診療のように、都道府県郡市医師会との契約が会計期間をまたがっていても、平日・休日・年末年始で支払単価が決まっている場合には、受け入れた患者数をもとに、また、生命保険会社から委託を受け審査医を行っている場合にはその審査件数をもとに、期末までの医業収益を未収計上しなければなりません。

[3] **自賠責収入**

　自賠責収入は、その患者についてある程度診療報酬がまとまった時点で損害保険会社に請求するので、期末に損害保険会社に請求をしていない者については、その時までの医業未収金を計上する必要があります。
　自賠責の利用者については別台帳で管理することをお勧めします。

71 過大役員報酬とは

Q 税務調査において、役員への報酬が多すぎるとみなされ、経費にならないことがあると聞きました。どのような場合に多すぎるとみなされるのですか。

A 役員報酬の不相当に高額な部分の金額は経費とはならず法人税が課されるのみならず個人についても所得税が課され、ダブル課税となります。この判定基準は以下のとおりです。

［1］形式基準

以下の場合のように、税務上の一定の手続きを踏まえずに役員報酬を増額したときは経費否認を受けることがあります。

- 定款、社員総会決議による役員報酬限度額を超えている場合
- 役員報酬の増額等の際、手続きや時期、支払方法等に不備がある場合

役員報酬の増額は、定款または社員総会で定められた役員報酬限度額を超えない範囲であれば理事会の決議で変更することができますが、超える場合には定款の変更または社員総会の決議が必要になりますので、手続きに不備がないようにしてください。

［2］実質基準

実質基準のポイントは次の1点に絞られます。

- 職務の内容、常勤・非常勤等といった勤務状況、経験年数、法人の収益の状況、使用人の給与との均衡状況等から総合的に判定して不相当に高額である場合

この実質基準をもって過大役員報酬とされるケースが多々あります。業務等が実質を伴っているかどうか、労務の対価であることが明白であるかどうかがポイントとなります。

72 理事長の親族に対する報酬の留意点

Q 先日、税務調査を受け、妻への報酬につき厳しく指摘されました。役員報酬で留意すべき点はどのような点ですか。

A 理事長の妻など親族に対する役員報酬については、Q71で説明した役員報酬に係る実質基準のほか、以下の点について特に注意が必要です。

[1] 親族が非常勤理事の場合

税務調査のつど指摘されるのは、非常勤理事である理事長の妻・兄弟等の親族の役員報酬の額が高いということです。勤務実態のない非常勤理事に相当の役員報酬を支払うには、定時・臨時社員総会の議事録の中で経営への関与度を明確にして、その発言内容を詳細に記録しておくことなどが必要です。

あるいは、法人の借入れに際し、連帯保証人になっていたり担保提供していたりする場合であれば、債務保証料や担保提供料を支払うことにより、労務の対価としての役員報酬の額を下げておくことも考えられます。

[2] 理事長の親族が社員・理事でない場合

理事長の母親を法人の正式な社員・理事としないまま給与を支払い、税務調査で全額否認された例があります。経営への関与の度合いを証明する意味も含め、法人への入社、理事選任の議事録を作成し、都道府県医療整備課へ役員変更の届出を行うことが必要です。

73 親族使用人への給与

Q 役員ではない母親に診療所の受付をお願いしています。先日の税務調査において、母親への給与が高額ではないかという指摘を受けましたが、どういう点に留意して支払えばよかったのでしょうか。

A Q72の親族役員の場合と同様に、同じ職務については一般従業員と比べて不相当に高額である部分については経費と認められません。

［1］親族使用人への給与の支払

　役員以外の一般従業員への給与は、通常、支払った額の全額が損金とされ、税務上の規制は特にありません。

　しかしながら、親族使用人に対し不相当に高額な給与を支払った場合は別です。使用人または使用人兼務役員が理事長など役員の親族に当たる場合には、Q71で説明した過大役員報酬の実質基準と同様の規制が適用されるので、この点に特に注意しなければなりません。

［2］不相当に高額な金額とは…

　不相当に高額な金額とはどの程度かという点が問題です。その病医院に親族以外も含めて多数勤務している場合には、一般従業員で同じ業務を行っている者との比較になるでしょう。しかしながら、その病医院が親族のみで切り盛りされている場合には、一般従業員との比較ができないので、同種・同規模の他の病医院の一般従業員との比較も考えられます。いずれにしても、親族に給与を支払う際には、もしその業務量で他人だったらいくら支払うかを想定したうえで賃金を決定することが必要です。また、賞与についても、高額部分については否認されるので留意してください。

74 非常勤医師の源泉所得税

Q 非常勤医師の給与についての源泉徴収の仕方を教えてください。

A 非常勤医師は通常、乙欄適用により源泉聴取をします。また、実費ではない交通費の支払は給与として課税されますので、実費との精算と実費以外の分の給与加算が必要です。

［1］非常勤医師の給与の源泉徴収

　非常勤医師の給与を手取額で決めている場合、源泉所得税の税率は特に問題となるところです。一般に、非常勤医師の給与に対する源泉所得税率は、「給与所得者の扶養控除等申告書」の提出がないこと、他の勤務先での収入があることなどから乙欄の適用が普通です。しかしながら、高額給与の際の乙欄の税率が非常に高いことから、乙欄でも甲欄でもない所得税法第204条の報酬とみなし、一律10％の税率を便宜上適用して、手取額を計算しているケースが多々あります。

　所得税法第204条で、その対象となる報酬は限定で列挙されており、その中に非常勤医師は含まれていないことから、10％の税率の適用は何ら根拠がありません。税務調査の際には、当然に乙欄を適用して税額計算すべきものとして源泉徴収漏れを指摘されます。後日トラブルとならないためにも、「手取契約」は避けたいものです。

［2］非常勤医師の交通費

　なお、非常勤医師の交通費についてですが、派遣元の大学医局等との取決めで「１回につき5,000円」というように実費ではなく定額である場合には、実費との差額については給与と認定されるので注意してください。

75　たな卸しに係る留意事項

Q 薬品や医療材料についてたな卸しに誤りがありました。このような誤りはどのように防げばよいのですか。

A 病医院の費用は、薬品費、医療材料費、人件費が大きなウエイトを占めます。そのうち金額の大きさと扱い品目の多さから、薬品費と医療材料費に不正が集中する傾向があります。たな卸しが少なければ当期の経費が大きくなり利益が圧縮されますので、たな卸しを適正に行っているかどうかが税務調査の大きなポイントとなり、以下の点に注意が必要です。

[１] **材料屋や薬品仕入先に預けている在庫がある場合**

　各部署において現場のたな卸しを実数に基づいて適正に行っていたとしても、材料屋や薬品仕入先に預けたままになっている在庫がある場合には、それを含めたうえでたな卸しを行います。預けたままの在庫については、病医院内で誰が管理するのかをあらかじめ決めておき、その者から期末に管理表等によりたな卸しの実数を把握することが必要です。

[２] **理論値から見た在庫数**

　病医院では、期末在庫金額の決定は、実地たな卸しだけで帳簿たな卸しを行わないことも多く、期中の仕入処理と独立していることから、在庫金額は比較的院内で操作しやすい面があります。このことは、すなわち従業員による個人消費や理事長による家事消費につながりやすいともいえます。

　理論値として、次のように在庫回転期間を用いた方法により計算し、数値が現実とあまりにもかけ離れていたならば、その部分に調査の重点がおかれ、原因が追及されます。

　　在庫回転期間（日）＝（在庫高÷医業収益）×365日

76　委託費の留意事項

Q 委託費について注意しなければならない点を教えてください。

A 委託費については、期間計上が適正かどうかが最大の論点となります。また、委託費の収入に占める割合から売上除外が推測できますので、注意が必要です。

［1］委託費とは…

　委託費とは、委託した業務の対価としての費用をいいますが、その範囲は多岐にわたっており、病院会計準則では委託業務の種類ごとに検査委託、歯科技工委託、給食委託、寝具委託、洗濯委託、各種機械保守委託等に分類することが望ましいとされています。

［2］委託費の発生態様別のポイント

　委託費の場合、検査委託や歯科技工委託のように医業収益に比例して増加する変動費的なものと、給食委託や寝具委託、洗濯委託のように相当程度医業収益（特に入院収益）との相関関係が認められるもの、一方、月ぎめ保守委託契約を結んでいる機械保守委託料のように医業収益とは直接無関係な固定費的なものなど発生態様は様々です。

　① 変動費的なもの

　　医業収益とのバランスにより、逆に医業収益の漏れや水増し、架空計上及び家事使用の混入がないかを重点的に調査されます。また、期間計上の妥当性についても厳しくチェックされます。

　② 固定費的なもの

　　契約書の内容と金額は妥当であるか、相手方は実在しているか、または実際の支払額等と合っているかなどが調査されます。

77 研修費の留意事項

Q 研修費について注意しなければならない点を教えてください。

A 研修費は、学会や研修会への参加費用や研究図書の購入費用等を処理する科目です。税務上は、業務遂行に必要であり、かつ適正な金額の範囲内であれば全額損金として認められます。

[１] 事業に関連した支出であるか

　研修費について注意すべき点は、事業と関係のない個人的支出が混入されやすい傾向があることです。例えば、個人用の書籍・雑誌代金であるとか、学会出席のために出張した際の観光費用であるとか、謝礼の名目での個人的な交際費や寄附金等です。したがって税務調査では、学会・研修会等の日程、出張の精算記録、領収書・レシート等の証憑書類の分析が詳細に行われることになります。

　その結果、事業に関連しない個人的支出に当たると認められるものは役員賞与や従業員の給与と認定され、あらためて源泉税の課税対象とされます。役員賞与の認定を受けた場合には税負担が非常に大きく不利な扱いを受けますので、役員の支出には特に留意する必要があります。

　また、学会等に同席した医師の妻に係る研修費も問題となります。妻の職務と関連性があること、観光ではなく業務の一環であると立証できることが重要です。

　なお、交際費や寄附金に該当すると認められたものについては、各勘定の損金算入限度額を超えた金額につき税務加算することになります。そこで、不要な加算を避けるためには以下の対処が必要です。

　①　業務遂行上必要であることの立証書類の整備及び保存
　　　学会出張精算明細や研究・研修費の使途明細の作成及び記載内容の

吟味、領収書の内容についての詳細な記録(業務との関連性を示すもの)が必要です。
② 適正な範囲の金額であることの立証
　適正な範囲の金額であることを立証するためには規程を整備し、規程に沿った支出を行っていることを示すことが必要です。例えば、研究・研修規程等を作成し、内容、金額、上限等につき明記します。

［2］医師への研究助成金の取扱いは妥当か

　勤務医等に支出する研究助成金は、研究助成費名目での裏給与であったり、月々の給与の補助手段として利用されるおそれがあるため、研修費に計上された研究助成金につき、証憑書類から実費弁償的な性格を持つものであるかどうかがチェックされます。

　税務的には、研究助成金につき使途明細書が作成されており、かつ、その研究助成金によって購入した研究・研修用の物品が病医院に帰属されている場合には、事業の経費に該当するとして、研究・研修費としての損金算入を認めています。

　万が一、使途明細書の不備等により事業の経費と認められない場合には、医師個人に対する金銭支給の研究手当（一種の特別手当）と認定され、給与として個人から源泉所得税が追徴されることになります。

　対処法としては、事前に研究助成金支出規程等を作成し、内容、金額、上限等について明記します。特に購入物品については、法人に帰属させる旨を条項に盛り込んでおく必要があります。

78　減価償却費の留意事項

Q 減価償却費について注意しなければならない点を教えてください。

A 減価償却費については、年度別償却と税額控除など租税特別措置法の適用の可否と、修繕費と資本的支出との見極めが重要となります。

[1] 減価償却費とは…

　減価償却費とは、時の経過や利用状況等に応じて価値が減少していく減価償却資産の取得価額を使用可能期間（法定耐用年数）にわたり償却限度額に達するまで費用配分する科目です。このことにより、物品は購入したらすぐに全額経費として認められるのではなく、使用可能期間にわたり購入金額を徐々に経費計上していくことになります。

　このような特殊性があるため、減価償却費においては以下の事項について注意が必要です。

[2] 特別償却と税額控除

　特別償却制度は、その取得年度に普通償却を加えて一定の特別償却限度額を認める制度です。この制度は損金の先取りであり、その資産については費用化できる総額に変わりはありませんが、早期に償却して費用計上できるために課税の繰延べとなり、資金繰り等に大変有効な制度になります。

　また、税額控除制度は、取得価額の一定割合を法人税額から直接控除するという税金の免除制度であるため、通年で特別償却とトータルで納税額を比較すると、税額控除のほうが通常は有利です。

　この両制度については、どちらかを選択して適用することとなっていますので、業績や資金繰り等により有利なほうを選択できますが、適用期限

や適用対象資産の種類及び金額、特別償却割合や税額控除割合がしばしば変更されるので、実際に適用する場合、または資産の購入を検討している場合には十分注意する必要があります。

[3] 修繕費と資本的支出

　修繕費とは、有形固定資産に損傷、摩滅、汚損及び時の経過による使用価値減価が生じた場合、原状回復に要した通常の維持のための支出を表す科目をいい、支出した年度において全額損金計上できます。しかし、有形固定資産を修理・改良した場合には、修繕費として常にその期の損金として処理できるわけではなく、その修理や改良によっては、資本的支出として有形固定資産に計上することになります。

　この修繕費か資本的支出かの判定は、実務上は区別が非常に難しいため、税務調査時には修繕費が資本的支出として否認されるケースが多いようです。目安としては、その修繕が抜本的なものであるか、それとも単なる点検程度のものであるかどうかを判断し、抜本的なものについては資本的支出とし、また、点検的なものについては修繕費とするなどの判断が必要です。

　また、多額の修繕費については、その中に大修繕が含まれている可能性が高いので、すべてを拾い出し、その内容に応じた処理を行い、会計処理時において工事見積書、請求書等の内容をチェックする必要があります。

[4] 個人的費用の否認

　法人の修繕費として損金計上しているが、実際は理事長個人の住宅等の修繕費が含まれていないかなど、修繕箇所を確認する必要があります。この場合、税務調査においては役員賞与として認定されてしまいますので、修繕費用はもとよりペナルティ部分の付帯税に対しても役員個人が持ち出しして支払をしなければならなくなることがありますので、事前に十分な留意が必要です。

79 交際費の留意事項

Q 役員の交際費の中で、事業に関連性がないとして税務調査で役員賞与にされたものがあります。なぜ指摘されたのか詳しく教えてください。

A 交際費ではないと認定された場合は役員賞与とみなされます。そうすると、法人税と所得税のダブル課税となり、税負担が重くなるので注意が必要です。

[1] 交際費とは…

交際費は、税務上は「交際費等」として次のように定義されています。
① 交際費・接待費・機密費その他の費用で、
② 得意先・仕入先その他事業に関係ある者等に対する
③ 接待・供応・慰安・贈答その他これらに類する行為のために支出するもの

この定義からどのような取引が交際費等に該当するかを判断するのは難しいのですが、類似費用との区分の問題についてはQ80、Q81、Q82で説明しますので、ここでは「業務の遂行上直接必要な支出」についてと「事業に関係ある者」（業務の遂行上必要な相手）である場合に絞ったうえで、交際費となるか否かのポイントを見ていくことにします。

[2] 業務の遂行上直接必要な支出

業務の遂行上直接必要な支出であるか否かは、業務の内容、経費の内容、相手方、効果の程度等を通じて総合的に勘案して判定することになっています。

医師としての資格に基づく付き合い上の支出で、例えば、出身大学の同窓会費や同門会費、出身大学への援助金や寄附金、政治団体や神社仏閣へ

の寄附金、医師仲間との親睦会費等を支払ったとしても、それが業務遂行上必要な相手方であり支出であることが明らかにされない限り損金として認められないことになります。しかしながら、同じ医局との交際費でも、嘱託医の紹介を受けるためであるとか、医療技術や情報を入手するためであるなどの目的があれば必要経費として認められることになります。そこで、これらの支出の内容が業務遂行上必要であることを立証できるような資料を整え、十分納得させる説明ができるように準備しておくことが必要となってきます。

［3］事業に関係ある者

また、「事業に関係ある者」とは、直接に取引関係のある者だけではなく、間接に利害関係のある者及び役員・従業員・出資者等も含まれます。一般常識とは異なり、税法上は従業員との飲食についても原則は交際費等となります（税法では、全従業員に一律で通常認められる範囲で支出した場合に限り福利厚生費であるという位置づけ）。

以上をまとめると、交際費支出の相手先の適否については、次の者にあてはめて判断することになります。

① 取引関係者（直接その事業に取引関係のある者）
② 利害関係者（間接的に事業の利害に関係のある者）
③ 内部関係者（その事業の役員・従業員・出資者等）

例えば医局との会合であれば、場合によっては②に該当し交際費等となりますが、医局の野球部員との会合については、その相手先が①～③のいずれにも該当しないため交際費等には認められないという例もあります。

［4］中小企業者の交際費等の損金算入の特例（措法61の4）

資本金が1億円を超える法人については、交際費のうち年400万円までは9割が損金算入できます。

80 交際費と福利厚生費・会議費の区分

Q 交際費と福利厚生費・会議費がきちんと区分されていないと問題があると聞きましたが、詳しく教えてください。

A それは税務上の取扱いが異なるからです。法人であれば交際費は原則として損金不算入（中小企業者の一定額を除く）であり、福利厚生費・会議費は原則として全額損金算入されます。損金すなわち経費になるか否かで大きく税負担が異なってきます。

以下では、交際費になるものとならないものとを例示します。

［1］交際費等になるもの

① 法人の創立○○周年記念または法人の新築記念におけるパーティー費用、交通費、記念品代（医療法人内部の者に対する福利厚生費となるものは除く）
② 法人の間の連携など関係性をつくるための活動費
③ 法人の事業関係者の慶弔等に際して支出する金品等
④ 法人の事業関係者を旅行や観劇等に招待する費用
⑤ 仕入先等の従業員に対する金品等

［2］交際費等とならないもの（福利厚生費・会議費となるもの）

① もっぱら従業員の慰安のために行われる運動会、演芸会、旅行等のために通常要する費用→福利厚生費
② 創立記念日、新築落成式等に際し、従業員におおむね一律に供与される通常の飲食に要する費用→福利厚生費
③ 会議に関連して茶菓子、弁当その他これらに類する飲食物を供与するために通常要する費用→会議費

81 交際費と広告宣伝費との区分

Q 交際費と広告宣伝費との区分の仕方を教えてください。

A 広告宣伝費であれば原則として全額損金算入されますが、交際費であれば原則として損金不算入となります。広告宣伝費となるか否かで税負担は大きく変わってきます。

[1] **広告宣伝費とは…**

広告宣伝費については、不特定多数の者に対する宣伝効果を意図して支出する費用についてだけが損金として認められます。そのため不特定多数の者であるかどうか、宣伝効果を有しているかなどが判断のポイントとなってきます。

通常、広告宣伝費については、カレンダー、手帳、扇子、うちわ、手ぬぐいその他これらに類する物品を贈与するために通常要する費用となりますが、この例示に当たらない場合には注意が必要です。

[2] **広告宣伝費の留意点**

たとえ不特定多数の者であっても、それが得意先等に当たる場合には交際費等になるとの判例があります。不特定多数の者の判断についても注意が必要です。また、宣伝効果を有しているか、贈与した物品について宣伝のための文言等が入っているかなども重要な項目です。何の印刷もしていない商品をただ渡しただけでは広告宣伝費には該当しません。また、通常要する費用を大きく超えていないかどうかも判断の材料として重要になります。

いずれにしても、不確かなものは交際費等になるため、確実に広告宣伝費であると立証できる書類等を準備しておくことが必要です。なお、広告宣伝費については、Q85で詳細を説明しますので参照してください。

82 交際費と寄附金との区分

Q 交際費と寄附金との区分の仕方を教えてください。

A 交際費は原則として全額損金不算入ですが、寄附金は、所得と資本の割合により一定額の損金算入が可能です。そのため、経費の科目操作が税務調査におけるポイントとなります。

[1] **交際費と寄附金とは…**

交際費と寄附金との区分については、通常は金銭での贈与は対価性がないため原則として寄附金となり、次のようなものは交際費には含めません。
① 社会事業団体、政治団体への拠金
② 政治家等のパーティー券の購入費用(実際に出席したパーティー券で一定の場合を除く)
③ 神社の祭礼等の寄附金

事業に直接関係のない者に対して金銭・物品等の贈与をした場合に、それが寄附金に該当するのか交際費に該当するのかは、個々の実態により個別に判断することになります。

[2] **交際費と寄附金の税務上の取扱い**

なお、交際費については原則として全額損金不算入(中小企業者は400万円超の部分のみ損金不算入)であり、寄附金については、資本の額と当期の所得金額に応じて一定の損金算入限度額があるので、いずれにしても注意が必要です。

税務調査においては、経費の科目操作が行われていないかなどをメインに調査しますが、その区分は非常に難しいところです。

寄附金については、Q89で詳細に説明しますので参照してください。

83 渡切交際費の取扱い

Q 役員に対しては、毎月の交際費の額をあらかじめ定めておき、現金で一定額を渡しています。これを交際費として計上していますが問題があると聞きました。どのような処理をすればよいのですか。

A 渡切交際費は原則として給与とされ、交際費には該当しないので精算を行います。精算時に個人的な費用がまぎれ込んでいないかのチェックが必要です。

［1］渡切交際費とは…

医療法人の役員や特定の従業員に対し、機密費、交際費、旅費等の名目で支給した金銭で、その費途を問わず、精算しないものを一般に「渡切交際費」と呼んでいます。法人税の扱いでは、その者に対する給与とされ、交際費には該当しません。したがって、渡切交際費の認定を受けてしまえば、役員の場合は役員賞与とみなされ、損金性が否認されて法人税と所得税のダブル課税となってしまいます。

［2］渡切交際費の処理の仕方

渡したつどに精算を徹底させるか、さもなければ渡切交際費を当初から役員報酬に組み込んで、給与としての源泉徴収をしておくことが懸命です。また、渡したつどの精算の際には、精算するということで終わらずに、個人的な費用が含まれていないか、それが事業遂行のために必要であるかなど、交際費としての基準に基づいているかのチェックを怠らないようにしましょう。実務上散見されるのは、精算をしたというだけで終わっているケースで、内容としては結局は個人的な費用になるため、税務調査においては役員賞与と認定されてしまうことが多々あります。

84　使途不明金の処理

Q 現金は出ているのに使途が不明なものがあります。どのような処理をすればよいのですか。

A 使途不明金は、その支出が損金計上できないだけではなく、重加算税の対象になりやすくなります。税負担が重くなるので使途不明金をつくらない努力が必要です。

「使途が明らかでないもの」を通常は「使途不明金」と呼びます。医療法人はその支出した現金の使途を当然に知っていても、様々な理由でその支出を明らかにすることができないものもあります。その理由としては次のようなことが考えられます。

① 取引先へのリベートで、相手方の個人所得になることを懸念
② 役員等への特別支出で役員等の個人所得になることを懸念
③ 支出内容が他の法律に抵触することを懸念

また、故意ではなくとも、領収書や請求書等の紛失により、その使途が明らかでなくなってしまった場合もあるでしょう。いずれにせよ、税務上は「交際費・機密費・接待費等の名義をもって支出した金銭でその使途が明らかでないものは、損金の額に算入しない」ことになっています。損金性が否定されるばかりでなく、その使途等に不当と認められる事実がある場合には重加算税の対象ともなりますので、これらの使途不明金に関しては、特に慎重な処理と配慮が求められます。

法人としてできるのは、証憑書類の不備により使途不明金と認定されるような事態は避けることです。また、法人外部に確実に支出したことを表す書類を整備し、役員賞与として認定される法人税と所得税のダブル課税だけは免れるようにすることもあるでしょう。

85 広告宣伝費の留意事項

Q 広告宣伝費について注意しなければならない点を教えてください。

A 広告宣伝費と交際費との区別が大きなポイントです。これにより損金として計上できるか否かがまったく異なります。また、場合によってはたな卸しが必要になることがあります。

[1] **広告宣伝費とは…**

広告宣伝費とは、不特定多数の者に対し、宣伝効果を意図して支出した費用をいいます。医療法人の名前や特徴及び診療科目等を知ってもらうためには欠かせない費用であり、電話帳への掲載、新聞広告、チラシやカレンダー等の印刷物など様々な形態がとられます。

看板等の固定資産の場合は、資産計上したうえで所定の法定耐用年数により減価償却を行うことになるので、減価償却費が事実上の広告宣伝費に該当することになります。

広告宣伝費に関して注意しなければならない点は以下のとおりです。

[2] **「交際費等」に該当するものはないか**

「広告宣伝費」と「交際費等」との区分には特に注意が必要です。広告宣伝費とは、不特定多数の者に対し宣伝効果を意図して支出した費用のことなので、特定の者に対して贈答・謝礼を意図して支出されたと認められるものがあれば交際費等の認定を受けます。

宣伝の目的で物品を贈与する場合には次のようなものがあげられます。

① 不特定多数の者を対象とすること。
② 目安として単価3,000円以内の少額物品とすること。
③ 法人名や病医院名を入れること。

④　非嗜好品であること。

　また、少額物品を相手方1か所に多数配るような場合も交際費等と認定されます。

[3] 私用目的のものはないか

　広告宣伝の名目で、オーナーや役員等が私用のため不当に使用している物品や設備がないかがチェックされます。

　個人使用が発覚すれば、法人の損金性が否認されて法人税が課税されるばかりでなく、個人にも所得税が追徴されるというダブル課税が生じるので、はっきりと個人使用分は区別しておくことが必要です。

[4] 在庫計上すべきものはないか

　広告宣伝用の印刷物等を大量に注文しても、請求時には一度に損金計上できません。したがって、期末近くに数年にわたって使用できるほど大量の広告宣伝用の印刷物や物品を購入しても在庫計上が必要です。

[5] 資産計上すべきものはないか

　支出金額が10万円以上のものについては、一時で損金計上することが原則としてできませんので、計上時に単価をチェックする必要があります。また、看板等については、その看板が何でできているか、看板の枠は借りているか自前で作成しているかにより、減価償却年数が大きく異なることに注意する必要があります。

　なお、中小企業者については、少額減価償却資産の即時償却制度を利用することにより、30万円未満の物品については一定の金額に達するまで一時に損金計上できます。この制度を上手に利用すれば節税にもつながりますが、時限立法(期限の決まっている法律)なので、法律の期限切れに注意が必要です。なお、特例の対象となる少額減価償却資産については、市町村税である償却資産に係る固定資産税が課税されることに注意してください。

86　役員出張時の旅費の取扱い

Q　私用及び観光目的の旅行を出張扱いしていると指摘されました。出張の際に注意することを教えてください。

A　旅費交通費については、支出の目的が業務上であれば問題ありませんが、個人的な使用と認定されると、経費否認のほか役員賞与となり、法人税と所得税のダブル課税となってしまいます。

［1］旅費交通費とは…

　旅費交通費は、業務上で法人以外の場所に移動するための費用です。交通機関に直接要する費用だけでなく、出張の際の宿泊料、手当、日当、車両通行料、駐車場代等も含まれます。また、通勤費も一般に給与費勘定と区別してこの科目で計上されます。「業務上の必要に基づく」「通常必要と認められる金額」の範囲内であれば、支給された者に対して給与課税されることはなく、法人税では損金、消費税では課税仕入れとなります。

［2］役員賞与とされないためには

　役員・幹部職員の出張の中には、「研修会参加」「視察」「学会参加」等の名目で私用及び観光目的の旅行がまぎれ込んでいることがあるため、税務調査では領収書のみならず参加した学会等の日程表、その他の業務に関連した出張であることを立証できる証憑書類の提示が求められます。
　なお、現実に学会等に参加した場合でも、観光が大部分を占める場合もあるため、学会に参加したという事実だけで損金扱いしないことが肝要です。
　また、旅費規程や日当規程を整備しておくことも重要です。特に日当については、規程もなくその人によって日当の金額を変えて支給していると根拠のない日当になるために、日当ではないとして給与課税、役員賞与課税の対象になってしまうので注意してください。

87 出張仮払いの精算

Q 出張仮払いの精算の処理の仕方を教えてください。

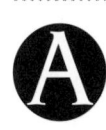

A 出張仮払いを精算した場合、精算書の内容次第では使途秘匿金等とされて経費計上を否認され、かつ多額のペナルティ税を支払うことになるので注意が必要です。

［1］精算書の精査

　出張旅費や日当をまとめて仮払いして、後日精算するケースについては、精算時に使途秘匿金や交際費、給与に当たる私費が混入する場合があるため、精算書を受け取って完了ではなく、内訳の精査が必要です。

［2］使途秘匿金にされた場合

　精算書の内容に不備があり、精算自体が不明瞭である場合には使途秘匿金とされるケースが多々あります。使途秘匿金とは、法人がした金銭の支出のうち、相当の理由がなく、相手方の氏名または名称及び住所または所在地並びにその事由を当該法人の帳簿書類に記載していないものをいいます。使途不明金と使途秘匿金との明確な区別は税法上はっきりとしていませんが、この使途秘匿金に認定された場合は、損金性の否認はもとより、支出した金額の40％の法人税の追加課税が行われますので注意が必要です。

［3］使途秘匿金になることを事前に防ぐためには

　出張仮払いの精算は、旅費精算書等のフォームを作成し、その中には旅費規程や日当規程に則っていない費用については精算できないようにする、出張先での交際費については個別に交際費等精算書を作成するなど、精算時に他科目及び私費等が混在しないようにすることをお勧めします。

88　旅費交通費の留意事項

Q 旅費交通費について注意しなければならない点を教えてください。

A 旅費交通費については、①業務上必要なものであるか、②実際に要した金額に限られるか、③諸規程に則った支出であるかについて詳細に調べます。

［1］海外渡航を伴う出張旅費

　海外渡航には、出張といえども観光がつきものになるケースがほとんどです。業務目的の出張であれば、その合間に観光が入っていたとしても、往復旅費は全額損金となりますので、その他の費用は旅行期間における業務のための日数と、観光のための日数とで按分し、観光のための日数部分についてはあらかじめ給与としておくことが大切です。

　ただし、役員の場合には、給与は臨時的なもの、すなわち賞与となり、法人の損金とはなりませんので注意を要します。

［2］カラ出張や架空交通費の計上はないか

　鉄道運賃やバス代等は、通常は領収書が発行されないため、これを利用して交通費を水増し計上したり、出張したことにして架空交通費を計上する場合があります。税務調査においては、証憑書類のチェックとその出張者の出勤簿やタイムカード等により、出張した事実があるのかなど実態の調査が行われます。また、明らかに業務目的であることが立証できる書類の存在等も重要な意味を持ちますので、証憑書類の整備・保管が重要です。

［3］交際費に当たるものが旅費交通費として損金計上されていないか

　交通機関やタクシー等を利用した代金が全額旅費交通費になるかといえ

ば、接待に用いられた場合には交際費となりますし、業務外と認められた場合には給与もしくは役員賞与という形になります。

　特に交際費については、接待会場までのタクシー代等はもとより、帰宅時の代行運転代まで一連の流れで私用した交通費すべてが交際費になることに注意が必要です。

［4］通勤費の非課税限度枠を利用した給与所得の移し替えはないか

　通勤費は所得税の非課税限度枠が比較的大きいことから、これを利用して個人の実質給与に当たる額を通勤費に混入するケースがあり、これについて調査される場合もあります。

　また、非常勤医師に対し、派遣元の大学医局と「交通費については1回につき5,000円」などという取決めが行われている場合には、実費以外の部分については給与とみなされ、源泉所得税の追徴課税が生じることがあるので注意が必要です。

［5］諸規程は整備され、規程どおりに運用されているか

　通勤費・旅費等について規程等が整備され、それに基づいた運用がなされているか、また、その内容は妥当なものであるかが検討されます。

　特に出張の際のグリーン車利用、ファーストクラス利用、超高級ホテルの利用など合理性や日当金額の合理性等が問われますので、職能の等級に応じたランクを設定するなどして、一般に公正妥当と認められる金額の範囲で規程を整備する必要があります。

89 寄附金の留意事項

Q 寄附金について注意しなければならない点を教えてください。

A 個人負担すべき寄附金と認定されると、経費否認と役員賞与のダブル課税となります。また、金銭が動かなくても「みなし寄附金」に認定されないよう日頃のチェックが必要です。

［1］寄附金の損金算入限度額

　寄附金とは対価を期待しない支出をいい、これをあえて支出するのは、後々に支出法人にプラスになって還ってくることを期待してのことです。したがって、寄附金も一種の経営側のコストとしてみなすことができ、法人の損益計算上は必要経費ですが、無制限に認めると納税額をいたずらに減らそうとする誘引となりかねないため、次のように寄附金に損金算入限度額が設けられています。

　① 国、地方公共団体等に対するもの→特定寄附金として全額損金算入
　② 公益法人等のうち一定のもの及び特定公益増進法人等に対するもの→指定寄附金として全額損金算入
　③ 一般寄附金→資本の額の0.25％とその期の所得金額の2.5％を足して2で割った金額までが損金算入限度額

［2］寄附金の範囲

　税法上の寄附金は、次のように一般常識の範囲よりかなり広く定められています。

　① 寄附金、拠出金、見舞金その他名義のいかんを問わない。
　② 金銭その他の資産または経済的利益の贈与または無償の供与をいう。
　③ その額は、贈与または無償の供与をしたときの時価による。

④ 時価よりも低い価額で資産の譲渡または経済的な利益の供与をした場合には、時価と対価の差額のうち、実質的に贈与または無償の供与をしたと認められる金額も寄附金となる。

⑤ ただし、広告宣伝及び見本品の費用、交際費、接待費、給与、福利厚生費とされるべき費用については、寄附金には該当しない。

上記のうち、特に③及び④には注意を要します。⑤については、実務において区分するのは容易ではありませんが、「事業に直接関係のない者に対して金銭で贈与した場合」は原則として寄附金に該当します。

［3］寄附金の損金算入時期

寄附金は、現実に金銭等を支出したときに損金に算入しますので、未払金として損金計上しても、税務上は寄附金として取り扱われません。それは現金主義をとっているからです。逆に、寄附金を支出していながら仮払金等で処理した場合であっても、税務上は支払った事業年度において寄附金の損金算入限度額の計算をすることとされています。

［4］個人負担と認定される寄附金

寄附金の税務調査では、寄附金は個人負担のものであると認定されがちです。そのように認定されれば、役員の場合であれば役員賞与として法人税と所得税のダブル課税となってしまいます。個人と医療法人で応分の負担をするなどして、個人と事業を明確に区分し、事業支出分については必要経費性を主張できるようにしておくことも必要です。

［5］みなし寄附金

低廉譲渡等の場合、物件売買の際には、売買価格が時価に比べて著しく低くないかを一度確かめる必要があります。

また、時価との差額部分が「みなし寄附金」に当たるものか、それとも役員賞与か、もしくは交際費かの見極めも重要です。

90 その他医業外収益の留意事項

Q その他医業外収益について注意する点を教えてください。

A その他医業外収益については、収益計上漏れによる重加算税の対象になることと役員賞与とのダブル課税になりますので、収入計上漏れを防ぐことが重要です。

[１] その他医業外収益とは…

その他医業外収益とは、診療に付随して数々のサービスを提供する際に得られる収益を処理する科目で、一般法人でいう「雑収入」で処理している内容がこれに当たります。例えば、患者外給食収益や駐車場収益、売店収益等があげられます。

[２] その他医業外収益にかかわる不正

その他医業外収益については、ほとんどが現金取引であり、小口で頻繁に行われること、また、収入額にこれといった基準がないことなどから、自由診療と同様に不正が疑われやすい項目です。また、従業員等による安易な現金抜き取りや簿外処理等も考えられます。なお、精神障害者の作業療法施設の売上収入漏れが近年多くなっています。

税務調査においては、患者の施設利用状況の調査、売店や食堂等の管理状況の調査といった現場の調査を基礎として、他は出入りの業者に反面調査を行ったり、材料等から収益のバランスを検討するなどを行い、入念にチェックされます。

したがって、不正があった場合等は後日明らかにされますので、事前に従業員等による現金抜き取り等がないように、現金の管理者と帳簿等作成者とが同一人物にならないようにするなどの内部統制が必要です。

91　補助金収入の取扱い

Q 東京都より補助金を受け取りました。この補助金の処理の仕方を教えてください。

A 固定資産に係る国庫補助金等の場合は、圧縮記帳により課税の繰延べができますので、収入を受けた年にその補助金に対してすぐに課税されることはありません。圧縮記帳の対象となる補助金に限定されていますので、その点につき税務調査で指摘がなされます。

[1] 圧縮記帳の対象となる補助金の種類

　圧縮記帳という制度を利用することで、補助金を受け取ったときに課税されるのを先送りすることができます。しかし、対象となるのは国や地方公共団体等からの補助金に限られています。

[2] 補助金の取扱い

　医療法人では、様々な補助金や助成金制度を活用して固定資産を購入したり、業務の拡充を図ったりしていることと思いますが、金額が多額の場合、補助金等は分割払いのものがほとんどです。入金された金額のみを収益に計上してしまいがちですが、あくまでも「支払決定通知書」到達時に全額を未収金として収益計上するのが原則です。

　また、国庫補助金等の交付をすでに受けていても、期末までに交付目的に適合した固定資産を取得できなかった場合には、「特別勘定」を用いて受贈益を翌期以降の固定資産取得時に繰り延べることができます。その際には、翌期以降の固定資産取得時に、特別勘定を取り崩して受贈益を計上すると同時に、固定資産圧縮損を計上して収益費用を両建てし、課税の繰延べを図ることになります。

92 消費税の留意事項

Q 消費税の調査において注意しなければならない点を教えてください。

A 基準期間（前々事業年度）の課税売上高により納税が生じるので、申告漏れがないかの確認が必要です。消費税の課税、非課税、不課税の区分が適正になされているかの確認がなされます。

[１] 消費税とは…

消費税につき、実際に課税事業者として納税義務が生じるのは、基準期間（前々事業年度）の課税売上高が1,000万円を超える場合ですが、医療法人については、社会政策的見地より社会保険医療をはじめとするほとんどの医業収入が非課税扱いとなっていることから、納税義務のない診療所等も多数あります。

なお、新設医療法人で資本金が1,000万円以上の場合には、設立後２期までの間は課税売上高の多寡にかかわらず納税義務が生じます。

[２] 課税、非課税、不課税の区分は適正か

簡易課税制度を選択している場合には、決算時に課税売上高にみなし仕入率を適用して当期の消費税額を求めることになります。したがって、計算のもとになる課税売上高と非課税売上高、不課税売上高の峻別の適否が税務調査上の一番のポイントになります。

一方、原則課税方式で税抜経理を採用している場合には、当期の消費税額は基本的には仮受消費税と仮払消費税との差額となるし、税込経理を採用している場合には、課税売上高に係る消費税額から課税仕入れに係る消費税額を控除するのが基本であり、税務調査上は、さらに課税仕入れと非課税・不課税仕入れとの峻別の適否がポイントとなってきます。

93 MS法人との取引における留意事項

Q 税務調査において、MS法人との取引が否認されました。MS法人との取引において留意しなければならないのはどのような点ですか。

A 医療法人とMS（メディカル・サービス）法人との取引は、税務上問題となることが多く、十分に注意が必要です。契約書に基づいた合理性と妥当性がないと、取引そのものが否定されます。

［1］手数料等が適正であるか否か

　例えば、MS法人が医薬品や給食材料等の仕入れをし、それを医療法人に売却している場合、または、MS法人が医療法人に医療機器等をリースする場合等は、その手数料が適正かどうかを慎重に判断しなければなりません。

　他社の提示した手数料に比べてどうか、その手数料部分の労務が実際にどのように発生しているかなど、実質はどうであるかが重要なポイントとなってきます。

［2］MS法人からの給与

　医療法人の仕事をしている者にMS法人から給与が出ていたりする場合には、その給与については正当な理由がなければ認められません。そこにどのような労務が発生していて、どれだけMS法人のみの仕事を行っているかなどの実質が問われます。

　MS法人を利用して様々な取引を行っている医療法人は多いと思いますが、医療法人の税務調査が行われる場合、調査官は必ずMS法人についても調べてきていますので、取引の合理性・妥当性を示す書類等を整備・保管しておく必要があります。

94 印紙の留意事項

Q 税務調査において印紙の貼付漏れが指摘されました。医療法人は印紙が非課税という認識しかなかったので意外でした。印紙について注意する点を教えてください。

A 医療法人及び医師等については印紙税が非課税とよくいわれますが、非課税となるのは医師等が作成する領収書のうちの一部でしかありません。そのため、通常の契約書等については印紙税の貼付が必要となります。

[1] 領収書への印紙

本来、業務上作成する金銭または有価証券の受取書は印紙税法上の第17号文書に該当し、印紙の貼付が必要になります。しかし、医師等がその業務上作成する金銭または有価証券の受取書は非課税です。これは、医師等の行為は営利行為とされていないので、これらの者の作成する受取書は、営業に関しないものとして取り扱うこととされているためです（印便覧）。

なお、医師等とは、医師、歯科医師、歯科衛生士、歯科技工士、保健師、助産師、看護師、あんま・マッサージ・指圧師、はり師、きゅう師、柔道整復師、獣医師、薬剤師等をいいます。

[2] 領収書以外の文書への印紙は？

しかしながら、医療法人及び医師だからといって、すべての課税文書が非課税となるわけではありません。逆に、領収書以外の文書については印紙を貼付しなければなりません。特に契約書への印紙の貼付漏れは最も指摘される事項となりますので注意が必要です。

第5章

事業承継対策と税務

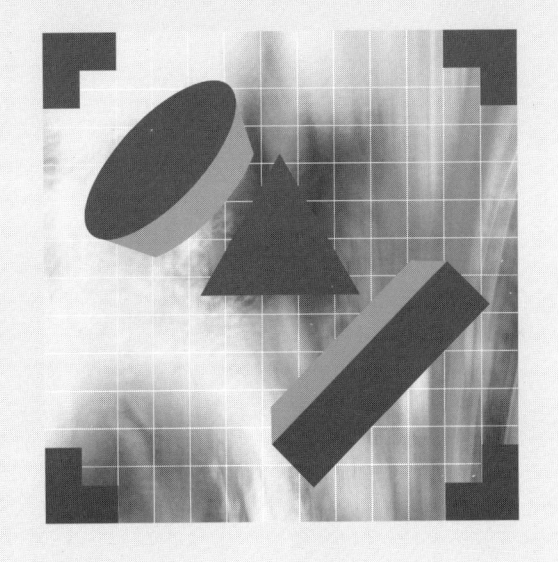

95 事業承継の選択肢

Q 事業承継といっても様々な選択肢があると思いますが、その選択肢として考えられるものを教えてください。

A 事業承継の選択肢としては、経営者の死亡後、事業を相続することによる相続承継、親から子供へ生前に事業を引き継ぐ生前承継、営業譲渡や合併等の第三者承継が考えられます。

[1] 経営者の死亡後、事業を相続したことによる承継

　相続が発生した場合、最も負担になると思われるのは相続税の問題です。医療法人の場合、医療法により利益の配当が禁止されているため、歴史のある医療法人ですと相続財産となる出資持分の評価が高くなることが多いようです。医療法人の理事長について相続が2回発生すれば病院は潰れるともいわれています。

　このように多額な相続税の負担により、医療法人の経営が危ぶまれるような事態は避けなければなりません。そのためには、生前に相続対策を行うことが円滑な事業承継を行うポイントとなります。

[2] 親族間による生前承継

　医師である子供に承継するのであれば、その時期を決めて承継の意思を伝え、心の準備をさせておかなければなりません。子供が現在は勤務医であれば、雇用者側から経営者側に移ることになるわけですから、承継者である子供自身の意識改革も行っていく必要があるでしょう。

　もし、事前に意思を伝えず承継の時期が遅れることになるようであれば、親はその時期まで気力・体力を維持することが必要です。意欲がない医師がいる病医院の雰囲気は総じていいものではありません。そうであれば当然、経営的にも打撃を受けることになるでしょう。

また、承継を行う時期は、開業以来相当の期間が経過した後と予想されます。そのため、病医院の建物は老朽化し、子供は承継の条件として建替えを要求してくることも考えられます。その際には、建築資金など事前の準備について計画性を持って進めることが必要になります。

［3］第三者に対する承継

　経営者の親族に医師がいない場合や後継者が見つからない場合には、病医院をたたむか、第三者に譲り渡すかという選択を迫られます。

　病医院を第三者に譲り渡す場合、承継相手を見つけ出すことが一番の問題ですが、そのほかにも、例えば自己所有の土地・建物について、譲渡か賃貸か、それぞれの金額はどのように算定するか、それに伴う税金はどの程度生じるかなど様々な問題が発生してきます。

　それらを事前にシミュレーションし、有利な方法を検討したうえで実行に移すという綿密な計画が必要になってきます。

●事業承継の選択肢

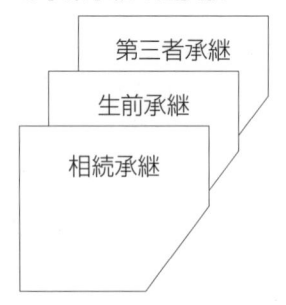

- 第三者承継
- 生前承継
- 相続承継

96 相続対策の必要性

Q 相続対策はなぜ必要なのですか。具体的に教えてください。

A 円満・円滑な事業承継を行うために必要です。具体的には、相続税を納付するための納税資金対策、相続税の納付額を抑えるための節税対策、「相続」を「争族」としないための遺産分割対策があげられます。

［1］**納税資金対策**

相続財産のおよそ6割が不動産といわれています。例えば、相続した財産が病医院の土地のみで、相続税が1,000万円だとします。その場合、どのようにして相続税を納めればよいでしょうか。不動産を相続しても納税資金がないというのはよくある話です。

病医院の不動産を譲渡して現金化するという考え方もありますが、事業の継続が主目的であることから、不動産の譲渡は本末転倒といえます。

そこで納税資金対策として、生命保険契約の見直し、金融機関からの借入れ、納付期限を遅らせる延納制度の利用などの選択肢があげられます。

［2］**節税対策**

相続税の税額は、相続財産の金額をもとに算出されます。相続税の計算においては、財産によって評価方法が異なり、大幅な減額が受けられるものもあります。

例えば現金は、その金額が100％相続財産の価額に含まれます。しかし、病医院の土地を医療法人に賃貸しているような場合には、通常の土地の評価額から医療法人が借りている権利に相当する金額を控除できます。さらに、一定の要件を満たせば、そこから80％の減額が可能になります（Q103

の[3]参照)。

　このように財産によっては大きな減額が見込める場合もあります。特例には限度があるものもありますので、最も有利になる方法を検討し、納税額を少なくすることが必要です。

[3] 遺産分割対策

　例えば、診療所の土地・建物を2人の相続人が相続するとします。1人が「診療所は続けないけれども不動産は欲しい」、もう1人が「診療所は続ける」と主張した場合、診療所をたたまざるを得ない事態になりかねません。

　誰が何を相続するかを相続人の間で話し合うことを「遺産分割協議」といいますが、この協議の場において「争族」に発展してしまうことがほとんどです。

　上記のような事態を防ぐためには、被相続人が遺言書で事業承継者には診療所を、もう1人には現金をというような意思表示をしておくことが必要です。残された家族のために遺産分割対策は重要なのです。

●相続対策の3つの柱

（納税資金対策／節税対策／遺産分割対策）

　死亡後になると、上記の対策のうち実行できるものは限られてしまいます。生前から時間をかけて相続対策を行えば、その効果は大きなものになります。

97　事業承継における医療法人特有の問題点

Q 医療法人の事業承継における問題点とは何ですか。

A 医療法人特有の問題点として、主に医療法人（経過措置型医療法人）の出資持分に係る相続税の負担の問題、承継者（子供）に医師がいない場合の事業承継の選択の問題があげられます。

［1］医療法人の出資持分に係る相続税

　経過措置型医療法人（旧医療法における社団である医療法人で持分の定めのあるもの）において、出資持分に係る相続税は、円滑な事業承継の妨げとして経営者を悩ませる問題の1つです。

　株式会社等の一般の事業会社とは異なり、医療法人は医療法により利益の配当を禁止されています。そのため、毎年の利益の蓄積により純資産（資産－負債）が増加しやすくなっています。これは出資持分の評価を上げる要因の1つです。

　相続開始時には、その出資持分に対して課税されることとなります。出資持分は換金性に乏しいため、相続した相続人は原資もないのに多額の相続税を負担することとなります。そのため、出資持分の評価をいかに下げるかが医療法人の事業承継を考えるうえで重要なポイントとなります。

　第5次医療法改正により、平成19年4月1日以後、新規に設立される医療法人は持分の定めのない医療法人のみとなりました。持分の定めのない医療法人については出資持分の払戻しが制限されるため、出資持分に対する多大な税負担は生じないと考えられます。

　旧医療法により設立された医療法人のほとんどは持分の定めのある医療法人のため、出資持分の払戻しが行われることがあります。そのため、出資持分に対する相続税の課税が重くのしかかってきます。

［2］承継者（子供）に医師がいない場合

　医療法において、医療法人の理事長は医師または歯科医師から選出すると規定されています。承継者に医師がいない場合には、純然たる第三者に対しての出資持分の譲渡や、他の医療法人との合併を検討することも経営者としての責任であるといえます。

　また、都道府県知事の認可を受けた場合には、非医師であっても理事長に就任することができます。よって、承継者である子供が医学部等に在学中、配偶者等が一時的に理事長となることは可能です。

●医療法

> **（理事長）**
> 第46条の3　医療法人（次項に規定する医療法人を除く。）の理事のうち1人は、理事長とし、定款又は寄附行為の定めるところにより、医師又は歯科医師である理事のうちから選出する。ただし、都道府県知事の認可を受けた場合は、医師又は歯科医師でない理事のうちから選出することができる。

●医療法人運営管理指導要綱（備考欄より抜粋）

> - 医師、歯科医師でない理事のうちから選任することができる場合は以下のとおりである。
>   ①　理事長が死亡し、又は重度の傷病により理事長の職務を継続することが不可能となった際に、その子女が医科又は歯科大学（医学部又は歯学部）在学中か、又は卒業後、臨床研修その他の研修を終えるまでの間、医師又は歯科医師でない配偶者等が理事長に就任しようとする場合
>   ②　次に掲げるいずれかに該当する医療法人
>   　イ　特定医療法人又は社会医療法人（平成24年3月31日まで特別医療法人を含む）
>   　　（中略）
>   ③　候補者の経歴、理事会構成等を総合的に勘案し、適正かつ安定的な法人運営を損なうおそれがないと都道府県知事が認めた医療法人

98 相続税の計算方法

Q 相続税の計算方法の概要を教えてください。

A 相続税の計算方法の概要は次のとおりです。
① 被相続人の財産（課税される財産）の価額の合計額を計算する（課税価格の合計額）。
② 民法の規定による法定相続人が、その規定による法定相続分に応じた財産を取得したものとして各法定相続人の税額を合計する（相続税の総額）。
③ ②の合計額を各相続人の取得した財産の比により按分し、各相続人の納付税額を算出する（納付税額）。

［1］課税価格の合計額

　被相続人の遺産の総額から相続税が非課税となる財産、被相続人の債務や葬儀費用を控除します。
　遺産総額の中には、被相続人の死亡によって相続人等が取得した生命保険金や被相続人の死亡退職金等のみなし財産、死亡前3年以内に被相続人から贈与された財産及び相続時精算課税の対象となった贈与財産が含まれます。これを「課税価格の合計額」といいます。

［2］相続税の総額

　相続税の総額は、課税価格の合計額から次の基礎控除額を差し引き、各法定相続人が法定相続分に応じた財産を取得したものと仮定した金額を計算します。

　　基礎控除額＝5,000万円＋1,000万円×法定相続人の数
　その金額に累進税率（次頁の表参照）を乗ずることにより各人の相続税

額を計算します。この合計額を「相続税の総額」といいます。

よって、課税価格の合計額が基礎控除額を下回った場合には納付すべき相続税額は生じません。

●相続税の速算表

法定相続分に応ずる各人の取得金額	税率	控除額
1,000万円以下	10%	－
3,000万円以下	15%	50万円
5,000万円以下	20%	200万円
1億円以下	30%	700万円
3億円以下	40%	1,700万円
3億円超	50%	4,700万円

[3] **納付税額**

上記[2]で算出した相続税の総額を、各相続人が相続した財産の割合に応じて按分します。これが最終的な各人の相続税額となります。その各人の税額に税額加算や税額控除を行い、それぞれの納付税額が算出されることになります。

税額加算とは、被相続人からみて父母・子供（一親等の血族）及び配偶者以外で財産を取得した人（一定の人を除く）に対して、相続税額に20％加算をするというものです。税額控除には贈与税額控除、配偶者控除、未成年者控除、障害者控除等があります。

[4] **今後の改正**

平成19年12月に自民党から発表された平成20年度税制改正大綱には、「相続税の課税方式をいわゆる遺産取得課税方式に改めることを検討する」という文言が含まれていました。「遺産取得課税方式」とは、簡単にいえば相続した財産に対して課税するということです。

現行の「法定相続分課税方式」では、一度全財産を法定相続分に応じて按分し、その後税率を乗じているため、各人の財産の取得の多寡による影響はより平均的になります。

　しかし、遺産取得課税方式となれば、実際に相続した財産に応じてダイレクトに税率がかけられるため、財産を多く相続する人にとっては現行よりも税負担が大きくなることが考えられます。

　課税方式の変更については、「検討事項」であるため実際の適用時期などの詳細は未定ですので、今後の動向が注目されます。

●現行と改正後の税額比較①　　　　　　　　　　　　　　　（単位：千円）

取得者	取得金額	税額（現行）	税額（改正後）
妻	900,000	332,100	403,000
子A	50,000	18,450	8,000
子B	50,000	18,450	8,000
合計	1,000,000	369,000	419,000

●現行と改正後の税額比較②　　　　　　　　　　　　　　　（単位：千円）

取得者	取得金額	税額（現行）	税額（改正後）
妻	400,000	147,600	153,000
子A	500,000	184,500	203,000
子B	100,000	36,900	23,000
合計	1,000,000	369,000	379,000

　上表のとおり、現行（法定相続分課税方式）では、遺産の取得の多寡により税額の合計に変動は生じませんが、改正後（遺産取得課税方式）では、遺産の取得配分によって、税額の合計が現行とは異なってきます（上表の改正後の計算は予測によるもの）。

99　贈与税の計算方法

Q 贈与税の計算方法の概要を教えてください。

A 贈与税は贈与を受ける人（受贈者）に対して課されます。贈与時点の財産評価額から110万円の基礎控除を差し引いた金額に税率を乗じて算出された金額が納付すべき贈与税額です。

個人から贈与を受けた場合、受贈者に贈与税が課されます。この贈与税は相続税同様、累進税率（下表参照）により計算されます。

●贈与税の速算表

基礎控除後の課税価格	税率	控除額
200万円以下	10%	－
300万円以下	15%	10万円
400万円以下	20%	25万円
600万円以下	30%	65万円
1,000万円以下	40%	125万円
1,000万円超	50%	225万円

贈与税は贈与を受けた各人で、1暦年（1月1日～12月31日）ごとに、次の算式により計算されます。

　　贈与税額＝（受贈財産の評価額－110万円）×贈与税率－控除額

よって、毎年の贈与額が110万円以内であれば贈与税の申告義務及び納税義務は生じません。

●贈与税額が生じない場合

　　贈与財産の価額　≦　110万円

100 不動産の評価

Q 用途別の不動産評価の考え方を教えてください。

A 土地・建物ともに通常の評価額から賃貸人の権利分が控除されます。以下では、医療法人の理事長個人が医療法人に病院敷地、病院建物、またはその両方を貸し付けている場合について解説します。

なお、金銭のやりとりのない使用貸借の場合には、すべて自用地としての価額となるので注意してください。

[1] 土地・建物の評価の基本

1 土地の評価

土地の評価には「路線価方式」による場合と「倍率方式」による場合があります。これは毎年、各国税局長が公表している財産評価基準によって、地域ごとにどちらの方法が適用されるかが決められています。

- 路線価方式…路線価（1㎡当たりの価額）×面積＝自用地としての価額
- 倍率方式……固定資産税評価額×倍率＝自用地としての価額

倍率方式の固定資産税評価額は、その不動産の所在する市町村役場で入手することができる「評価証明書」に記載されています。

2 建物の評価

建物の評価は土地とは異なり、評価方法は原則1つだけです。

　　固定資産税評価額×1.0＝自用建物としての価額

係数の1.0は固定となっているので、自用建物の評価額は固定資産税評価額そのものであるといえます。

●建物の評価額

| 固定資産税評価額 | ＝ | 建物評価額 |

［2］貸宅地、貸家建付地、貸家の評価

[1] 理事長が敷地の所有者で、その上に医療法人が所有する家屋がある場合

この場合は貸宅地の評価となります。

自用地としての価額×（1－借地権割合）

[2] 理事長が敷地及び病院建物の所有者で医療法人に建物を貸し付けている場合

この場合の敷地については貸家建付地の評価となります。

自用地としての価額×（1－借地権割合×借家権割合）

[3] [2]の場合の病院建物の評価

自用建物としての価額×（1－借家権割合）

なお、借地権割合、借家権割合はともに路線価図に記載されています。借地権割合は60〜80％の地域が多いため、宅地の評価額はかなり低くなります。ただし、控除した賃借人（医療法人）の権利分の価額は医療法人の出資持分の評価額に含まれることとなります。

【上記の事例における具体的な計算】

- 土地：3億円（自用地価額）
- 借地権割合：70％
- 建物：1億円（自用建物評価額）
- 借家権割合：30％

[1] 貸宅地：3億円×（1－70％）＝9,000万円

[2] 貸家建付地（土地）：3億円×（1－70％×30％）＝2億3,700万円

[3] 貸家建付地（建物）：1億円×（1－30％）＝7,000万円

◉ ［2］[1]の場合の借地権と貸宅地

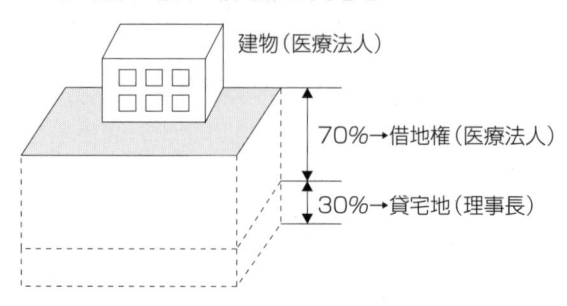

建物（医療法人）

70％→借地権（医療法人）

30％→貸宅地（理事長）

101　出資持分の評価

Q 医療法人の出資持分の評価について教えてください。

A 医療法人の出資持分の評価は、医療法人の規模により原則的には、類似業種比準価額方式、純資産価額方式、その併用方式という3つの方式のいずれかを用いて計算します。

［1］法人規模による出資持分の評価

　出資持分の評価は、医療法人の従業員数、総資産価額及び医業収益により、医療法人を大会社、中会社または小会社のいずれかに区分して次の算式により1口当たりの出資金額を計算します。

① 大会社

　類似業種比準価額と純資産価額のいずれか低い価額

② 中会社

　類似業種比準価額×一定割合＋純資産価額×（1－一定割合）

③ 小会社

　次のAとBのいずれか低い価額

　　A：純資産価額

　　B：類似業種比準価額×0.5＋純資産価額×（1－0.5）

　医療法人の規模が大きくなるほど評価額に占める類似業種比準価額の割合が大きくなります。一般的には類似業種比準価額のほうが純資産価額よりも小さくなるといわれています。そのため、法人規模が大きいほうが評価額が小さくなり有利といえます。

　一般の株式会社の株式の場合には、所有する株式の割合が小さいときは、より評価が低くなる配当還元方式もありますが、医療法人には配当還元方式は適用されず、上記の原則的評価方式のみとなるので注意してください。

［２］類似業種比準価額と純資産価額

　類似業種比準価額とは、同業種の上場会社の株価をもととし、評価する法人の１株当たりの配当金額、利益金額及び純資産価額の３つで比準して評価する方法です。医療法人は配当行為が禁止されていますので、このうち１株当たりの配当金額を加味せずに計算します。

　純資産価額とは、医療法人の資産を相続税評価額に計算し直し、これから負債を控除した純資産価額をもとにして評価する方法です。純資産価額は、医療法人の資産の含み益が多いほど評価額が高くなります。

　医療法人の出資持分の評価額は、貸借対照表の資産から負債を控除した金額と思われるかもしれませんが、その考え方は、この純資産価額からきているのではないかと思われます。

　しかし、実際には簿価で判断しているにすぎないので、適切な相続対策を行うためにも正確な評価方法で評価してみることが必要です。

●出資持分の評価の考え方

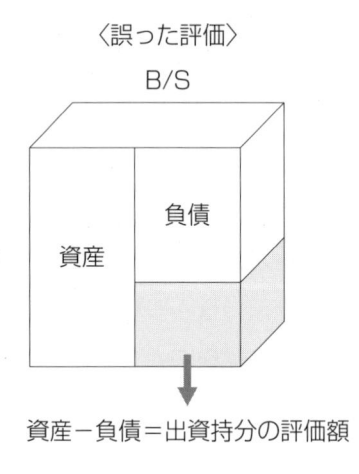

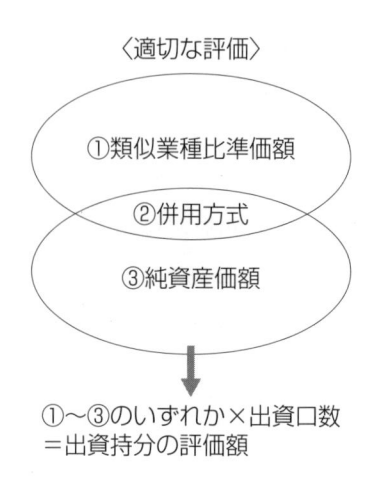

〈誤った評価〉

B/S

資産－負債＝出資持分の評価額

〈適切な評価〉

①類似業種比準価額
②併用方式
③純資産価額

①～③のいずれか×出資口数
＝出資持分の評価額

102　精算課税贈与と暦年贈与

Q 贈与税の計算には2通りの方法があると聞きましたが、その内容について教えてください。

A 相続時精算課税による贈与（相法21の9～18。以下「精算課税贈与」という）と暦年課税による贈与（以下「暦年贈与」という）があります。精算課税贈与の贈与税の非課税枠は暦年贈与よりも大きいものとなっていますが、相続発生時に贈与をした財産の価額を相続財産に含めて相続税額を再計算することになります。

[1] 精算課税贈与の計算方法

　精算課税贈与は暦年贈与とは異なり、相続時に贈与をした財産の価額をすべて相続財産に含めて相続税額を再計算することになります。しかし、贈与税の非課税枠が2,500万円と大きいため、贈与時の贈与税の負担が暦年贈与よりも少なくなります。いわば相続税の前払いとしての性格を持つ贈与といえます。贈与時の贈与税額は次の算式により計算されます。

　　（財産の評価額－2,500万円(注)）×20%

　　（注）　その年に控除しきれない場合は、翌年以降の贈与の際に控除しきれなかった残額を控除する。1暦年110万円の控除額の暦年贈与とは異なり、贈与者1人につき2,500万円までの控除となる。

[2] 精算課税贈与と暦年贈与の比較

　精算課税贈与と暦年贈与の比較は次頁の表のとおりです。精算課税贈与は、暦年贈与に比べて非課税枠が大きいため、マンションの購入資金など多額の財産を贈与する際に利用価値が高いといえます。ただし、[1]でも触れているように、精算課税贈与による財産は相続時に相続財産として課税されることになるため、単純に贈与税が減免されるわけではないこと

を理解したうえで実行してください。

●精算課税贈与と暦年贈与の比較

	精算課税贈与	暦年贈与
贈与者・受贈者の要件	贈与者：65歳以上の親 受贈者：20歳以上の子	なし
非課税枠	2,500万円（贈与者1人につき）	110万円（1暦年につき）
税率	一律20%	累進税率（最高50%）
相続開始時	贈与時の評価額で相続財産に含まれる	相続開始前3年以内に発生した贈与に限り、相続財産に含まれる
届出	必要	なし
留意点	一度選択すると基礎控除110万円の贈与は適用できない	なし

［3］暦年贈与の際の注意点

　暦年贈与をする際は、トラブルや税務調査による否認を防ぐため、次の点に注意してください。

① 「贈与」は口頭でも成立しますが、民法上、これを取り消すことが認められています。後々のトラブルを防止するため、必ず贈与契約書を作成してください。

② 毎年定期的に同額で税額が生じない金額での贈与を行うと、毎年の贈与金額を一括して贈与したとみなされ、贈与税の課税が行われる可能性があるため、金額を変えて実行することをお勧めします。

③ 金銭であれば、受贈者の名義の口座に振り込むことや、税額がゼロの場合でも申告しておくことが、税務調査時の否認リスクを減らすことにつながります。贈与したという「証拠」を残すことが重要です。

103　小規模宅地等の特例

Q　宅地の利用形態によっては、相続税が大きく減額されると聞きました。その内容について教えてください。

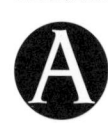

A　一定の要件を満たす宅地については下記の特例により財産の評価額が減額されます（措法69の4）。相続税額に対する影響が最も大きい特例の1つです。

[1] **特定居住用宅地等**

被相続人または被相続人と生計を一にする親族（以下「被相続人等」という）の居住用として利用していた土地で一定の要件を満たせば、一定の面積までの部分について評価額の80％が減額されます。

[2] **特定事業用宅地等**

被相続人等が事業用として利用していた土地で一定の要件を満たせば、一定の面積までの部分について評価額の80％が減額されます。

[3] **特定同族会社事業用宅地等**

被相続人等が相続開始直前に、その出資割合の50％超を有する医療法人に土地を貸し付け、その土地の上で医療法人が病院を営んでいる場合において、一定の要件を満たしたときは、一定の面積までの部分について評価額の80％が減額されます。医療法人の理事長と土地の所有者が同一人物である場合には、賃料を収受していない（使用貸借）ことも考えられますが、使用貸借の場合には、この特例の適用は受けられないので注意が必要です。

[4] **その他の小規模宅地等**

被相続人等が不動産貸付用に利用していた場合や、[1]～[3]の宅

地等のうち一定の要件を満たさない場合などには一定の面積までの部分について評価額の50％が減額されます。

［5］宅地の減額についてのポイント

　これらの特例は適用できる面積に制限があるため、1㎡当たりの評価減額が大きいものから、つまり、1㎡当たりの宅地の評価額が大きいものから適用したほうが有利となります。

　配偶者が相続した宅地については、配偶者について税額軽減の特例があるため、あえてこの特例を適用する必要性は少ないと考えられます。子供が相続する土地から適用するほうが賢明です。

［6］精算課税贈与の特例との関係

　小規模宅地等の特例は、相続開始前において精算課税贈与の特例(注)の贈与を受けていた場合には適用できません（措法69の4⑤）。

　よって、生前に精算課税贈与の特例による贈与を実行する場合には、相続時における小規模宅地等の特例による相続税の減税効果を試算し、どちらを適用したほうが有利かを検討することが必要です。

　　（注）　特定同族株式等の贈与を受けた場合の特例（措法70の3の4①）。一定の要件を満たす非上場株式等の精算課税贈与について適用される。非課税枠が2,500万円から3,000万円に増加することがメリット。

●精算課税贈与の特例との適用関係

```
┌─────────────┐  ┌─────────────┐
│ 小規模宅地等 │  │ 精算課税贈与 │
│  の特例      │  │  の特例      │
└─────────────┘  └─────────────┘
        └──────────┬──────────┘
　　　　　　• 同時適用不可
　　　　　　• 有利なほうを選択
```

104　配偶者の税額軽減

Q 配偶者がいると相続税は少なくて済むと聞きましたが、どういうことですか。

A 配偶者には「配偶者に対する相続税額の軽減」（相法19の2）という規定があります。それにより、配偶者は一定の金額までの財産を相続したとしても相続税額は発生しません。

［1］計算方法

配偶者は次の相続が比較的早期に起こること、被相続人の財産は配偶者とともに築いたものであることなどを考慮して上記の規定が設けられています。その計算方法は次のとおりです。よって、次の①の金額までの財産については税額は生じません。

① 課税価格の合計額×配偶者の法定相続分（1億6,000万円に満たない場合は1億6,000万円）
② ①と実際に配偶者が取得した財産の価額（配偶者の課税価格）のいずれか小さい金額
③ 相続税の総額×$\dfrac{②}{課税価格の合計額}$

［2］留意事項

この規定は大きな税額の軽減を望めますが、その分注意すべき事項があります。それは、相続税の申告期限（相続開始日の翌日から10か月以内）までに財産の分割協議が調わない場合には、その分割していない財産に対応する部分については適用できないということです。

もし、申告期限までに間に合わなかったときは、申告期限後3年以内に分割できれば、更正の請求によりその軽減を受けることができます（相法19の2②、32八）。

［3］ 2次相続を考えた場合

1次相続のみを考えれば、配偶者が相続財産総額のうち法定相続分までの財産を相続した場合には相続税はかかりません。しかし、2次相続まで含めて考えてみると、この軽減をフル活用（例えば財産総額5億円のうち、配偶者の法定相続分である2分の1を相続）すると損をする場合があります（下表参照）。

このようなことは、事前に財産を把握することにより初めて判断できるものです。早め早めの財産の把握、さらに遺産の分割も含めた生前対策をお勧めします。

● 2次相続まで含めた納税額の比較

【前提】

- 財産総額：5億円
- 相続人：配偶者1人、子供2人
- 2次相続において子供は配偶者が相続した財産を等分して取得

（単位：千円）

	財産総額のうち配偶者の取得分	法定相続分(A) 取得財産	法定相続分(A) 納付税額	1億6,000万円(B) 取得財産	1億6,000万円(B) 納付税額	差額(A)−(B)
1次相続	配偶者	250,000	0	160,000	0	
1次相続	子供	125,000	29,250	170,000	39,780	
1次相続	子供	125,000	29,250	170,000	39,780	
2次相続	子供	125,000	20,000	80,000	7,000	
2次相続	子供	125,000	20,000	80,000	7,000	
	1次・2次合計		98,500		93,560	4,940

(B)の方法のほうが有利

105 遺言の活用方法

Q 相続においては遺言を有効に活用したほうがよいと聞きましたが、具体的にはどういうことですか。

A 相続のトラブルで最も多いのが遺産分割による相続人の間での「争族」です。円満な相続を実現させるためには遺言書が大きな役割を果たします。

［1］正式な遺言書の作成

遺言書の形式には一般的に次の3種類があります。

1　自筆証書遺言（民法968）

遺言者がその全文・日付・氏名をすべて自筆で記載し、押印することで作成されます。あくまでも「自筆」であることが要件となるため、「パソコンで作成した文書」などは認められませんので注意してください。

2　公正証書遺言（民法969）

公証人役場にて2人以上の証人立会いのもと、遺言者が口頭でその内容を伝え、公証人が遺言書を作成します。最も確実な遺言書ですが、費用がかかることがデメリットです。

3　秘密証書遺言（民法970）

遺言者が、その内容を記載した遺言書を封印し、公証人役場にて公証人と遺言者とが署名・押印して作成します。上記1の自筆証書遺言とは異なり、内容は「パソコンで作成した文書」でも構いません。こちらも確実な遺言書といえますが、執行時に検認手続が必要であるなどのデメリットがあります。

［2］遺留分とは…

遺留分とは、民法で認められている相続人のための相続財産に対する保

障です。遺言でその遺留分を侵した場合（長男にすべて与えるなど）、その遺言書自体の効力は消えませんが、その相続人が遺留分に基づいた請求をしてくる可能性もあります（民法1031）。よって、遺言書の作成にあたっては、遺留分を侵害しない範囲で行うことが必要です。

［3］医療法人の出資持分

　Q97で説明したとおり、医療法人には出資持分というものがあります。出資持分を有する者は医療法人の「社員」となり、経営の重要な要素である「議決権」を有します。

　例えば、病院の承継者である相続人と承継者以外の者である相続人がいた場合、均等に出資持分を承継してしまったのでは、承継者以外の相続人が、出資割合に応じた持分の払戻請求を行うなど、医療法人の将来の経営が危ぶまれる事態になることも考えられます。

　そのため、出資持分は病院の承継者である相続人（承継者）の相続財産として、また、同程度の相続財産（医療法人には直接関係のないもの）を承継者以外の相続人に対する相続財産として遺言書を作成するという方法も円滑な相続を考えるうえで重要です。

●円滑な相続のために…

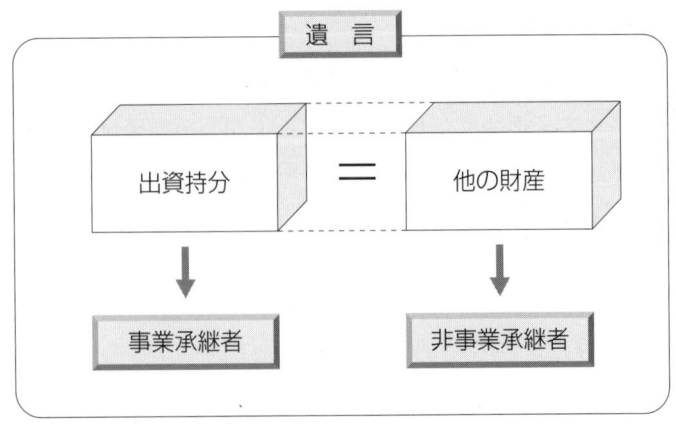

遺　言

出資持分　＝　他の財産

　↓　　　　　　↓

事業承継者　　非事業承継者

106 遺産分割の方法

Q 遺産の分割協議がまとまらない場合、どのような方法があるのですか。

A 遺産の分割協議がまとまらないときは、家庭裁判所に「調停」または「審判」の申立てを行うという方法、分割が難しい財産があるときは「代償分割」という方法があります。

[1] **調停または審判の申立て**

通常、遺言等による財産の指定がなされていない場合、相続人の間での協議（分割協議）を行うことになります。しかし、それでも話し合いがまとまらない場合には、家庭裁判所に調停または審判の申立てをすることができます。それらについて以下で簡単に解説します。

① 調停

法定相続人の間での協議に家庭裁判所が加わり、話し合いがうまくまとまるようアドバイスしながら手続きを進めます。協議の結論は法定相続人に任せられるので、強制されることはありません。

協議がまとまれば調停調書が作成されます。調停調書は法的な拘束力があるため、法定相続人は必ず従わなければなりません。協議がまとまらない場合には自動的に審判に移行します。

② 審判（民法907②）

家庭裁判所による一種の裁判であり、家庭裁判所の審判官による事実関係の調査後、財産の分割が強制的になされます。

[2] **代償分割**（家事審判規則109）

代償分割とは、特定の相続人に相続財産を取得させ、残りの相続人には財産を取得したその特定の相続人が代償金を支払うという方法です。

例えば、財産総額10億円のうち、病医院の資産が8割を占めていたとします。それらの財産について、病医院を承継する相続人Aと、病医院にまったく関係のない相続人Bがその財産を相続する場合を例にあげます。

　病医院の資産8億円は事業を承継する相続人Aが取得した場合、もう1人の相続人Bは全財産の2割の2億円しか取得することができません。このような場合、AがBに代償金として3億円を現金で支払います。これを「代償分割」といいます。

　代償分割の場合、取得財産の計算は次のようになります。

- 相続人A：8億円−3億円（代償債務）＝5億円
- 相続人B：2億円＋3億円（代償財産）＝5億円

　相続税の申告をする際には、それぞれ5億円として申告することになります。分割が難しい不動産については代償分割ではなく、相続人の間で共有するという方法も考えられますが、権利関係で争いとなる可能性が高いため、お勧めできません。代償分割は遺産の分割時だけでなく、分割後についても有効な方法であるといえます。

◉代償分割の例

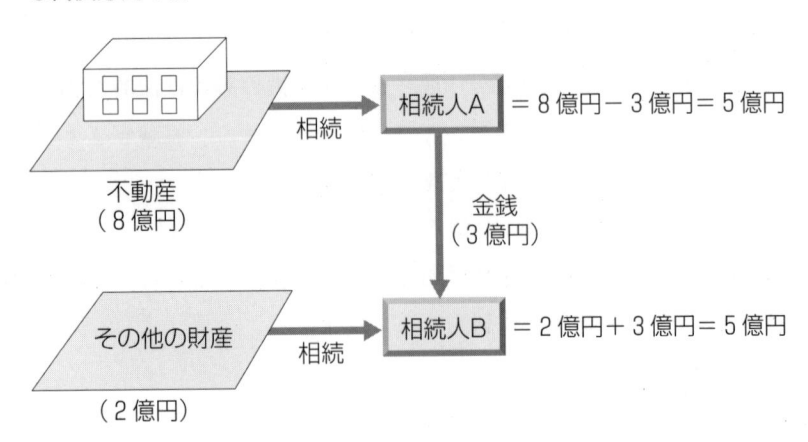

```
不動産        →相続→  相続人A ＝8億円−3億円＝5億円
（8億円）              ↓金銭
                     （3億円）
その他の財産  →相続→  相続人B ＝2億円＋3億円＝5億円
（2億円）
```

107　借入金による節税

Q 借入金は相続対策になるという話を聞きましたが本当ですか。

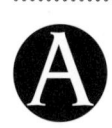

A 借入金によりアパート等の賃貸用不動産を購入すると、借入金による債務控除、賃貸用不動産を購入することによる評価額の減少により、相続税の節税につながります。

［1］**不動産評価と債務控除**

　例えば、相続税評価額が4億円の空き地を所有している場合、1億円の借入れをしてその土地の上に購入価額1億円のアパートを建てたとします。建物の相続税評価額は一般的に購入価額の70％程度といわれています（この例の場合は7,000万円）。借入金は債務控除の対象となり、その残高が財産総額から控除されます。

　さらに、その土地・アパートともに賃借人の権利が評価額から控除され、節税効果は次頁の表のようになります。

［2］**借入れにより節税する場合の留意点**

　この事例は借入金による節税ですが、自己資金でアパートを購入した場合も節税効果は同様になります。額面の100％で評価される現預金という財産が、評価額が減少する不動産に変わるためです。

　また、借入金による債務控除の金額は相続開始時の借入金残高になりますので、不動産購入時から相続開始時までの期間が長い場合には、節税効果が薄くなるので注意してください。

　最も注意すべき点は、節税目的のみで安易に不動産を購入しないことです。上記の事例では、空き地という遊休不動産の上にアパートという収益物件を建てています。このように、遊休財産を有効活用し、資産価値を高

●借入れによる節税額

【前提】

- 借地権割合60%、借家権割合30%
- アパート評価額：7,000万円×(1－30%)＝4,900万円
- 土地（空き地）評価額：4億円×(1－60%×30%)＝3億2,800万円

(単位：千円)

	借入前	借入後	節税額
空き地	400,000	328,000	
アパート		49,000	
借入金		△100,000	
課税財産	400,000	277,000	
相続税額	49,000	20,612	28,388

(注) 相続税額は相続人を配偶者・子供1人として計算。さらに配偶者の税額軽減については限度額まで活用した場合のもの。

めたうえで、結果的に相続税の節税につながるのが理想です。

　賃貸用不動産を購入する際には、将来の事業計画をきちんと立てる必要があります。せっかくアパート経営のような新規事業を開始しても、事業計画がずさんであれば、借入金の返済すら危ぶまれる事態に陥りかねません。節税対策ばかりに気をとられ、本末転倒の対策にならないよう十分に検討してください。

108 生命保険の活用方法

Q 生命保険の有効な活用方法について教えてください。

A 生命保険は相続対策の基本である節税対策、納税資金対策、遺産分割対策のすべてに有効です。その1つとして保険料相当額の現預金の贈与があります。

[1] **生命保険の効果**

被相続人の財産のうちには当然に現預金が含まれていると思いますが、Q107で説明したように、それらはすべて100%評価となります。しかし、生命保険の保険金には相続税が非課税となる枠があります。

　　生命保険金の非課税限度額＝500万円×法定相続人の数

上記の金額までは相続税はかかりません。よって、現預金で相続するよりも有利となります。また、相続財産のうち不動産の割合が多い相続人を保険金の受取人とすることで、不足しがちな納税資金を補うことも有効です。

さらには、遺産分割を公平に行うために代償分割（Q106参照）を行う必要がある場合には代償金を支払う者を保険金の受取人とすることにより、代償分割の原資とすることができます。

このように、生命保険は相続対策の様々なニーズに応えてくれる便利なツールであるといえます。

[2] **保険料相当額の現預金の贈与**

生命保険金への課税については、その保険料を誰が負担していたかにより課税方法が異なります。生命保険金の非課税限度額を超える部分については相続税が課されます。その対象となる保険金は、被相続人が保険料を負担していた生命保険です。

●保険料の負担者による課税方法の違い

保険料負担者	保険金の課税方法
被相続人	相続税
相続人(受取人以外)	贈与税
相続人(受取人)	所得税(一時所得等)

ここで、課税方法が所得税の一時所得となる生命保険に注目してみます。保険料負担者と受取人が同じである場合、相続税で課税されるよりも一時所得で課税されるほうが節税になることがあります。

$$一時所得の金額＝(受取保険金の額－払込保険料－50万円)\times\frac{1}{2}$$

上記の所得金額を他の所得と合算して所得税を計算します。よって、所得税で課税される場合の税額と相続税で課税される場合の税額とを比較してみることが必要になります。

一時所得とするためには、保険料相当額を受取人である相続人に贈与し、その受取人が保険料を支払うようにすることが必要です。言うまでもないことですが、保険料相当額が110万円を超える場合には必ず申告を行ってください。

相続税が課税される場合において、取得した保険金が年金で支払われる場合には評価額が下がるので参考にしてください。

【有期定期金の評価】(相法24①一)

保険金総額×一定割合(注)

(注) 一定割合(一部)

支払期間	割合
5年超10年以下	$\frac{60}{100}$
10年超15年以下	$\frac{50}{100}$
15年超25年以下	$\frac{40}{100}$

109　出資持分評価の減額方法

Q 毎年、医療法人の利益が増えています。出資持分の評価を下げるにはどうしたらよいのですか。

A 医療法人の利益引下げ、借入れによる不動産の購入等が考えられます。つまり、出資持分の評価のもととなる類似業種比準価額と純資産価額を小さくするということです。

［1］類似業種比準価額の減額

　医療法人の類似業種比準価額の計算要素は、利益と税法上の帳簿価額である純資産価額です。よって、利益を圧縮すれば評価額も下がります。その方法としては、役員退職金の支給、役員報酬の増額、保険料が税務上の経費となる生命保険への加入等が考えられます。

① 役員退職金の支給

　役員退職金規程やその支給の決議に関する議事録を作成し、その支給が税務上否認されることのないようにしてください。なお、金額については税務上、次の範囲内で支給するのが一般的です。

　　　役員退職金の適正支給額＝最終給与月額×勤続年数×功績倍率

　功績倍率については、理事長の場合、判例等から3倍以下が適当だと考えられます。

② 役員報酬の増額

　役員報酬を増額する際には税務上の定期同額給与の要件に従い、原則として会計期間終了後3月以内に社員総会等により増額の決議を行います。当然ながら、増額した役員が被相続人となる場合には、増額分が相続財産となってしまうので、贈与等により財産の分散を図るようにしてください。

③ 保険料が税務上の経費となる生命保険への加入

　定期保険等のように、保険料が税務上の経費（損金）に算入できるもの

に加入する方法があります。ただし、定期保険については頻繁に税務上の取扱いが変わるので注意が必要です。

［2］純資産価額の減額

　純資産価額は、医療法人が所有する資産から負債を控除した金額の相続税評価額が、その帳簿価額よりも大きいほど評価が高くなります。よって、借入れによる不動産の購入は評価額の引下げに有効です（Q107参照）。

　ただし、評価引下げ目的の不動産の購入は、医療法人の経営自体を悪化させることにつながるので賢明ではありません。医療法人の経営目的に合わせた不動産投資により、結果的に評価も下がったとするべきです。

　また、購入後3年以内の不動産については相続税評価額ではなく、通常の取引価額で評価されるので注意が必要です。

［3］特定医療法人への移行

　一定の要件を満たし、特定医療法人へ移行した場合には、持分の払戻請求権を放棄する代わりに、出資持分に対して相続税は課税されないこととなります（Q117参照）。

［4］取引相場のない株式等に係る相続税の納税猶予制度

　平成21年度税制改正において、一定の自社株に係る相続税の納税額のうち80％相当額を猶予する制度が創設される予定です（平成20年10月以降の相続から適用）。

　現時点では、その制度の対象が中小企業基本法上の中小企業の株式に限定されており、その対象から医療法人は除かれています（中小企業庁FAQより）。ただし、そのFAQに「法律で明示的に対象とすることを規定している場合を除き」という文言があることから、中小企業基本法以外の法律上で、医療法人を中小企業とするような何らかの措置がなされれば適用される可能性はあると考えられるので、今後の動向が注目されます。

110 賃貸用不動産の贈与

Q 医療法人に土地を賃貸しています。相続対策上、今後どのような方策が考えられますか。

A 今後、土地の値上がりが考えられる場合には、値上がり益に係る相続税を節税するため、次の世代（相続人）への相続時精算課税による贈与（精算課税贈与）が有効です。

［1］精算課税贈与のメリット

精算課税贈与は、贈与時の評価額により相続時に相続財産に含めて再計算されます。よって、贈与以後に土地が値上がりするようなことがあれば、贈与時から相続開始時までの評価額の増加分については相続財産に含まれないため、相続税を計算するうえで有利になります。

さらにもう1つの大きなメリットとして、贈与による地代収入の移転があります。親が土地を所有し続ければ毎年の地代収入により相続財産は増え続け、税負担も増加します。しかし、その土地を贈与することにより、その地代収入を子供に移転することが可能になるのです。加えて、将来の相続税の納税資金の準備にもなることもポイントといえるでしょう。

［2］精算課税贈与の留意点

精算課税贈与は贈与時の評価額により相続時の相続税の課税価格に算入されるため、土地の時価が下落した場合には、贈与時の評価額よりも高い評価額で相続税の課税価格に算入されてしまうので注意が必要です。

●精算課税贈与のデメリット

贈与時評価額：1億円、相続時評価額：7,000万円

相続税の課税 価格算入額	精算課税贈与をした場合：1億円
	精算課税贈与をしなかった場合：7,000万円

贈与をしたことにより評価額が高くなる

111 出資持分の贈与

Q 出資持分を贈与する場合、どのような方法が有効ですか。

A 出資持分の評価額が低い時点での精算課税贈与、相続税と贈与税の節税分岐点以下での暦年贈与が考えられます。これにより、節税及び早期の事業承継につながります。

[1] 出資持分の精算課税贈与

精算課税贈与は、贈与時の価額をもって相続財産に含めて再計算されます。つまり、価値が下がっていくものの贈与よりも価値が上がっていくものの贈与に適していることになります。

医療法人の出資持分の評価額は、毎期の利益が膨らむにつれて大きくなっていきます。出資持分の評価額が、精算課税贈与の非課税枠2,500万円を超えてしまい、贈与税の納税額が発生するとしても、その納税額は相続時に相続税額から控除されます。評価額が低いうちに贈与を行うことが相続税の節税につながるといえます。

●贈与時及び相続時における精算課税贈与の税額計算の例

	贈与時	相続時
精算課税贈与の対象財産の評価額	5,000万円	1億円（贈与時の評価額）
税額計算	【贈与税額】 (5,000万円－2,500万円) ×20％＝500万円	【相続税額】 課税される財産：5,000万円 相続税額　　　：×××円 贈与税額控除額：△500万円（贈与時の納付税額を控除）

［2］節税分岐点以下での暦年贈与

　出資持分を贈与する場合には、相続税と贈与税の節税分岐点以下での暦年贈与を行う方法も考えられます。その節税分岐点以下での贈与をした場合、その財産を相続するよりも税負担が小さくなります。

【例】節税分岐点の算出方法（相続人が配偶者及び子供3人の場合）

① 相続税の実効税率

　　財産総額10億円：A、相続税額1億5,600万円（配偶者の税額軽減後）：B

　　B÷A＝15.6％→相続税の実効税率

② 節税分岐点

　　贈与する財産の金額をXとする。

$$\frac{(X-1,100千円) \times 30\%^{(注)} - 650千円}{X} = 15.6\%$$

　　X≒6,805千円

> （注）　510万円（基礎控除後400万円、税率20％）の実効税率：約10.7％
> 　　　　710万円（基礎控除後600万円、税率30％）の実効税率：約16.1％
> 　　　　実効税率10.7％＜15.6％≦16.1％、つまり税率20％超30％以下と判断できる。よって税率30％。

　上記の例では、15.6％が実効税率となる贈与税の税率は30％と判断します。よって、この場合の節税分岐点は6,805千円となり、節税分岐点以下での贈与であれば、贈与税の負担のほうが相続税の負担よりも小さくなります。

　ただし、相続時の出資持分の評価額が贈与時の評価額より小さい場合には節税にはなりませんので注意が必要です。

　出資持分の贈与にこの方法を用いる際には、定期的に財産を評価したうえで、その評価時点での節税分岐点を見極め、計画的な贈与を行ってください。

112 居住用不動産の贈与

Q 居住用不動産について、相続対策となり得る方法はありますか。

A 配偶者に対して居住用不動産を贈与する「贈与税の配偶者控除」が有効です。この贈与は控除額の範囲内で行えば、ほぼ確実に相続税の節税につながることになります。

［1］贈与税の配偶者控除（相法21の6）

この規定は、配偶者との婚姻期間が20年以上である場合に、その配偶者に対して行った居住用不動産またはその取得のための金銭（以下「居住用不動産等」という）の贈与について、最大2,000万円の控除が受けられるという制度です。つまり、暦年贈与をした場合の基礎控除額である110万円に加えると2,110万円まで無税で贈与できることになります。

ただし、この制度は一度限りの適用になるので、これを利用して、例えば、1,500万円の居住用家屋を贈与し、翌年に居住用の土地を贈与したとしても、残りの500万円の控除額を翌年の贈与に適用することはできません。

［2］節税効果

上記［1］の制度を利用して、2,110万円（2,000万円＋110万円）相当額の贈与をした場合の節税額は次頁の表のようになります。

注意点としては、贈与により不動産を取得すると登録免許税及び不動産取得税が生じることです。相続により不動産を取得した場合には不動産取得税は生じないので、贈与の場合はその分だけ負担が増えてしまいます。また表の試算は、その贈与により贈与税が生じなかった場合の節税額となっています。2,110万円を超えると当然に贈与税が発生しますので、居住用不動産等の評価額が高い場合には不動産の持分の贈与をして、贈与税

● [1] の制度を利用して贈与した場合の節税額

（単位：千円）

	贈与しない場合の相続税額	贈与した場合の相続税額	節税額
財産2億円	5,000	1,972	3,028
財産5億円	69,000	64,780	4,220
財産10億円	185,500	180,225	5,275

（注） 贈与時と相続時の居住用不動産等の評価額は同額とする。また、相続人は配偶者（配偶者の税額軽減適用後）及び子供1人とする。

を低くすることも検討する必要があります。

　贈与税及び取得コストも考慮したうえで節税シミュレーションを実行してください。

●不動産の取得コストも加味した節税額のイメージ

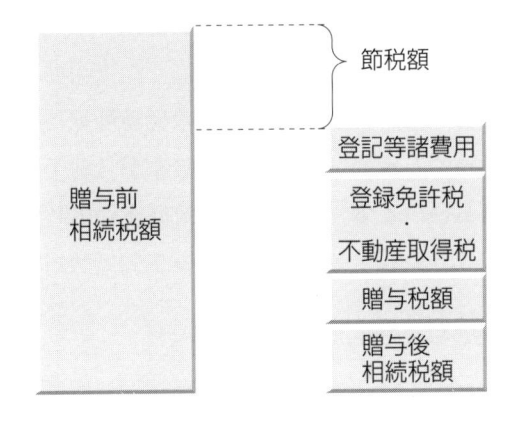

（贈与前相続税額　／　節税額・登記等諸費用・登録免許税・不動産取得税・贈与税額・贈与後相続税額）

113 延納と物納

Q 相続税の納税資金を準備することが難しい場合、どのような方法がありますか。

A 延納と物納という制度があります。延納とは一定期間内で相続税の分割払いをすることです。また、物納とは金銭で相続税を納付するのに代えて財産で納付することです。

[1] **延納制度**（相法38～40）

延納とは、その名のとおり相続税の分割払いですが、一定の要件が必要となります。次の要件を満たせば一定期間、相続税の分割払いが認められます。

① 相続税額が10万円を超える
② 納税期限までに金銭で納付することが困難
③ 担保の提供
④ 納期限までに一定の申請書を納税地の税務署長に提出

しかし、分割払いであるということは当然ながら利子が付いてきます。それを「利子税」といいます。取得した相続財産に応じてその率は異なっています。

[2] **物納制度**（相法41～48の3）

物納制度は延納でも納付することが困難である場合に用いる納税の最終手段です。そのためか要件は厳しいものとなっています。

① 延納によっても金銭で納付することが困難
② 納期限までに一定の申請書を納税地の税務署長に提出
③ 納税できる財産であること（下記のものに限定されている）
　(ア) 国債・地方債

(イ)　不動産・船舶
　(ウ)　社債・株式・証券投資信託または貸付信託の受益証券
　(エ)　動産

　物納にあてる場合は、(ア)または(イ)、(ウ)、(エ)の順番に決まっているので、必ずしも不要な財産から物納できるわけではありません。加えて、物納財産は国が換価処分等をするため、物納に適さないと判断される場合もあります（係争中の財産等）。

［3］物納と売却の検討

　物納財産は相続開始時の相続税評価額で収納されます。相続税評価額は一般的には売却価額よりも低くなっています。そのため、物納では7,000万円で収納される財産が、売却の場合には1億円ということも考えられるので、時価と相続税評価額を検討し、値上がりしている場合には売却で、値下がりしている場合には物納でというように検討する必要があるでしょう。

　ただし、売却の場合には売却益に対して譲渡所得税も発生するので注意してください。

●売却が有利な場合

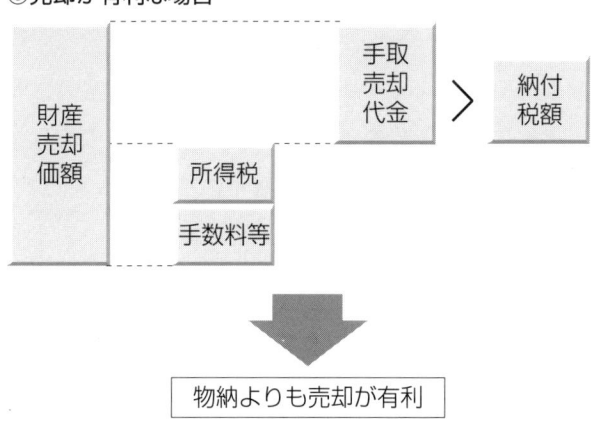

```
財産売却価額 { 手取売却代金 > 納付税額
               所得税
               手数料等 }
```

→ 物納よりも売却が有利

114 MS法人の利用

Q MS法人を事業承継に有効活用することは可能ですか。

A 個人所有の賃貸用不動産をMS（メディカル・サービス）法人に移転して資産管理会社として活用すると節税につながります。また、相続税だけでなく所得税についても節税効果が得られる場合もあります。

[1] MS法人へ移転するメリット

　材料購入や事務業務、医療機器のリース等の業務をMS法人に委託している病医院は少なからずあるかと思います。そのMS法人に、個人で所有している賃貸用不動産を移転することが、個人の相続財産を減少させることにつながります。

　不動産自体の財産相当額については、譲渡の場合であれば、譲渡代金相当額が個人の財産となるので、相続財産に大きな変動はないと思われます。よって、減少する相続財産は、不動産の賃料相当分の財産ということになります。

　さらに、個人の所得となっていた不動産所得もMS法人に移転することになるので、それに係る所得税についても節税効果が生まれます。

　財産移転は次世代へ行うことが相続対策の観点から適当ですので、MS法人への出資は相続人が行っていることが望ましいといえます。

　また、MS法人においては、移転した所得について法人税が課税されますが、資本金1億円以下のMS法人であれば、年800万円以下の所得については法人税率は22％なので、総合的にみて所得税よりも法人税のほうが税負担は少なくなる場合も多いと考えられます。

［2］MS法人へ移転する場合の注意点

　MS法人へ不動産を移転する場合には、その不動産を所有している個人に譲渡所得税がかかることが想定されます。

　また、MS法人の所得が増加することによって、特殊支配同族会社の役員給与の損金不算入規定の要件（法法35、法令72の2。基準所得金額が1,600万円超の場合その他一定の場合に該当）に引っかかってしまい、役員給与の一部の損金算入が制限される可能性もあります。

　当然ながら、MS法人に支払う不動産の使用の対価は適正なものでなければなりませんので注意が必要です。

　相続対策にMS法人を利用する場合には、相続税、所得税及び法人税の税負担を総合的に勘案したうえで、有利不利を判断しなければならないでしょう。

［3］取引相場のない株式の納税猶予制度との関係

　平成20年度税制改正において、事業承継税制の文章の中に「個人資産の管理等を行う法人の利用等による租税回避行為を防止する措置を講ずる」という文言が含まれています。これは、取引相場のない株式の納税猶予制度（Q109の［4］参照）が創設されるに伴い、MS法人に個人資産を集中させ、MS法人の株式に係る相続税の80％納税猶予を利用した相続税の租税回避行為を防止する措置だと考えられます。

　MS法人に財産を移転した後に納税猶予制度を利用すれば、結果的に移転した財産に係る相続税を逃れることになります。そういった行為は認めないということです。この防止措置についても、納税猶予制度とあわせて平成21年度税制改正によって明らかになると考えられます。

　MS法人との取引について、税務上、納税猶予制度の利用以外に制限されないのであれば、上記［1］の対策についても問題なく行えるということになります。今後の動向に注視することが必要です。

115　個人診療所の事業承継

Q 個人診療所の事業承継において、親子間の承継について税務面での注意すべき点を教えてください。

A 税務上は、診療所から生じる所得の帰属、親族間での給与支払の可否、不動産の所有形態は自用か賃貸借かという点に注意する必要があります。

[1] 所得の帰属

子供に院長としての地位を承継するということは、開設者（事業主）の変更ということになります。よって、所得税法上の事業所得については、親から子供へ移転しますので、子供がその事業所得について確定申告を行う必要があります。

[2] 親族間での給与支払

親が院長を退いたあともその診療所で働く場合には、親が子供から給与を受け取ることができます。その要件は以下のとおりです。

① 親子が生計を一にする場合 (所法57)

原則として、その給与は経費に算入されません。その給与を経費とするためには、親が年間6か月超の期間、子供の経営する事業に専ら従事し、給与を支払おうとする日の属する年の3月15日までに一定の事項を記載した「青色事業専従者給与に関する届出書」を税務署に提出する必要があります。

② 親子が別生計である場合

別生計の親族は、一般の従業員と同様の扱いになります。親族だからといって特別扱いをすることは認められません。その給与の額が他の従業員と同一の基準であるなど妥当な金額であれば経費として認められます。

［3］ 診療所の土地等の所有形態

1　譲渡の場合

　譲渡対価は帳簿価額ではなく時価となります。時価が帳簿価額よりも高い場合、親に対して譲渡所得税が課税されます。また、土地・建物の所有者が変更することに伴い、子供には不動産取得税及び登録免許税が課税されます。

　親子間での譲渡は税務署の重点的な調査事項になりやすいため、形式を第三者に譲渡したときと同じようにしっかりと整えておくことが必要です。そのため、適正な時価の把握、売買契約書の作成、金融機関を通しての代金決済といったことを怠らないことが重要です。

2　貸付けの場合

　通常の賃貸借か現金収受を伴わない使用貸借かのいずれかの形態になります。前者の場合には、賃借料について親の側で不動産所得の収入、子供の側で事業所得の経費となります。

　貸付けは譲渡とは異なり、新たに不動産取得税及び登録免許税は発生しないため、貸付けの形態のほうが一般的と考えられます。

　また、相続税の評価において留意すべき点は、賃貸借であれば貸家建付地及び貸家の評価となり自用地に比べ評価額が下がります。しかし、使用貸借の場合には自用地として評価しなければならず評価額の減額はありません。小規模宅地等の減額の特例は要件を満たせば、賃貸借・使用貸借どちらの場合にも適用可能です。

　譲渡にするか貸付けにするかは、実際の状況により結果が異なってきますので、専門家にシミュレーションを依頼してみるとよいでしょう。

116 医療法人の譲渡

Q 医療法人の譲渡とは、具体的にはどういうことですか。

A 社員の交代（議決権の授受）や出資持分の譲渡等を、一般的に「医療法人の譲渡」といいます。譲渡の際の留意事項は以下のとおりです。

［1］出資持分移転に係る税負担

医療法人を第三者に譲り渡す場合、理事長を交代することになります。つまり、現理事長が医療法人を退社し、新理事長となる第三者が医療法人に入社することになります。

1 退社に伴い出資持分の払戻しを受ける場合

出資持分を時価評価した金額について払戻しを受けることができますが、その含み益部分（出資持分の時価評価額－出資額）について、みなし配当所得として課税されます。配当所得は給与所得や不動産所得等と合算され、最高50％の税率（所得税＋住民税）が課税されます。

2 出資持分を譲渡する場合

出資持分を時価評価した金額で譲渡します。よって、含み益部分の価額に対し、他の所得とは通算されずに20％（所得税＋住民税）の税率で課税されます。

3 退社する際に退職金を受け取る場合

退社する際に退職金を受け取る場合には、次の算式による退職所得に対し、他の所得とは別途に超過累進税率により課税されます。

$$（退職金の金額－退職所得控除額）\times \frac{1}{2}$$

出資持分の移転には以上のような課税関係が考えられます。しかし、一般的に払戻請求は多額の現金支出が伴い医療法人の経営を圧迫するため、あまり考えられません。よって、税負担を小さくするには法人税法上の否

認を受けないであろう金額（Q109の［1］①参照）に退職金を設定した後、出資持分の評価額を下げて譲渡を行うことが望ましいでしょう。

以上の税負担を考慮したうえで最終的な手取額をシミュレーションし、最も有利な方法を選択してください。

［2］ トラブル防止のための整備

第三者に医療法人を譲渡するにあたっては以下の整備が必要となります。

① 医療法人の意思統一

譲渡にあたり、社員総会・理事会の同意を得ておくことが必要です。また、その記録として議事録等の整備も必要です。

② 仲介業者（コンサルタント）の選定

売り手、買い手双方の利益からみて信頼できるのは主要取引銀行であると思われます。M&Aの情報量にかけては随一でしょう。

③ 仲介業者に対する報酬の決定

一般的には取引金額の3〜5％といわれています。

④ 秘密保持

取引に係るすべての内容を双方において秘密保持の対象とすることが必要です。

⑤ 各種書類の整備

売買希望額の根拠、売買理由書、役員の同意書など、売り手の説明責任を果たすことが重要です。

⑥ 損害賠償責任の明確化

契約書に明記しておくことが必要です。

［3］ その他

買い手にあっては、上記事項と表裏一体の関係になります。個人間での病医院の売買は資産・負債・リース資産等を適正な価額で移転することがポイントになります。

117　事業承継における特定医療法人

Q 事業承継における特定医療法人の有用性について教えてください。

A 特定医療法人に移行すると、医療法人の出資持分に係る相続税の負担がなくなるため、医療法人の事業承継における最大の問題点をクリアすることができます。

［1］特定医療法人の概要

　特定医療法人は、一定の要件を満たし承認を受けた場合に定款変更することができます。その法人形態は出資持分のない法人に属します。
　主な要件として次のようなものがあげられます。
　①　年間給与総額3,600万円以下の制限
　②　役員等に対する特別な利益供与の禁止
　③　組織運営が適正であること
　特定医療法人の申請をする際には所轄国税局の審査を受けることになりますが、上記のうち特に②及び③について重点的にチェックが行われます。
　承認は年々厳しくなっており、承認を受けるには専門家の指導のもと綿密な事前準備を行う必要があるでしょう。

［2］出資持分に対して相続税が課税されない理由

　特定医療法人は出資持分の定めがない医療法人であり、出資者は持分を有しないので出資の払戻しがありません。よって、出資持分に対して相続税は課税されません。
　医療法人の出資持分は事業承継において最も大きな問題の1つですので、出資持分の払戻請求権を放棄してでも、特定医療法人化するメリットは大きいといえます。

118　事業承継における出資額限度法人

Q 出資額限度法人の概要と事業承継対策におけるその効果を教えてください。

A 出資額限度法人とは、定款において、払込出資額を限度として持分の払戻しや残余財産の分配を行う法人をいいます。ただし、事業承継対策としては有効とは言い難い制度です。

［1］出資額限度法人の概要

　出資額限度法人は、医療法上定義されているものではなく、持分の定めのある社団医療法人の一類型です。

　出資額限度法人は、その定款において次の事項が定められている医療法人をいいます。

① 社員資格を喪失したものは、払込出資額を限度として払戻しを請求することができる。

② 解散した場合の残余財産は、払込出資額を限度として分配するものとする。

③ 解散した場合の払込出資額を超える残余財産は国等に帰属させるものとする。

［2］事業承継対策としての効果

　出資額限度法人は事業承継対策としてどのような効果があるのでしょうか。やはり、出資持分に係る相続税の負担が回避できるかどうかということが焦点となりますが、結論から言うと、あまり抜本的な対策とはいえません。

　出資者の死亡時の出資持分の評価については、次のように取り扱われます。

① 出資者（社員）の死亡退社時、相続人が出資を引き継ぐ場合（出資

の払戻しはしない）

　出資の評価は通常の持分ありの社団医療法人と同様です。その理由は、医療法上、出資額限度法人に定款変更をした後も、通常の持分ありの社団医療法人に再度定款変更することは禁止されていないためです。よって、出資額に応じた含み益部分の課税が行われるのです。
② ①の場合において相続人が出資の払戻しを行う場合
　相続人は当初出資額の払戻しを受けるため、含み益部分は相続財産にはなりません。しかし、その出資額に対応する含み益部分については、他の出資者に贈与されたものとして取り扱われます。
　その理由は、①と同様、出資額限度法人は、通常の持分ありの社団医療法人に戻ることが可能なため、出資の払戻しを受けた相続人以外の出資者については、当該相続人の出資に係る含み益部分が、その相続人以外の出資者の出資の割合に応じて移転したと考えられるからです。

　②の場合、相続人以外の他の出資者に対するみなし贈与となり贈与税が課税されることになります。ただし一定の場合には、そのみなし贈与の課税は生じないこととされています。しかし、その要件は特定医療法人の承認要件と同等以上に厳しくなっています。
　また、みなし贈与が課税されない要件を満たしたとしても、相続時に出資の払戻請求をしなければ、含み益に対する相続税は課税されます。
　含み益に対する課税を防ぐためには払戻請求をするということになりますが、その場合には退社しなければなりません。このことからも、事業承継対策としては有効とは言い難い制度となっています。

119　事業承継における基金拠出型医療法人

Q 基金拠出型医療法人は事業承継対策となり得るのですか。

A 平成19年4月以降に新たに設立される医療法人については、特定医療法人と同様に出資に係る相続税の問題はないものと考えられます。

［1］出資に対する課税

　基金拠出型医療法人は、持分の定めのない医療法人です。さらに解散時における残余財産の帰属先が国等とされています。よって、特定医療法人と同様に出資に対する相続税の課税はされないものと考えられます。
　つまり、今後設立される医療法人は、すべて持分なしの医療法人となるため出資持分に係る相続税の問題は生じないものと考えられます。

［2］持分ありの医療法人（経過措置型医療法人）からの移行

　平成20年6月現在、経過措置型医療法人から基金拠出型医療法人への移行時の課税関係については明確にされていません。しかしながら、平成20年度税制改正には次の文言が含まれています。

　　「非営利性を徹底した『出資持分のない医療法人』への円滑な移行を促進する観点から、出資持分の放棄にかかる贈与税課税の判定基準を見直すこととされた」

　これにより、今後、移行時における贈与税の課税については、要件を満たせばクリアできる可能性があります。
　現状では、経過措置型医療法人は、基金拠出型医療法人への移行時に課税される可能性があります。そのため出資持分対策としては、特定医療法人を目指すか、出資持分の評価下げの対策を講じることが安全といえます。

第6章 医療法人の解散に係る会計・税務

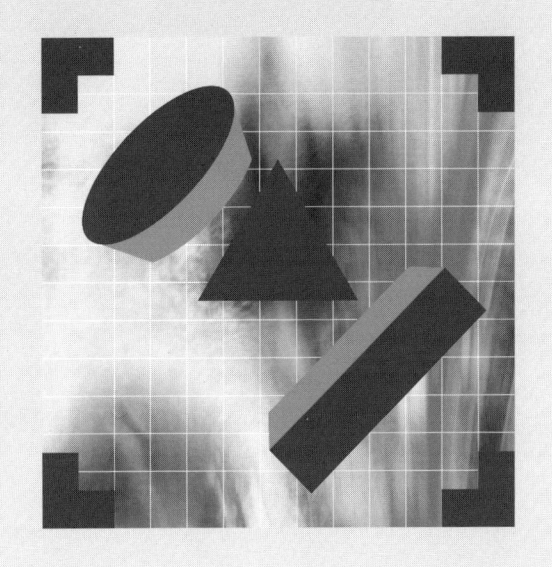

120 解散前の事前準備

Q 解散前に確認しておくべきことや事前準備はありますか。

A 解散前に確認しておくべき事項として、解散の時期、企業価値の概算金額の把握等について整理しておく必要があります。また、廃院により他の者に譲渡することを予定している場合には、M&Aアドバイザー、その他の専門家に業務を委託するかどうかも検討します。

[1] 解散の時期

　解散の事由についてはQ121で触れますが、特に廃院及び合併の際は、もう一度、解散意思の確認を行う必要があります。「ゴーイング・コンサーン」といわれるように、法人は永遠であることが大前提です。現状の問題点について、あらゆる解決策を検討し、「解散」を最善策として選択しているかどうか、再度、意思決定の確認を行ってください。「解散認可申請書」の提出後または合併契約等の締結後に「解散」の取消しを行うことは原則としてできないので留意が必要です。

[2] 企業価値の概算金額の把握

　この時点で時価純資産額法等による企業価値の測定を厳密に行う必要はありませんが、帳簿上の金額と時価に乖離が生じている場合は意思決定に重大な影響を及ぼす可能性があるので、大まかな金額を把握しておくことが重要です。

　チェックすべき主な事項は以下のとおりです。

1　所有財産の処分可能価額の金額
　① 未収入金及び貸付金等のうち回収困難なものが含まれていないか。
　② たな卸資産について、陳腐化等により時価が著しく低い価額になっ

ているものがないか。

③　土地については「1物4価」（実勢価格、公示価格、相続税評価額、固定資産税評価額）といわれていますが、最低限「固定資産税評価額」の価額に基づく時価を把握しておきます。一般的に「実勢価格」は「公示価格」よりも高く、「相続税評価額」は時価の8割、「固定資産税評価額」は時価の7割といわれています。

④　建物等については、内外専門家の判断を要するところですが、最低限「固定資産税評価額」を把握しておきます。

⑤　一般事業会社の場合は、この時点で会社が粉飾決算をしていないかどうかをチェックする必要がありますが、医療法人の場合、粉飾決算をすることは稀なため、心配する必要はないと考えられます。

[2]　簿外負債の金額

①　退職給与引当金及び賞与引当金について積み増しする必要はないか。

②　偶発債務、特に債務保証による弁済金について、支払う可能性が高いか。

③　リース契約解除に伴う違約金等が発生しないか。

[3] M&Aアドバイザーへの業務委託の検討

　病院または診療所の廃院により他の者に譲渡する場合には、原則として当事者間同士で交渉を進めることになりますが、税務・法務・労務など専門知識を要するために難航することが予想されます。交渉が決裂することのないようM&Aアドバイザー、税理士その他の専門家を仲介者として活用することをお勧めします。業務報酬として手数料を支払う必要がありますが、仲介者にアドバイスを受けたり、交渉に立ち会ってもらうことにより建設的に交渉を進めることができます。

　アドバイザーの選定基準には医療法を熟知していることやフットワークの軽さなども考慮する必要があります。

121　解散の事由

Q 医療法人の解散事由にはどのようなものがありますか。

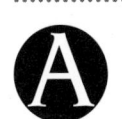

A 一般的に医療法人の解散は次の2つのケースに大別されます。
① 社員間の合意により解散する場合
　(ｱ) 医療法人を運営する医師がいなくなったために解散する場合
　(ｲ) 医療法人を運営する意思がなくなった場合
　(ｳ) 出資持分の所有者が払戻請求権を行使したために解散せざるを得ない場合
② 解散を命令される場合
　(ｱ) 債権者等により裁判所への申立てによる解散（破産等）の場合
　(ｲ) 都道府県知事による設立認可取消しの決定があった場合

［1］解散の事由

　医療法人が解散する事由として、医療法上では次のように列挙されています（医療法第55条）。
① 定款または寄附行為をもって定めた解散事由の発生
② 目的たる業務の成功の不能
③ 社員総会の決議（社団法人の場合）
④ 他の医療法人との合併
⑤ 社員の欠亡（社団法人の場合）
⑥ 破産手続開始の決定
⑦ 設立認可の取消し

　医療法人の解散事由によって解散までの手続きが異なるため、どの事由によるのかを明確にしておく必要があります（Q124参照）。

［2］解散事由に関する留意事項

(1) 医療法人の定款が、国、県または市のモデル定款に準拠している場合は、原則として上記［1］の①の事由には該当しません。
(2) 上記［1］の②と③の事由により解散する場合には、医療審議会の意見を聴取した後、都道府県知事の認可を受けなければ、その効力は生じません（医療法55③④）。
(3) 上記［1］の④についても、(2)と同様に医療審議会の意見を聴取した後、都道府県の認可を受けなければ、その効力を生じません（医療法55③④）。合併の態様には「吸収合併」と「新設合併」がありますが、各種手続費用及び事務作業量の多寡等の理由により、実際に行われるのはほとんど吸収合併です。
(4) 上記［1］の⑤の社員の欠亡とは、社員が1人もいなくなった場合をいいます。持分の定めのある社団法人で社員が1人の場合、その社員が亡くなられたときは、社員がいなくなり解散することになります。持分を相続することで社員となるのではなく、社員となるためには社員総会の承認が必要となります。このような事態にならないよう、都道府県の指導では、医療法人設立時に3人以上社員がいるよう指導しています。
(5) 資産合計よりも負債合計のほうが大きい、いわゆる債務超過の状態になっている医療法人は、裁判所は、理事または債権者の申立てにより、または職権で破産手続開始の決定をします（民法70①）。ただし、直ちに破産手続開始の申立てをしなければならないわけではありません（民法70②）。
(6) 医療法人設立によるデメリットとして、①社会保険診療報酬が5,000万円以下の場合は税負担が重くなること、②理事長報酬を自由に増減することができないこと、③医療法人としての事務手続きが面倒なことなどがあげられますが、これらを回避するために医療法人を解散して個人で診療所を運営するケースもあるようです。

　しかし、実情は合理的な理由がない限り解散の認可を受けることは困難のようです。

122　医療法人の種類と解散後の残余財産

Q 医療法人はどのように分類されていますか。また、解散後の残余財産の帰属について教えてください。

A 医療法人は、医療法人財団、医療法人社団で持分の定めのないもの及び医療法人社団で持分の定めのあるものに分類されます。また、第5次医療法改正により財産の帰属先が明記されました。

[1] 医療法人の分類

医療法人は下記のように分類され、③に分類される医療法人についてのみ出資持分が相続または遺贈の対象になります。

① 財団である医療法人
　　寄附行為により提供された財産が主体となる財団法人のため、出資持分という概念はありません。
② 社団である医療法人で持分の定めのないもの
　　社員が主体となる社団法人で民法上の社団法人に類似しており、各社員はその出資について何ら持分権を有しません。
③ 社団である医療法人で持分の定めのあるもの
　　各社員は出資に対する持分権を有しており、その持分は払戻しなどを受けることができます。

第5次医療法改正により、③に分類される医療法人については、平成19年4月1日以降新たに設立することができなくなりました。いつかは②の分類に移行するため、③に分類される医療法人はなくなるかもしれませんが、平成19年3月31日以前に設立された医療法人については、経過措置により「当分の間」は存続できることになっています。当分の間とは、5年・10年間は大丈夫などと言われていますが、「決まっていないので誰も知り得ない」というのが実情のようです。

●医療法人の種類

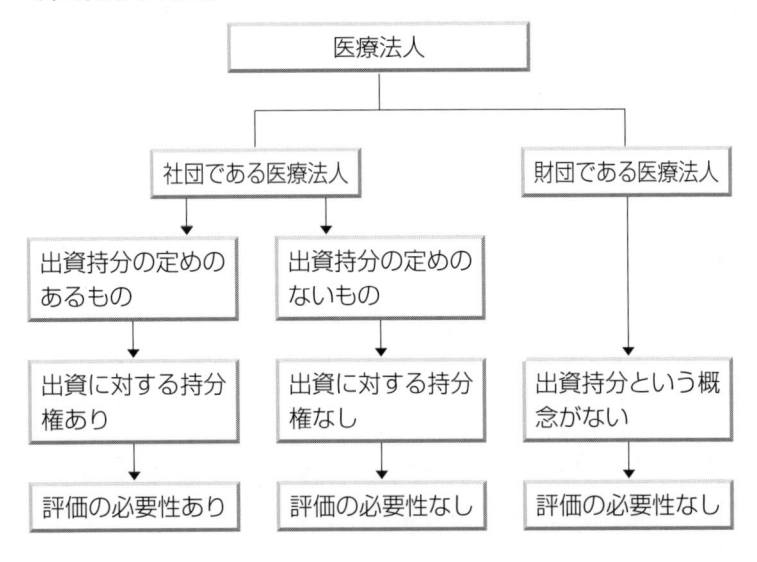

```
                        医療法人
           ┌───────────────┴───────────────┐
       社団である医療法人              財団である医療法人
     ┌───────┴───────┐                     │
 出資持分の定めの    出資持分の定めの              │
   あるもの        ないもの                   │
      │              │                     │
 出資に対する持分  出資に対する持分        出資持分という概
   権あり          権なし              念がない
      │              │                     │
 評価の必要性あり   評価の必要性なし       評価の必要性なし
```

［2］残余財産の帰属先

　第5次医療法改正により、解散後の残余財産の帰属先が明記され、医療法人が定款等に残余財産の帰属すべき者に関する規定を設ける場合には、次に掲げる者のうちから選定されるようにしなければなりません（医療法44④）。

① 　国
② 　地方公共団体
③ 　医療法人その他の医療提供者で厚生労働省令で定める者
 ・ 医療法第31条に定める公的医療機関の開設者
 ・ 郡市区医師会または都道府県医師会（民法第34条による法人に限る）
 ・ 財団医療法人または持分の定めのない社団医療法人

123 出資者の課税関係

Q 残余財産の分配を受けた出資者の課税関係はどうなりますか。

A 残余財産分配額にみなし配当が含まれている場合は、配当所得として所得税の課税対象となります。また、源泉所得税の徴収義務も生じるので取扱いに留意が必要です。

［1］ 出資持分の払戻しとみなし配当

　残余財産が持分に応じて分配された場合において、次の算式により計算した金額は、みなし配当として所得税の課税対象となります。

　　残余財産分配額－医療法人の出資持分対応金額＝みなし配当金額

［2］ 株式等の譲渡所得

　次の算式により計算した金額は株式等の譲渡益として課税対象となります。

　　医療法人の出資持分対応金額－取得価額＝株式等の譲渡所得等の所得金額

　医療法人の場合、社員と理事が同一のケースが多く、社員として受け取るみなし配当が妥当なのか、役員として受け取る役員退職金が妥当なのかを検討する必要があります。税務上は一般的に配当所得よりも退職所得のほうが有利ですが、実務上はあくまでも実態をとらえて意思決定すべきです。

［3］ みなし配当と源泉所得税

　配当金の支払に対する源泉所得税の徴収は、残余財産の分配により生じたみなし配当に対しても適用されます。実務上、忘れやすい部分ですので留意する必要があります。

　なお、源泉所得税の徴収時期は配当金の支払時となりますので、徴収の日の属する月の翌月10日までに国に納付しなければなりません。

124 解散手続の流れ

Q 解散手続の具体的な流れについて教えてください。

A 解散手続の具体的な流れについては次頁の図のとおりです。医療法人内において手続きすべきもの、行政に対して手続きすべきもの、及び課税官庁に対して手続きすべきものとかなり複雑となっています。着手する前にあらかじめ全体の流れを把握することで、結果的に業務を効率よく進めることができます。

[１] 解散の認可申請または解散届けの手続き

　都道府県によって各種書類の提出先が都道府県の場合と保健所の場合があります。また、提出する書類の様式もそれぞれ異なっているので、都道府県に対して事前に必ず相談し、書類を入手しておくことが肝要です。行政に対する手続きの業務スケジュールについて整理することができます。

[２] 解散認可申請書の提出（東京都の場合）

　医療法人解散認可申請を行う場合には次の提出書類を作成する必要があります（東京都福祉保健局「医療法人運営の手引」）。

① 医療法人解散認可申請書
② 解散理由書
③ 定款または寄附行為に定められた解散に関する手続きを経たことを証する書類（解散することを決議した社員総会または理事会・評議員会の議事録で原本の添付が必要）
④ 財産目録
⑤ 貸借対照表
⑥ 残余財産処分方法

●解散手続の流れ

```
解散の日
  │
  ├─ 社員総会の決議（総会の開催及び清算人の選定）
  │
  ├─ 解散認可申請書を作成して提出
  │
  ├─ 認可権者の認可をもって解散・清算人の登記
  │   （解散日から2週間以内）
  │                                    ┌─ 「会社解散届」
  │                                    │  （解散後遅滞なく）
  │                                    │
  ├─ 解散日の財産目録及び貸借対照表      ┌─ 「解散確定申告書」
  │   の作成と社員総会における承認       │  （解散後2月以内）
  │   （清算人就任後遅滞なく）
  │
  ├─ 債権申出の公告、債権者への通知
  │   （解散後遅滞なく）

清算事業年
度終了の日
  │
  ├─ 債権の取立て、資産の処分
  ├─ 債務の弁済
  │                                    ┌─ 「清算事業年度予納申告書」
  │                                    │  （清算事業年度終了後2月以内）
  ├─ 清算事務年度の社員総会
  │
  ├─ 残余財産の確定

残余財産
分配の日
  │                                    ┌─ 「残余財産分配予納申告書」
  ├─ 残余財産の分配                      │  （残余財産分配の日の前日まで）
  │
  ├─ 決算報告の作成と社員総会における
  │   承認（残余財産分配後遅滞なく）

残余財産
確定の日
  │                                    ┌─ 「清算確定申告書」
  ├─ 清算結了登記（社員総会終了後2        │  （残余財産確定の日から1月以内。
  │   週間以内）                         │   ただし、その期間内に残余財産の
  │                                    │   最終分配が行われる場合は、その
  ↑                                    │   行われる日の前日まで）

                                      ┌─ 税務官庁への提出
                                      │  （提出期限）
```

124　解散手続の流れ

⑦ 清算人の住所・氏名を記した書類（理事以外が清算人に就任する場合のみ）

なお、他の道府県によっては上記の他に社員及び役員名簿や定款の書類を求められるケースもあるようです。

［3］解散届の手続き（東京都の場合）

医療法人が、定款等で定めた解散事由の発生、社員の欠亡によって解散したときは、「医療法人解散届」を提出しなければなりません。その際の添付書類は次のとおりです（217～220頁参照）。

① 医療法人解散届
② 財産目録
③ 貸借対照表
④ 残余財産処分方法
⑤ 定款または寄附行為に定める手続きを経たことを証する書類
⑥ 解散及び清算人就任の登記事項証明書

場合によっては、上記以外の書類についても提出を求められるケースもあるようです。

［4］確定申告書の提出

解散があった場合は、「解散事業年度の確定申告」及び「清算確定申告」については、必ず申告しなければならないものです。

ただし、計算手続が短期間で終了するようなケースでは「清算事業年度予納申告書」の提出は不要です。また、出資者に対して残余財産の一部分配をしていなければ「残余財産分配予納申告書」についても提出は必要ありません。

● 医療法人解散届

法人No. _____
年　月　日

　　○○都道府県知事　　　殿

　　　　　　　　　　　住　　所
　　　　　　清算人　氏　　名　　　　　　印
　　　　　　　　　　　電話番号　　（　　）
　　　　　　　　　　　ﾌｧｸｼﾐﾘ番号　（　　）

医 療 法 人 解 散 届

　年　月　日付けをもって医療法人を解散したので、医療法第55条第5項の規定により、下記のとおり届け出ます。

記

1	名　　　　　　称	
2	主たる事務所の所在地	
3	理　事　長　氏　名	
4	設立認可年月日	年　月　日　第　　号
5	開設している病院、診療所又は介護老人保健施設	名　称
		所在地
6	病院、診療所又は介護老人保健施設の開設以外の業務を行っている場合はその業務の概要	
7	解散時の資産（設立時の資産）	
8	残余財産の処分方法	
9	解散の事由	

添付書類
　1　財産目録及び貸借対照表
　2　残余財産及びその処分に関する事項を記載した書類
　3　定款又は寄附行為に定める手続を経たことを証する書類
　4　解散及び清算人就任の登記事項証明書

（注）　1　提出部数2部（法人の控えとして1部が収受印押印後返却されます。）
　　　　2　清算人の印は、清算人の実印を押印してください。
　　　　3　その他、内容によって、添付していただく書類があります。

●財産目録

法人名 _____
所在地 _____

財　産　目　録
（平成　年　月　日現在）

1. 資　　産　　額　　　　　×××　千円
2. 負　　債　　額　　　　　×××　千円
3. 純　資　産　額　　　　　×××　千円

（内　訳）　　　　　　　　　　　　　　　　　（単位：千円）

区　　　　分	金　額
A　流　動　資　産	×××
B　固　定　資　産	×××
C　資　産　合　計　　　　　　（A＋B）	×××
D　負　債　合　計	×××
E　純　資　産　　　　　　　　（C－D）	×××

（注）財産目録の価額は、貸借対照表の価額と一致すること。

土地及び建物について、該当する欄の□を塗りつぶすこと。
　　　土　　地（□　法人所有　□　賃借　□　部分的に法人所有（部分的に賃借））
　　　建　　物（□　法人所有　□　賃借　□　部分的に法人所有（部分的に賃借））

◉貸借対照表（新法の医療法人の場合）

法人名 _____

所在地 _____

貸借対照表（診療所）
（平成　年　月　日現在）

（単位：千円）

資　産　の　部		負　債　の　部	
科　目	金　額	科　目	金　額
Ⅰ　流　動　資　産	×××	Ⅰ　流　動　負　債	×××
Ⅱ　固　定　資　産	×××	Ⅱ　固　定　負　債	×××
1　有形固定資産	×××	負　債　合　計	×××
2　無形固定資産	×××	純　資　産　の　部	
3　その他の資産	×××	科　目	金　額
		Ⅰ　資　本　剰　余　金	×××
		Ⅱ　利　益　剰　余　金	×××
		1　代　替　基　金	×××
		2　その他利益剰余金	×××
		Ⅲ　評価・換算差額等	×××
		Ⅳ　基　　　　　金	×××
		純　資　産　合　計	×××
資　産　合　計	×××	負債・純資産合計	×××

◉貸借対照表（経過措置型医療法人の場合）

法人名 _____

所在地 _____

貸借対照表（診療所）
（平成　年　月　日現在）

（単位：千円）

資　産　の　部		負　債　の　部	
科　目	金　額	科　目	金　額
Ⅰ　流　動　資　産	×××	Ⅰ　流　動　負　債	×××
Ⅱ　固　定　資　産	×××	Ⅱ　固　定　負　債	×××
1　有形固定資産	×××	負　債　合　計	×××
2　無形固定資産	×××	純　資　産　の　部	
3　その他の資産	×××	科　目	金　額
		Ⅰ　資　　本　　金	×××
		Ⅱ　資　本　剰　余　金	×××
		Ⅲ　利　益　剰　余　金	×××
		Ⅳ　評価・換算差額等	×××
		純　資　産　合　計	×××
資　産　合　計	×××	負債・純資産合計	×××

●残余財産の処分方法

残余財産の処分方法

1 正味資産　　　　　　　　　　　　　円

2 解散ならびに清算諸費　　　　　　　円
　(1) 解散事務費　　　　　　　　　　　　円
　(2) 従業員退職費　　　　　　　　　　　円
　(3) 諸税　　　　　　　　　　　　　　　円
　(4) ○○○○○　　　　　　　　　　　　円
　(5) ○○○○○　　　　　　　　　　　　円

3 差引残余財産の額（1−2）　　　　円

4 残余財産の処分方法
　法定公告手続の後、確定した残余財産は、定款第○条の規定により払込済出資額に応じて、出資者に帰属させる。

※ 残余財産の帰属すべき者について、法第44条第4項に規定する者を定款で規定している医療法人の場合は、次のようになります。
4 残余財産の処分方法
　法定公告手続の後、確定した残余財産は、定款第○条の規定により○○（定款に規定している者から選ぶ）に帰属させる。

5 出資者名簿

氏　　名	出資額　（円）	出資割合　（％）

125 みなし事業年度と課税関係

Q 解散した場合、みなし事業年度の取扱いはどのようになりますか。また、課税関係はどのようになりますか。

A 医療法人が解散した場合は、事業年度開始の日から解散の日までが1つの事業年度となります。その後、残余財産が確定する日までは「清算中の各事業年度」となりますが、医療法人は一般法人と取扱いが異なるので注意が必要です。

[1] **会社法上の会社(株式会社)が解散した場合**(法法14一、法基通1－2－7)

　会社が事業年度の中途において解散した場合には、その事業年度開始の日から解散の日までを1事業年度とみなし、その後は解散の日の翌日から1年間ごとの期間が清算中の各事業年度となります。

```
平20.4.1   平20.11.30         平21.11.30            平22.10.5
   |―――――|―――――――――|――――――――|→
         解散の日                              残余財産確定の日
  [解散事業年度][     清算中の各事業年度     ]
```

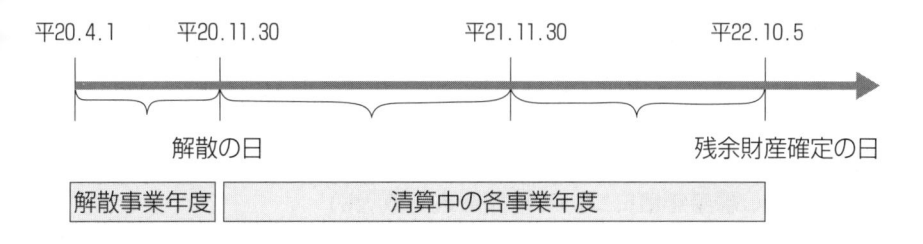

[2] **医療法人が解散した場合**

　医療法人は会社法上の会社に該当しないため[1]と取扱いが異なります。医療法上は「会計年度は、4月1日に始まり、翌年3月31日に終るものとする」(医療法53)とされており、解散した場合の会計年度については特段の規定が置かれていません。したがって、医療法人が解散した場合の「みなし事業年度」について定款または寄附行為に別段の定めがない場合には、事業年度開始の日から解散の日までと、解散の日の翌日から3月31

日までが、それぞれみなし事業年度となります。

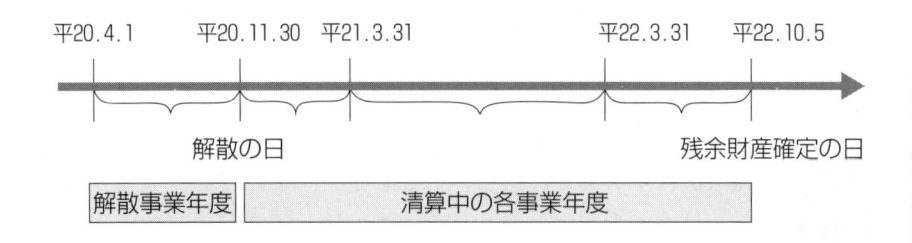

```
平20.4.1    平20.11.30  平21.3.31           平22.3.31   平22.10.5
  |────────────|──────────|──────────────────|──────────|→
           解散の日                                  残余財産確定の日
  |─解散事業年度─|─────── 清算中の各事業年度 ───────|
```

［3］解散法人の課税関係

　破産手続は倒産手続となるので、普通清算手続とは異なることは前述したとおりです（Q121参照）。

　ただし、税務申告の手続きはあまり相違点がなく共通の申告様式を使用します。根本的な違いは、普通清算手続は一般的に債権者に債務を弁済した後に残余財産が残るのに対し、破産手続は債務超過のケースが多く債務のすべてを弁済できないので、そもそも残余財産が残らないことです。この結果、普通清算手続では、清算所得やみなし配当といった税務上の取扱いがあるのに対し、破産手続は清算所得やみなし配当は生じないことになります。

［4］みなし事業年度について医療法人の取扱い

　法人税基本通達1-2-7のみなし事業年度の規定は「会社法上の会社」に限られているため、医療法人は含まれません。したがって、医療法人が解散した場合の「みなし事業年度」については、定款または寄附行為に別段の定めがない場合には、法人税法第14条の規定により、4月1日から解散の日までと、解散の日の翌日から3月31日までが、それぞれみなし事業年度になるものと考えられます。

126 欠損金の繰越控除と繰戻還付

Q 解散事業年度において、欠損金の繰越控除の規定は使えますか。

A 各事業年度で生じた欠損金に係る「欠損金の繰越控除」は、解散事業年度においても適用することができます。また、通常の事業年度では停止されている「欠損金の繰戻還付」についても、解散等の場合は適用があります。

[1] 欠損金の繰越控除

各事業年度の日前7年以内に開始した事業年度に生じた欠損金額は、その解散事業年度の所得金額から控除できます（法法57）。

●欠損金の繰越控除についての概要

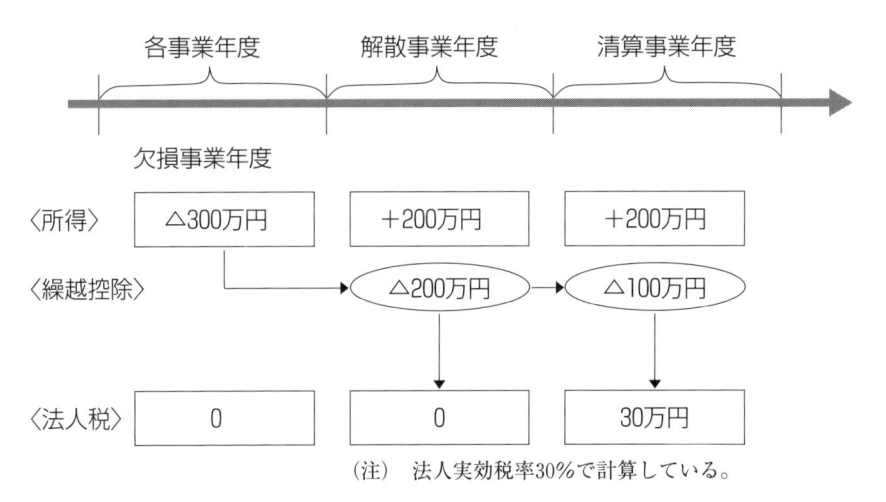

	各事業年度	解散事業年度	清算事業年度
	欠損事業年度		
〈所得〉	△300万円	＋200万円	＋200万円
〈繰越控除〉		△200万円	△100万円
〈法人税〉	0	0	30万円

（注）法人実効税率30％で計算している。

［2］欠損金の繰戻還付

1 概　要

　欠損金が生じた場合において、その事業年度開始の日前1年以内の開始事業年度に納付した税金の還付請求をすることができる制度です。

　この規定は現在停止中ですが、解散その他特定の事実が生じた場合には、一定の特例措置により適用を受けることができます。

　なお、事業税、都道府県民税及び市町村民税には、下記のような欠損金の繰戻還付制度はありませんので留意が必要です。

2 適用要件

　下記の要件を満たしたときは還付請求することができます（法法80）。

① 青色確定申告書を提出する事業年度において欠損金額が生じていること。

② 欠損事業年度開始の日前1年以内に開始した事業年度において所得が生じており法人税を納付していること。

③ 欠損事業年度開始の日前1年以内に開始した事業年度から欠損事業年度まで連続して青色確定申告書を提出し、かつ、欠損事業年度の青色確定申告書を提出期限までに提出していること。

④ 一定の事項を記載した「欠損金の繰戻しによる還付請求書」を納税地の所轄税務署長に対して確定申告書と同時に提出していること。

3 還付される法人税額

　還付される法人税額は次の算式により計算します。

$$\text{還付所得事業年度の法人税額（附帯税の額を除く）} \times \frac{\text{欠損事業年度の欠損金額}}{\text{還付所得事業年度の所得金額}} = \text{還付法人税額}$$

　なお、法人税額から控除された所得税額、外国法人税額がある場合には、これらを控除する前の額となります。

●欠損金の繰戻還付制度についての概要

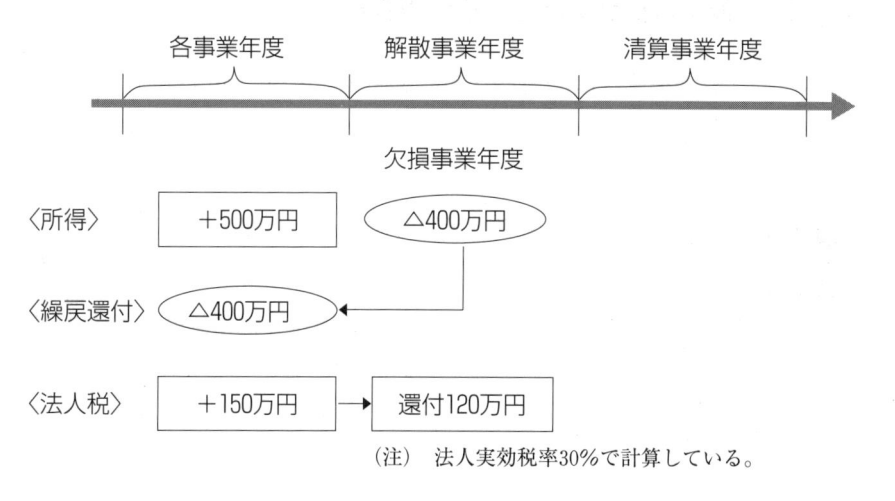

```
      各事業年度      解散事業年度      清算事業年度
   ├──────────┼──────────┼──────────→
                     欠損事業年度
```

〈所得〉　　＋500万円　　△400万円

〈繰戻還付〉　△400万円　←──┘

〈法人税〉　　＋150万円　→　還付120万円

　　　　　　　　　　（注）　法人実効税率30％で計算している。

●還付法人税額の計算方法

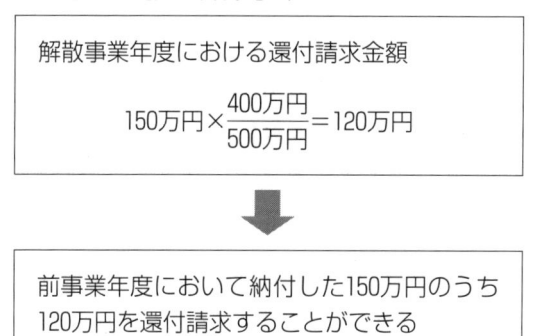

解散事業年度における還付請求金額

$$150万円 \times \frac{400万円}{500万円} = 120万円$$

⬇

前事業年度において納付した150万円のうち120万円を還付請求することができる

4 税務調査

　この制度を受ける際は税務調査が行われる可能性があり、経営者にとって精神的な負担がこの制度の活用を阻害しているものと思われます。しかし、解散した場合にこの制度の適用を受けるときは、必ずしも税務調査が行われているわけではないようです。たとえ税務調査があったとしても適切な経理処理をしていれば何ら問題はありません。

127 解散事業年度の確定申告

Q 解散事業年度の所得計算はどのようになりますか。

A 解散事業年度の所得計算は、通常の事業年度と同様に益金の額から損金の額を控除する計算方法で行います。ただし、解散を前提とした事業年度であるため、通常事業年度とは異なった取扱いが設けられているので留意が必要です。

[1] 減価償却

① 普通償却

普通償却は、通常事業年度と同様に計算を行います。ただし、解散は事業年度の中途において解散するケースが多く12月未満となるため、普通償却限度額計算に使用する減価償却率は次のようになります。

【平成19年3月31日以前に取得した資産】

〈旧定額法〉

$$\text{法定耐用年数の償却率} \times \frac{\text{その事業年度の月数}}{12月} = \text{改定償却率（小数点3位未満切上げ）}$$

〈旧定率法〉

$$\text{法定耐用年数} \times \frac{12月}{\text{その事業年度の月数}} = \text{改定耐用年数（1年未満切捨て）} \begin{pmatrix} \text{この耐用年数に該当} \\ \text{する償却率を適用} \end{pmatrix}$$

② 特別償却

解散事業年度では、次の特別償却は適用できないこととされています。

① 中小企業者等が機械等を取得した場合の特別償却（措法42の6）
② 事業基盤強化設備を取得した場合等の特別償却（同42の7）
③ 情報基盤強化設備等を取得した場合の特別償却（同42の11）

なお、医療用機器等の特別償却（同45の2）等については適用でき

るものと思われますが、解散前に設備投資を行うようなことは稀であるため、実務上はあまり留意すべき論点ではないと思われます。

[2] 引当金及び準備金

　法人税法に定める貸倒引当金については、通常事業年度と同様に計上することが可能です。

[3] 圧縮記帳

　法人税法及び租税特別措置法に定める圧縮記帳の適用は認められます。ただし、一定の場合の圧縮特別勘定の計上はできないことになっています。また、前期以前に計上した圧縮特別勘定は、たとえ期限経過前であっても解散事業年度においては全額取り崩す必要があります。

[4] 特別控除

　収用換地等の場合の所得の特別控除（措法65の2）については、解散事業年度においても適用が認められます。

[5] 所得金額計算上の期間按分

　解散事業年度が12月に満たない場合において、所得金額を算出するときは通常事業年度とは異なる限度額計算を行いますので留意が必要です。
　具体的な計算事項及び計算方法については次頁の表のとおりです。

[6] 税　率

　税率は通常事業年度と同様の30％です（ただし、中小法人の年800万円以下の金額は22％。一般の「普通法人」の通常事業年度と同じ税率）。

●12月に満たない事業年度における所得金額の計算方法

	計算事項	算式	端数処理	根拠条文
①	繰延資産の償却限度額	支出額×その事業年度の月数／支出の効果の及ぶ期間の月数＝限度額	1月未満切上げ	法令64①
②	交際費の損金算入限度額計算における定額控除限度額	400万円×その事業年度の月数／12月＝定額控除限度額 （注）上記は資本金1億円以下の場合に限られ、資本金1億円超については全額損金不算入	1月未満切上げ	措法61の4
③	寄附金の損金算入限度額	期末資本金等の額×その事業年度の月数／12月×2.5／1,000＋（所得の金額＋支出寄附金）×2.5／100）×1／2＝限度額	1月未満切捨て	法令73①

[7] 税額控除

1 適用される税額控除

以下の税額控除については通常事業年度と同様に適用を受けることができます。

① 所得税額の控除（法法68）
② 外国税額の控除（同69）
③ 仮装経理に基づく過大申告の場合の更正に伴う法人税額の控除（同70）

2 適用されない税額控除

解散事業年度においては、一定の設備投資を行うことが実情にそぐわないため、一定の税額控除については適用できないことになっています。

[8] 特定同族会社の留保金課税

医療法人は会社法上の「会社」には該当しないため同族会社には該当しません。したがって、「留保金課税」及び「同族会社の行為計算の否認」

の規定の適用はありません。解散事業年度が12月に満たない場合において、通常事業年度とは異なる計算を行いますので留意が必要です。

具体的な計算事項及び計算方法は以下のとおりです。

［9］税額計算上の期間按分

12月に満たない月数を1事業年度とする場合は下表の点に留意します。

●12月に満たない事業年度における税額の計算方法

	計算事項	算式	端数処理	根拠条文
①	中小法人の軽減税率適用所得金額（年800万円以下の金額）	800万円×その事業年度の月数／12月＝軽減税率適用所得金額	1月未満切上げ	法法66④
②	法人住民税均等割額	一定額×その事業年度の月数／12月＝税額	1月未満切捨て	地法52③、312④

［10］計算書類の添付

確定申告書には、通常事業年度ベースの貸借対照表、損益計算書を添付しなければなりません。

会社法では、会社解散時に財産目録及び貸借対照表の作成を義務づけていますが、この場合は処分可能価額により評価したものなので税務申告用の添付書類として利用することはできないことから、別途作成することになります。混同してしまう部分ですので留意が必要です。

128 清算事業年度の予納申告

Q 清算事業年度の予納申告の所得計算はどのようになりますか。

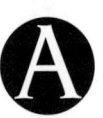

A 清算中の各事業年度（残余財産の確定の日を含む事業年度は除く）の所得計算は、通常事業年度と同様に益金の額から損金の額を控除する計算方法で行います。ただし、一定の制度については適用できませんので留意が必要です。

［1］所得金額の計算

通常事業年度と同様に、益金の額から損金の額を差し引いて所得計算を行いますが、次の制度については適用されません。

① 解散事業年度において不適用とされた特別償却
③ 法人税法及び租税特別措置法に定める圧縮記帳
④ 交際費等の損金不算入（措法61の4）
⑤ 収用換地等の場合の所得の特別別控除（同65の2）

　（注）　欠損金の繰越控除制度は清算中の事業年度においても引き続き適用がある。

［2］税　率

通常事業年度と同様で、税率は30％です（ただし、中小法人の年800万円以下の金額は22％。一般の「普通法人」の通常事業年度と同じ税率）。

［3］税額控除

① 適用される税額控除

　① 所得税額控除
　② 外国税額控除
　③ 残余財産の一部分配に係る予納申告法人税額の控除（法法102①）

(注)　二重課税を調整するために控除する。

② 適用されない税額控除
　①　解散事業年度において不適用とされた法人税額の特別控除制度
　②　仮装経理に基づく過大申告の場合の更正に伴う法人税額の控除

[４] 欠損金の繰戻還付制度の不適用

　清算中の各事業年度においては、欠損金の繰戻還付制度の適用はありません。

[５] 中間申告

　事業年度が６月を超える場合には中間申告をしなければなりませんが、清算中の各事業年度はその必要がありません。

[６] 計算書類の添付

　この申告書には、通常事業年度ベースの貸借対照表、損益計算書を添付しなければなりません。会社法では、清算事務年度ごとに貸借対照表及び事務報告等の作成を義務づけていますが、この場合は処分可能価額により評価したものなので税務申告用の添付書類として利用することはできないことから別途作成することになります。混同してしまう部分なので留意が必要です。

129　残余財産分配予納申告

Q 残余財産分配予納申告の所得計算はどのようになりますか。

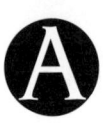

A 清算中の法人が残余財産の一部分配を行う場合において、次の算式により所得金額が生じるときは、分配のつど「残余財産分配予納申告書」の提出が義務づけられています。

ただし、下記算式の所得金額がないときは、たとえ残余財産を分配していても、この申告書の提出義務は生じません。

分配額 －（解散時の資本金等の額及び利益積立金額の合計額 ＋ 解散時後分配時までに生じた利益積立金額 － すでに分配した残余財産の金額）＝ 所得金額

［1］すでに一部を分配している場合

すでに一部残余財産の金額を分配している場合は、その金額を解散時の資本等の金額と期首利益積立金額の合計額から控除します。つまり、すでに行った一部分配額を所得金額に加算します。

［2］税　率

医療法人は法人税法上、一般の「普通法人」と同様の27.1％（清算所得に対する法人税率と同様）の税率が適用されます。

［3］計算書類の添付

清算確定申告書には次の書類を添付します。
① 解散時及び分配時における貸借対照表
② 残余財産の分配時における財産目録
③ 解散時から分配時までの清算に関する計算書

130 清算確定申告書の提出

Q 清算確定申告はどのようになりますか。

A 医療法人の所有する資産を処分または換価して債務を弁済し、残余財産を分配するのが清算です。この清算段階で生ずる利益が清算所得として課税されます。

[1] 清算所得の計算方法

清算所得の具体的な計算方法は次の算式のとおりです。なお、清算所得金額の計算において「欠損金の繰越控除」の規定の適用はありません。

$$残余財産の価額 - \begin{matrix}解散時の資本金等の額及び\\利益積立金額等の合計額\end{matrix} = 清算所得金額$$

[2] 残余財産の価額

次の金額を残余財産の価額に算入します(法法94、95、96)。

① 清算中に納付する法人税・住民税・事業税・附帯税(解散事業年度以前のものを除く)

② 清算中に支出した寄附金(指定寄附金等、清算業務の遂行上通常必要と認められるものは加算しない)

③ 清算中に納付した所得税額(外国税額は控除されないので加算しない)

[3] 利益積立金額に算入されるもの

次の金額を解散時の利益積立金額等に加算します。

① 納付時に損金不算入とされた国税・地方税の附帯税の還付金

② 所得税の還付金

③ 控除対象外国法人税額の還付金

④ 「欠損金の繰戻還付制度」の規定の適用による法人税額の還付金

[4] 税　率

　医療法人は法人税法上、一般の「普通法人」と同様の27.1％（平成11年4月1日以後の解散の場合）の税率が適用されます。

> （注）　清算確定申告に係る事業税を損金に算入する機会がないことから、税率を調整することによって損金算入を認める設定になっている。
> 　　　1（所得）－0.096（事業税率）＝0.904（事業税控除後の所得）
> 　　　0.904×0.3＝0.2712→27.1％

　なお、清算所得の法人税率は「会社解散日」の区分に従い、それぞれ下表の税率を適用することになっています。

解散日の区分	税　率
昭62.4.1～	37.0％
平元.4.1～	35.2％
平2.4.1～	33.0％
平10.4.1～	30.7％
平11.4.1～	27.1％

[5] 税額控除

　清算所得に対する法人税額から次の金額が控除されます（法法104）。
① 　清算中に納付した所得税額
② 　清算事業年度予納申告法人税額
③ 　残余財産分配予納申告法人税額

[6] 計算書類の添付

　清算確定申告書には次の書類を添付します（法法104②、法規48）。
① 　解散時及び残余財産の確定時における貸借対照表
② 　残余財産の確定時における財産目録
③ 　解散時から残余財産の確定時までの清算に関する計算書

131 清算中の事業年度における消費税の取扱い

Q 清算中の事業年度については、消費税の納税義務者となるのですか。また、どのような課税方式で計算したほうがよいのですか。

A 清算中の医療法人でも消費税の納税義務の判定は、基準期間における課税売上高が1,000万円を超えるかどうかにより行います。
　また、消費税の計算については原則課税と簡易課税を選択することができますが、一般的には簡易課税を選択したほうが有利といえます。

［1］消費税の納税義務

　基準期間における課税売上高とは前々事業年度の課税売上高をいいます。清算中の事業年度については、「事業として」の反復性と継続性を有しないとして、納税義務は生じないとの見解もありますが、清算中に行った行為が「事業として」行われるものと解釈せざるを得ないため、基準期間における課税売上高により納税義務の判定を行うものと考えられます。

［2］原則課税と簡易課税

　清算中の事業年度は、医業経営活動を行っていないので仕入れはほとんどなく、法人所有資産の売却に伴う売上げだけが計上されることになります。よって、課税資産の譲渡等に係る消費税が多額に生じるのに対して、そこから控除できる仕入れに係る消費税はほとんどないため、原則課税によると課税資産の譲渡等に係る消費税額と納付すべき消費税額がほぼ同額となってしまいます。

　基準期間における課税売上高が5,000万円以下である場合には、原則課税と簡易課税のいずれかを選択することが可能です。解散事業年度末までに「消費税簡易課税制度選択届出書」を提出して、解散の日の翌日の属する課税期間では簡易課税を選択できるようにします。すると、清算する会

社は、課税仕入れがない場合でも「みなし仕入れ率」により、仕入れに係る消費税を控除することができます。

●簡易課税制度の選択、適用までの流れ

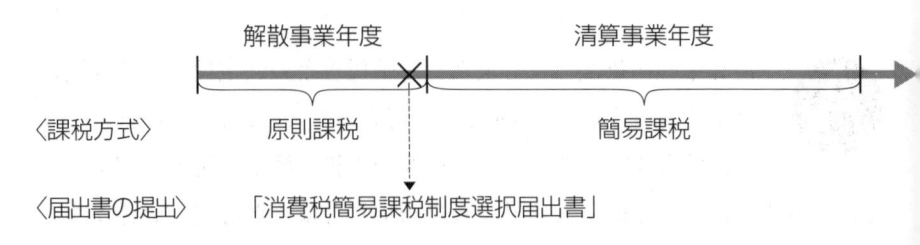

```
              解散事業年度      清算事業年度
         ├──────────×──────────┤
〈課税方式〉   原則課税        簡易課税

〈届出書の提出〉    「消費税簡易課税制度選択届出書」
```

万が一、解散事業年度末までに「消費税簡易課税制度選択届出書」の提出を失念した場合には、「消費税課税期間特例選択・変更届出書」を提出して課税期間を短縮し、簡易課税制度の適用後に資産を売却すると節税にもなるので十分な検討が必要です。

●課税期間の短縮及び簡易課税制度の選択

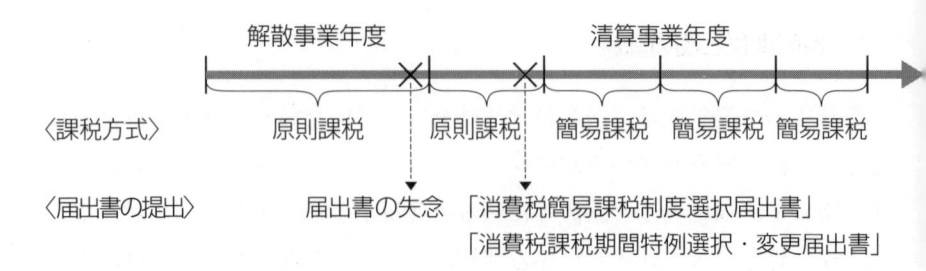

```
              解散事業年度              清算事業年度
         ├───────×────×────┼────┼────┤
〈課税方式〉  原則課税  原則課税 簡易課税 簡易課税 簡易課税

〈届出書の提出〉  届出書の失念 「消費税簡易課税制度選択届出書」
                              「消費税課税期間特例選択・変更届出書」
```

132 解散後における事業税・住民税の取扱い

Q 解散した場合の事業税・住民税の取扱いについて、特に注意すべき点はありますか。

A 医療法人の解散により事業所が閉鎖されたり、従業員が減少していきますが、これらの状況を十分に把握したうえで申告書を作成する必要があります。

[1] 事業税及び住民税の申告

医療法人解散後の事業税及び住民税については、法人税の取扱いとまったく同様です。法人税について、清算事業年度予納申告、残余財産分配予納申告及び清算確定申告をするときは、事業税及び住民税についても申告し、税額を納付しなければなりません。

なお、残余財産分配予納申告及び清算確定申告で使用する税率は、法人税法と同様、解散日現在の税率を適用します。ただし、住民税の均等割は、清算事業年度の予納申告及び清算確定申告ともに各事業年度末に適用されている税額なので注意が必要です。また、従業員数も名事業年度末の現況によります。

[2] 分割法人の取扱い

分割法人については、会社解散後も引き続き申告書を事業所が所在する都道府県や市町村にそれぞれ提出します。この場合、分割基準はすべて「解散日」における数値によることとなっています。この部分は間違いやすい点なので特に注意が必要です。したがって、分割基準を従業員数によって計算している場合で、その従業員数が減少していても分割基準は変わらないことになります。また、解散日後に事業所を閉鎖しても清算確定申告まで行う必要があります。

133 解散時の財務書類

Q 解散に伴い作成する財務書類について教えてください。

A 医療法人解散時においては次の2つの計算書類を作成します。
① 解散日現在の財産目録
② 解散日現在の貸借対照表

［1］計算書類の作成

　解散時の財産目録及び貸借対照表を作成する様式は各都道府県によって異なっており、また、手続きその他の指導方法も異なっているので、解散の際は必ず事前に各都道府県に相談してください。医療法上、解散時に作成する計算書類については明確な定めがないため、都道府県によっては作成を求められないところもあります。しかし、会社法等の規定に従って行うことで万全な手続きになるものと考えられます。

1　財産目録

　財産目録は、資産・負債・正味財産にそれぞれ区分して表示します。財産目録に計上すべき財産は、原則として処分価額により評価しますが、処分価額が不明の場合は取得原価により評価します。財産の時価評価方法については特に定められていませんが、主要な科目について処分価額を計算する場合の留意事項を示すと次頁の表のとおりです。

2　貸借対照表

　解散時の貸借対照表は、財産目録に基づいて資産・負債・純資産に区分して作成します。したがって、この場合に作成する貸借対照表は、法人の財産を処分価額（時価）で評価した清算貸借対照表となります。

　資産の部と負債の部は、その内容を示す適当な名称を付した項目に細分することができます。

●財産処分価額の計算方法

科目区分		留意事項
資産	預金	解散日までの経過利息を未収入金に計上
	売上債権（未収入金）	個別債権残高から貸倒見積額と取立費用を控除した額
	貸付金	・個別債権残高から貸倒見積額と取立費用を控除した額 ・解散日までの経過利息を未収入金に計上
	たな卸資産	売却可能価額から処分費用を控除した価額
	有価証券	処分可能価額（時価）から処分費用（売却費用）を控除した価額
	前払費用・仮払金	・契約解除により現金回収が見込まれる部分は未収入金計上 ・費用性のもの（借入金利息の前払い等）は、原則としてゼロ評価
	仮払金	後日回収が見込まれる部分は未収入金に計上し、その他はゼロ評価
	土地（借地権を含む）	・実際の処分可能価額（実勢価格または不動産鑑定士による鑑定価額）から処分費用を控除した価額 ・建物等を取り壊して更地として処分する場合は、その取壊し費用をさらに控除
	その他の有形固定資産	実際の処分可能価額から処分費用を控除した価額
	リース資産	リース契約解除により取得する固定資産の実際の処分可能価額から処分費用を控除した価額
	無形固定資産	原則としてゼロ評価。ただし、処分可能なものがあれば、実際の処分可能価額から処分費用を控除した価額を計上
	繰延資産	・会社法上の繰延資産：費用性のものとしてゼロ評価 ・税務上の繰延資産：契約解除により現金回収が見込まれる部分を未収入金に計上
負債	仕入債務等	簿外債務も含める
	リース債務	リース契約解除に伴う違約金を未払計上
	未払金	確定債務のみならず清算結了までに要する事後的費用を見積もって計上

借入金	解散日までの経過利息を未払金に計上
退職給付引当金	解散日現在での、会社都合による要支給額を未払金に計上
法人税、住民税、事業税	事業年度開始の日から解散日までの期間に係る所得金額に対する確定税額を未払金に計上
偶発債務	保証債務の履行が確実に見込まれるものについては履行額を未払計上しておく

なお、処分価額を付すことが困難な資産がある場合には、その資産に係る財産評価の方針を注記しなければならないことになっています。

[2] 税務申告用計算書類の作成

　税務においては、その事業年度開始の日から解散の日までを1事業年度とみなして解散確定申告書を提出します。

　この場合の確定申告書には、通常事業年度に作成したものと同様に取得価額に基づく貸借対照表、損益計算書を添付して提出しますので、[1]の計算書類のほか、税務申告提出用としてあわせて作成しておく必要があります。

　なお、会社法上は、損益計算書や利益処分計算書の作成は不要とされています。その理由は、損益計算書については継続企業を前提としたものであることから清算を目的とした会社には必要ないからです。また、清算会社については資本金等の変動をなしえないことから、利益処分計算書の作成は必要ないからです。

134 清算中の財務書類

Q 清算中に作成する財務書類について教えてください。

A 清算中においては、①貸借対照表、②事務報告、③貸借対照表の附属明細書、④事務報告の附属明細書という4つの計算書類を作成します。

[1] **計算書類の作成**

　解散時の財務書類と同様に、清算中の財務書類についても医療法上、明確な定めがないため、都道府県によっては作成を求められないところもあります。しかし、会社法等の規定に従って行うことで万全な手続きになるものと考えられます。会社法の規定では、清算中の会社であっても清算事業年度ごとに上記の計算書類を作成しなければならないことになっています。これらの計算書類は清算業務の中間報告的な性格を有しています。

[2] **貸借対照表**

　清算事務年度において作成する貸借対照表について、会社法では評価基準の明確な規定はありませんが、解散時と同様に処分価額基準で評価すべきものと考えられます。それは、解散時の財産に付した処分価額が会計帳簿の取得価額になっていること、及び会社清算の最終目的が債務の弁済と残余財産の分配にあることなどの理由によります。
　なお、通常事業年度の計算書類で記載していた重要な会計方針等の注記事項については特に記載を要しないことになっています。

[3] **事務報告**

　事務報告の記載内容については特に定められていませんので、清算人が

重要と思われる部分を記述した書類を作成します。

記述内容は、おおよそ次のようになると思われます。

① その清算事務年度における収入及び支出の内容
- 収入→債権の取立てによる収入及び財産の処分による収入等
- 支出→債務の弁済による支出及び清算手続に係る支出

② 今後の清算事務手続に関する事項

③ 社員総会に関する事項

④ その他

［4］貸借対照表の附属明細書

貸借対照表の附属明細書には、貸借対照表の内容を補足する重要な事項を記載します（会施規146③）。例えば、借入金やリース債務が多額にある場合は、これらの内訳明細を作成します。

［5］事務報告の附属明細書

事務報告の附属明細書には、事務報告の内容を補足する重要な事項を記載します（会施規147②）。具体的な記載事項については貸借対照表の附属明細書と同様に清算人が判断することになります。

［6］税務申告用計算書類の作成

税務においては、清算中の各事業年度ごとに「清算事業年度予納申告書」を提出します。申告に際しては通常事業年度ベースで作成した貸借対照表及び損益計算書の添付が義務づけられています。そのため、［1］の計算書類のほか、税務申告提出用としてあわせて作成しておく必要があります。

135 清算結了時の財務書類

Q 清算結了時に作成する財務書類について教えてください。

A 残余財産が確定し、清算業務が終了した場合には清算事務報告として決算報告を作成します。なお、決算報告について医療法では特段の規定が置かれていないため、作成する前には都道府県と事前相談する必要があります。

[1] **残余財産の確定**

残余財産は、財産を現金化し、債務の弁済が完了したときに確定します。その残余財産は定款または寄附行為の定めるところにより、その帰属すべき者に帰属され、処分されない財産は国庫に帰属します（医療法56）。

[2] **残余財産の価額**

残余財産の価額の計算については以下の点に留意する必要があります。
① 残余財産の時価評価

この時点では、ほとんどが現金預金の形になっていますが、土地等の資産が含まれている場合は、それを時価で評価したものを残余財産の価額としなければなりません。

なお、残余財産の分配は土地等の現物によることも可能ですので無理に現金化する必要はありません。
② 見積りによる費用の控除

残余財産が確定した後、清算結了に至るまでに、諸手続きに係る費用を見積もって残余財産から控除します。具体的には次のような費用が想定されます。

　① 清算人に対する報酬

② 事務所の家賃
③ 残余財産を分配するために必要な費用
④ 社員総会開催に係る費用
⑤ 清算結了に係る登記関係費用
⑥ 清算所得に対する法人税等の額

［3］決算報告の作成

　清算業務は残余財産の分配をもって終了します。会社法上は清算業務終了後、遅滞なく決算報告を作成し、社員総会の承認を受けなければならないことが規定されていますが、医療法上は明確な定めがないため、都道府県によっては作成を求められないところもあります。しかし、会社法等の規定に従って行うことで万全な手続きになるものと考えられます。

［4］決算報告の記載事項

　決算報告には次の事項を記載します（会施規150）。
① 債権の取立てによる収入の額及び資産の処分による収入の額
② 債務の弁済による支出額及び清算に係る諸費用の支払額
③ 残余財産の額（上記［2］により算出した価額）
④ 1口当たりの分配額

上記の他に次の事項を注記します。
① 残余財産の分配完了日
② 残余財産の一部が現物である場合は、その財産の種類及び価額

［5］税務申告用計算書類の作成

　残余財産の一部分配をした場合は「残余財産分配予納申告書」を、残余財産が確定した場合は「清算確定申告書」を提出します。そして、それぞれの申告書にはその時における貸借対照表や財産目録等の書類を添付しますので、税務申告用に作成する必要があります。

136 清算中に相続があった場合の出資持分の評価

Q 清算中に相続が発生した場合において、出資持分の評価をするときはどのようにしますか。

A 次の算式により評価した出資持分の金額を相続税の課税価格に算入します。

（予想分配額×基準年利率による複利現価率）の合計額
＝複利現価の額（出資持分の評価額）

（注） 清算により2回以上分配を受ける見込みの場合はそれぞれの金額の合計額により評価する。

　清算中の医療法人の評価を一般の医療法人の出資持分と同様の評価方式とすることは、その医療法人の実態に即した評価方法とならないため、「清算分配金に応ずる基準利率による複利現価方式」により計算を行います。

　予想分配額とは、清算の結果分配を受けると見込まれる金額をいい、基準年利率による複利現価率は「複利表」による係数をいいます。

　ただし、清算分配見込額等の算定が困難な場合等は純資産価額によって評価します。

●評価会社の区分

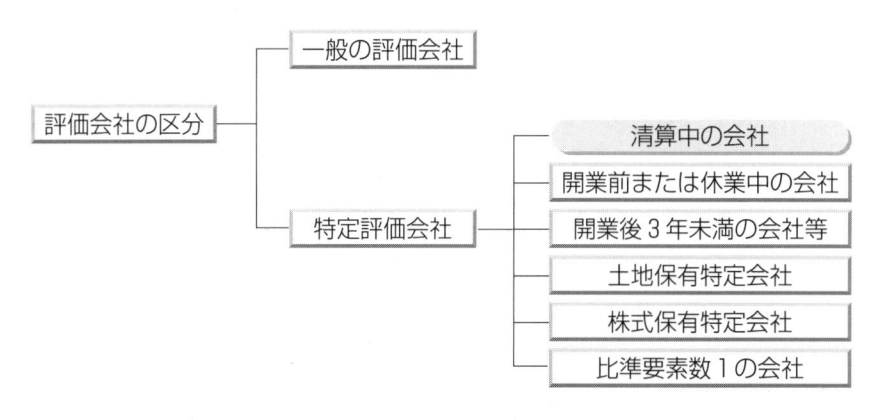

```
評価会社の区分 ─┬─ 一般の評価会社
                └─ 特定評価会社 ─┬─ 清算中の会社
                                  ├─ 開業前または休業中の会社
                                  ├─ 開業後3年未満の会社等
                                  ├─ 土地保有特定会社
                                  ├─ 株式保有特定会社
                                  └─ 比準要素数1の会社
```

第7章

基金拠出型医療法人の税務

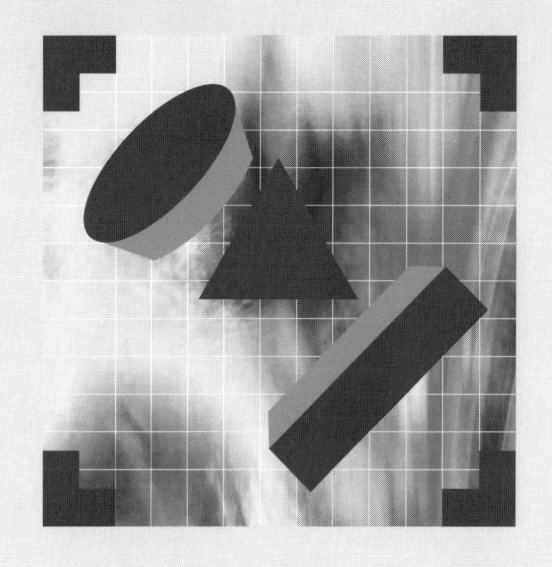

137 新医療法による医療法人制度

Q なぜ、基金拠出型医療法人が制度化されたのですか。

A もともと医療法の大前提は医療の非営利性の徹底でした。第5次医療法改正では、この非営利性の徹底が改めて強化されたといえます。

[1] 新医療法における医療法人制度

新医療法における医療法人制度は、非営利的で、かつ公益性が高いと認定された社会医療法人、非営利性を徹底した基金拠出型医療法人を含む持分の定めのない医療法人と医療法人財団、そして既存の出資持分の定めのある医療法人社団に大別されます。

●新しい医療法人制度のイメージ

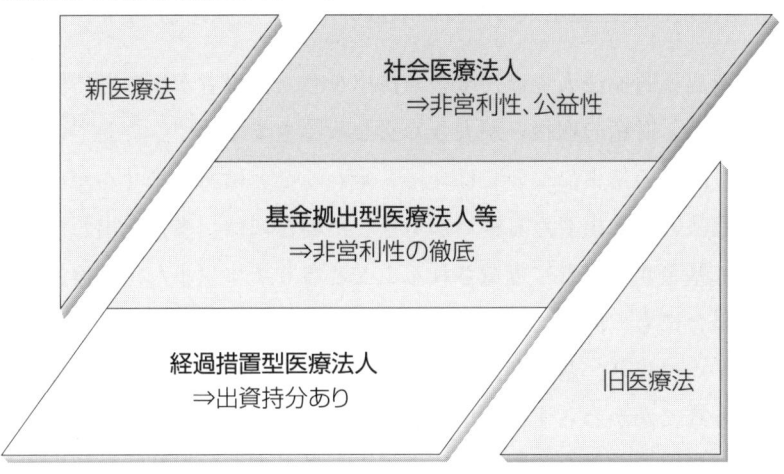

新医療法	社会医療法人 ⇒非営利性、公益性
	基金拠出型医療法人等 ⇒非営利性の徹底
	経過措置型医療法人 ⇒出資持分あり	旧医療法

［2］医療法人の非営利性

　一般の医療法人では、医療法第54条によって剰余金の配当が禁止されています。その一方、わが国の医療法人のほとんどの法人類型である持分の定めのある医療法人社団の出資者が退社した場合には、当初出資した金額だけでなく、医療経営の中で増加した利益の留保である剰余金部分についての払戻請求をすることが可能でした。また、医療法人が解散した場合には、残余財産は基本的に出資者に帰属するようになっていました。

　この形態ですと、出資者は配当の禁止によって毎期継続した配当を得ることはできませんが、退社の時点や解散の時点で留保された剰余金部分の財産を獲得できる点で、結果的に配当をまとめて得ることができるのと変わらないこととなります。このことは、医療法人の非営利性を徹底したい国の医療政策にとっては長年の課題となっていました。また、配当ができないことで一時に多額の出資の払戻請求を受ける医療法人にとって、そして出資持分の相続を受ける相続人にとっても大きな問題となっていました。

［3］基金拠出型医療法人の財産の取扱い

　基金拠出型医療法人では、基金の拠出をした拠出者が出資者に位置づけられますが、財産の取扱いが大きく異なってきます。

　まず、配当の禁止については今後も変わることはありませんが、基金拠出型医療法人の拠出者たる社員が退社した場合には、当初拠出した額を限度として基金が拠出者に返還されることとなります。また、医療法人が解散した場合にも、同様に当初拠出額を限度として基金が返還されることとなります。つまり、基金拠出型医療法人では、医療法人が留保している剰余金の多寡にかかわらず、拠出者が当初拠出した基金以外に剰余金部分は返還されないこととなるため、配当禁止の考え方が、退社時や解散時の基金の返還においても貫かれることとなります。

　この取扱いは、非営利性の強化という第5次医療法改正の考え方を大き

［2］医療法人の非営利性

　一般の医療法人では、医療法第54条によって剰余金の配当が禁止されています。その一方、わが国の医療法人のほとんどの法人類型である持分の定めのある医療法人社団の出資者が退社した場合には、当初出資した金額だけでなく、医療経営の中で増加した利益の留保である剰余金部分についての払戻請求をすることが可能でした。また、医療法人が解散した場合には、残余財産は基本的に出資者に帰属するようになっていました。

　この形態ですと、出資者は配当の禁止によって毎期継続した配当を得ることはできませんが、退社の時点や解散の時点で留保された剰余金部分の財産を獲得できる点で、結果的に配当をまとめて得ることができるのと変わらないこととなります。このことは、医療法人の非営利性を徹底したい国の医療政策にとっては長年の課題となっていました。また、配当ができないことで一時に多額の出資の払戻請求を受ける医療法人にとって、そして出資持分の相続を受ける相続人にとっても大きな問題となっていました。

［3］基金拠出型医療法人の財産の取扱い

　基金拠出型医療法人では、基金の拠出をした拠出者が出資者に位置づけられますが、財産の取扱いが大きく異なってきます。

　まず、配当の禁止については今後も変わることはありませんが、基金拠出型医療法人の拠出者たる社員が退社した場合には、当初拠出した額を限度として基金が拠出者に返還されることとなります。また、医療法人が解散した場合にも、同様に当初拠出額を限度として基金が返還されることとなります。つまり、基金拠出型医療法人では、医療法人が留保している剰余金の多寡にかかわらず、拠出者が当初拠出した基金以外に剰余金部分は返還されないこととなるため、配当禁止の考え方が、退社時や解散時の基金の返還においても貫かれることとなります。

　この取扱いは、非営利性の強化という第5次医療法改正の考え方を大き

137 新医療法による医療法人制度

Q なぜ、基金拠出型医療法人が制度化されたのですか。

A もともと医療法の大前提は医療の非営利性の徹底でした。第5次医療法改正では、この非営利性の徹底が改めて強化されたといえます。

[1] **新医療法における医療法人制度**

新医療法における医療法人制度は、非営利的で、かつ公益性が高いと認定された社会医療法人、非営利性を徹底した基金拠出型医療法人を含む持分の定めのない医療法人と医療法人財団、そして既存の出資持分の定めのある医療法人社団に大別されます。

●新しい医療法人制度のイメージ

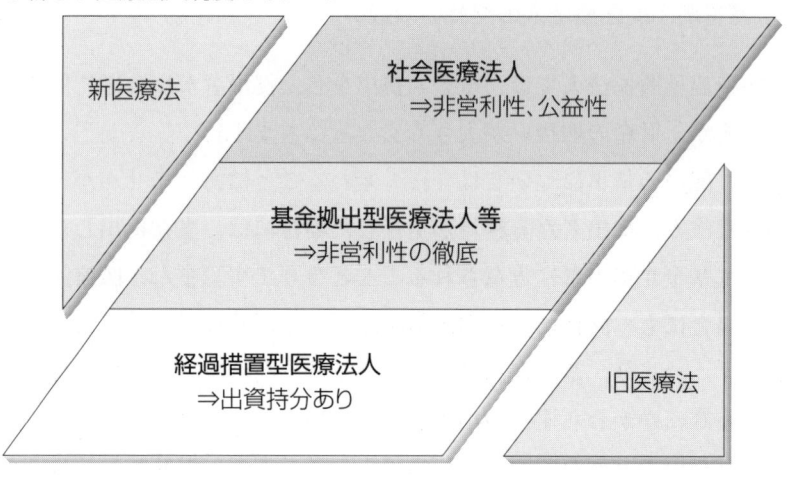

- 新医療法
  - 社会医療法人 ⇒非営利性、公益性
  - 基金拠出型医療法人等 ⇒非営利性の徹底
  - 経過措置型医療法人 ⇒出資持分あり
- 旧医療法

く反映したものであるといえます。

［4］残余財産の取扱い

　医療法第44条第4項では、(定款に)解散に関する規定に掲げる事項中に、「残余財産の帰属すべき者に関する規定を設ける場合には、その者は、国若しくは地方公共団体又は医療法人その他の医療を提供する者であつて厚生労働省令で定めるもののうちから選定されるようにしなければならない」と規定しています。

　また、医療法第56条第1項では、「解散した医療法人の残余財産は、合併及び破産手続開始の決定による解散の場合を除くほか、定款又は寄附行為の定めるところにより、その帰属すべき者に帰属する」と規定し、第2項では、「前項の規定により処分されない財産は、国庫に帰属する」と規定しています。

　これらの条文を要約してみると次のようになります。
① 定款中の解散に関する規定では、財産の帰属先を国、地方公共団体、一定の医療法人等とする。
② 合併や破産以外で解散したときは、①のどこかに財産を帰属させる。
③ ②で処分されない財産は国庫に帰属する。

　つまり、非営利性の強化とともに、基金拠出型医療法人では解散時の残余財産の帰属先を基本的には国庫等に定めているのです。

　上記の第44条第4項の条文は旧医療法にはありませんでしたが、第5次医療法改正によって追加されたものです。

　なお、旧医療法第56条では、医療法人社団と医療法人財団の財産の処分と財産の帰属先についての条項がありましたが、第5次医療法改正ではその部分が削除されました。医療法改正によって、定款または寄附行為の枠内で処分されない財産は、例外なく国庫に帰属する条文に変更されたのです。

138　基金拠出型医療法人とは

Q 基金拠出型医療法人とはどのようなものなのか教えてください。

A 平成19年4月1日の新医療法の施行によって医療法人制度が大きく変更されました。その中でも画期的なものの1つが、この「基金拠出型医療法人」です。

[1] **基金の意義**

　基金について厚生労働省医政局は、基金に関する通知「医療法人の基金について」（医政発第0330051号）の中で、「『基金』とは、医療法施行規則第30条の37及び第30条の38の規定により社団である医療法人で持分の定めのないものに拠出された金銭その他の財産であって、当該医療法人が拠出者に対して、定款の定めるところに従い返還義務を負うものであり、剰余金の分配を目的としない医療法人の基本的性格を維持しつつ、その活動原資となる資金を調達し、その財産的基礎の維持を図るための制度である」と説明しています。

　わかりやすくいうと、「基金とは持分の定めのない医療法人社団に拠出された財産で、拠出者への返還義務があり、剰余金の分配はしないが資金調達と財産的基礎の維持を図るもの」ということになります。

[2] **基金の性質**

　基金制度は、出資金とは異なる資金確保の一形態です。出資金は資本金そのものですが、基金の性質は定款により拠出者への返還が予定されている点で金銭消費貸借、つまり借入金に近いものといえます。しかし、会計上は負債ではなく資本として認識され、返済期間に関する約定はなく、基金の返還に係る利息は付すことができないこととなっています。

また、基金は破産法上は「約定劣後破産債権」に位置づけられることで、例えば、基金拠出型医療法人が破産手続を開始した場合には、基金の返還は他の債権の弁済に劣後する性質を有しています。解散の場合も約定劣後債権であり、他の債権に劣後して返還がされることとなります。

　こうした新医療法における拠出基金の性質やしくみは、旧中間法人法や一般社団法人に関する法律の、基金についての取扱いに準拠しているものとみられます。一般社団法人に関する法律では、基金に関する取扱いを本法の条文で細かく定めています。これに対して第5次医療法改正においては、「医療法施行規則」と前述の通知（医政発第0330051号。次頁参照）で、一般社団法人の基金制度を準用する形で盛り込んでいます。

　ただし、条文のうえでは一般社団法人に準ずる取扱いとなっていますが、一般社団法人は定款の認証と法人登記で設立が完了するのに対し、医療法人の設立は医療法で都道府県の認可事項とされており、財産保有に関する定めもあります。実際の設立実務では、基金の金額や内容について自治体の指導に従って進める必要があることに留意しておく必要があるでしょう。

[3] 基金拠出型医療法人における基金

　わが国の医療法人のほとんどは、出資持分の定めのある医療法人社団であり、この医療法人の活動原資は出資者からの出資金です。これに対して基金拠出型医療法人は「出資持分の定めのない医療法人社団」の一類型であり、その設立等に伴う法人の活動原資は拠出者が拠出する基金ということになります。

　現行の出資制度を廃止することで非営利性は高まりますが、出資持分の定めのない医療法人社団や医療法人財団の場合には、当初出資者や寄附者には出資金や寄附金の返還がされないこととなります。そのため基金制度を取り入れることで、基金の拠出者に対して、当初基金の拠出額を限度として拠出基金の返還が行われるしくみを制度化したものが、第5次医療法改正におけるこの基金拠出型医療法人です。

● 厚生労働省医政局長通知「医療法人の基金について」

医政発第0330051号
平成19年3月30日

各都道府県知事
各地方厚生局長 } 殿

厚生労働省医政局長

医療法人の基金について

平成19年3月30日付けで公布された医療法施行規則の一部を改正する省令（平成19年厚生労働省令第39号）の施行に伴い、標記について下記のとおり定めたので通知する。

記

第1　基金制度の趣旨
(1)　「基金」とは、医療法施行規則（昭和23年厚生省令第50号。以下「規則」という。）第30条の37及び第30条の38の規定により社団である医療法人で持分の定めのないもの（医療法（昭和23年法律第205号。以下「法」という。）第42条の2第1項に規定する社会医療法人及び良質な医療を提供する体制の確立を図るための医療法等の一部を改正する法律（平成18年法律第84号）附則第8条に規定する旧特別医療法人並びに租税特別措置法（昭和32年法律第26号）第67条の2第1項に規定する特定の医療法人（以下「特定医療法人」という。）を除く。第2の2から4まで（3の(1)の①を除く。）及び6の①において社団である医療法人の成立前にあっては設立時社員。以下「社団医療法人」という。）に拠出された金銭その他の財産であって、当該医療法人が拠出者に対して、定款の定めるところに従い返還義務（金銭以外の財産については、拠出時の当該財産の価額に相当する金銭の返還義務）を負うものであり、剰余金の分配を目的としないという医療法人の基本的性格を維持しつつ、その活動の原資となる資金を調達し、その財産的基礎の維持を図るための制度であること。
(2)　この通知による基金を採用している医療法人で、社会医療法人の認定又は特定医療法人の承認を受けようとする医療法人にあっては、拠出者に基金を返還し、定款から基金に関する定めを削除することが必要であること。

第2　基金の手続
1　基金を引き受ける者の募集等に関する定款の定め（規則第30条の37）
　社団医療法人は、基金を引き受ける者の募集をすることができる旨を定款で定

めることができること。この場合においては、次に掲げる事項を定款で定めなければならないこと。
　① 基金の拠出者の権利に関する規定
　② 基金の返還の手続
2　募集事項の決定
(1)　社団医療法人は、基金を引き受ける者の募集をしようとするときは、その都度、次に掲げる事項（以下「募集事項」という。）を定めなければならないこと。
　① 募集に係る基金の総額
　② 金銭以外の財産を拠出の目的とするときは、その旨並びに当該財産の内容及び価額
　③ 基金の拠出に係る金銭の払込み又は②の財産の給付の期日又はその期間
(2)　設立時社員は、募集事項を定めようとするときは、その全員の同意を得なければならないこと。
3　基金の申込み
(1)　社団医療法人は、基金を引き受ける者の募集に応じて基金の引受けの申込みをしようとする者に対し、次に掲げる事項を通知しなければならないこと。
　① 社団医療法人の名称
　② 募集事項
　③ 金銭の払込みをすべきときは、払込みの取扱いの場所
　④ 基金の拠出者の権利に関する規定
　⑤ 基金の返還の手続
　⑥ 定款に定められた事項（①から⑤までに掲げる事項を除く。）であって、当該社団医療法人に対して基金の引受けの申込みをしようとする者が当該者に対して通知することを請求した事項
(2)　(1)にかかわらず、設立時社員が(1)による通知をする場合には、申込みをしようとする者に対して通知すべき事項は、次に掲げる事項とすること。
　① 設立に係る都道府県知事（2以上の都道府県の区域において病院、診療所又は介護老人保健施設を開設する医療法人にあっては、厚生労働大臣）の認可の年月日
　② 法第44条第2項第1号、第4号、第7号及び第10号に掲げる事項
　③ 設立時社員の氏名又は名称及び住所
　④ 会計年度
　⑤ (1)の①から⑤までに掲げる事項
　⑥ 定款に定められた事項（①から⑤までに掲げる事項を除く。）であって、当該設立時社員に対して基金の引受けの申込みをしようとする者が当該者に

138　基金拠出型医療法人とは　　255

　　　　　対して通知することを請求した事項
　(3)　基金を引き受ける者の募集に応じて基金の引受けの申込みをする者は、次に掲げる事項を記載した書面を社団医療法人に交付しなければならないこと。
　　①　申込みをする者の氏名又は名称及び住所
　　②　引き受けようとする基金の額
　(4)　社団医療法人は、(1)及び(2)に掲げる事項について変更があったときは、直ちに、その旨及び当該変更があった事項を(3)の申込みをした者（以下「申込者」という。）に通知しなければならないこと。
　(5)　社団医療法人が申込者に対してする通知又は催告は、(3)の①の住所（当該申込者が別に通知又は催告を受ける場所又は連絡先を当該社団医療法人に通知した場合にあっては、その場所又は連絡先）にあてて発すれば足りること。
　(6)　(5)の通知又は催告は、その通知又は催告が通常到達すべきであった時に、到達したものとみなすこと。
4　基金の割当て
　(1)　社団医療法人は、申込者の中から基金の割当てを受ける者を定め、かつ、その者に割り当てる基金の額を定めなければならないこと。この場合において、社団医療法人は、当該申込者に割り当てる基金の額を、3の(3)の②の額よりも減額することができること。
　(2)　社団医療法人は、2の(1)の③の期日（2の(1)の③の期間を定めた場合にあっては、その期間の初日）の前日までに、申込者に対し、当該申込者に割り当てる基金の額を通知しなければならないこと。
5　基金の申込み及び割当てに関する特則
　　　3及び4は、基金を引き受けようとする者がその総額の引受けを行う契約を締結する場合には、適用しないこと。
6　基金の引受け
　　　次に掲げる者は、当該基金の額について基金の引受人となること。
　　①　申込者　社団医療法人の割り当てた基金の額
　　②　5の契約により基金の総額を引き受けた者　その者が引き受けた基金の額
7　金銭以外の財産の拠出
　(1)　2の(1)の②の価額が相当であることについて弁護士、弁護士法人、公認会計士、監査法人、税理士又は税理士法人の証明（現物拠出財産が不動産である場合にあっては、当該証明及び不動産鑑定士の鑑定評価。）を受けなければならないこと。ただし、次に掲げる場合には、当該事項については適用しないこと。
　　①　2の(1)の②の財産（以下「現物拠出財産」という。）のうち、市場価格のある有価証券（金融商品取引法（昭和23年法律第25号）第2条第1項に規定する有価証券をいい、同条第2項の規定により有価証券とみなされる権利を

含む。以下同じ。）について定められた２の(1)の②の価額が当該有価証券の市場価格として、次に定める方法により算定されるものを超えない場合　当該有価証券についての現物拠出財産の価額

　　　ア　２の(1)の②の価額を定めた日（以下イまでにおいて「価額決定日」という。）における当該有価証券を取引する市場における最終の価格（当該価額決定日に売買取引がない場合又は当該価額決定日が当該市場の休業日に当たる場合にあっては、その後最初になされた売買取引の成立価格）

　　　イ　価額決定日において当該有価証券が公開買付け等（金融商品取引法第27条の２第６項（同法第27条の22の２第２項において準用する場合を含む。）に規定する公開買付け及びこれに相当する外国の法令に基づく制度をいう。以下イにおいて同じ。）の対象であるときは、当該価額決定日における当該公開買付け等に係る契約における当該有価証券の価格

　　②　現物拠出財産が社団医療法人に対する金銭債権（弁済期が到来しているものに限る。）であって、当該金銭債権について定められた２の(1)の②の価額が当該金銭債権に係る負債の帳簿価額を超えない場合　当該金銭債権についての現物拠出財産の価額

　　③　現物拠出財産について定められた２の(1)の②の価額の総額が五百万円を超えない場合　当該現物拠出財産の価額

(2)　次に掲げる者は、(1)の証明をすることができないこと。

　　①　理事、監事又は使用人（社団医療法人の成立前にあっては、設立時社員、設立時理事又は設立時監事）

　　②　基金の引受人

　　③　業務の停止の処分を受け、その停止の期間を経過しない者

　　④　弁護士法人、監査法人又は税理士法人であって、その社員の半数以上が①又は②に掲げる者のいずれかに該当するもの

8　基金の拠出の履行

(1)　基金の引受人（現物拠出財産を給付する者を除く。）は、２の(1)の③の期日又は期間内に、社団医療法人（社団医療法人の成立前にあっては、設立時社員）が定めた次に掲げる銀行等の払込みの取扱いの場所において、それぞれの基金の払込金額の全額を払い込まなければならないこと。

　　①　銀行法（昭和56年法律第59号）第２条第１項に規定する銀行

　　②　信託業法（平成16年法律第154号）第２条第２項に規定する信託会社

　　③　農業協同組合法（昭和22年法律第132号）第10条第１項第３号の事業を行う農業協同組合又は農業協同組合連合会

　　④　水産業協同組合法（昭和23年法律第242号）第11条第１項第４号、第87条第１項第４号、第93条第１項第２号又は第97条第１項第２号の事業を行う漁

　　　　業協同組合、漁業協同組合連合会、水産加工業協同組合又は水産加工業協同組合連合会
　　⑤　信用協同組合又は中小企業等協同組合法（昭和24年法律第181号）第9条の9第1項第1号の事業を行う協同組合連合会
　　⑥　信用金庫又は信用金庫連合会
　　⑦　労働金庫又は労働金庫連合会
　　⑧　農林中央金庫
　(2)　基金の引受人（現物拠出財産を給付する者に限る。）は、2の(1)の③の期日又は期間内に、それぞれの基金の払込金額に相当する現物拠出財産を給付しなければならない。ただし、社団医療法人の成立前に給付すべき場合において、設立時社員全員の同意があるときは、登記、登録その他の権利の設定又は移転を第三者に対抗するために必要な行為は、社団医療法人の成立後にすることを妨げないこと。
　(3)　基金の引受人は、(1)による払込み又は(2)による給付（以下「拠出の履行」という。）をする債務と社団医療法人に対する債権とを相殺することができないこと。
　(4)　基金の引受人が拠出の履行をしないときは、基金の引受けは、その効力を失うこと。
9　基金の拠出者となる時期
　(1)　基金の引受人は、次に掲げる場合には、当該定める日に、拠出の履行をした基金の拠出者となること。
　　①　2の(1)の③の期日を定めた場合　　当該期日
　　②　2の(1)の③の期間を定めた場合　　拠出の履行をした日
　(2)　(1)にかかわらず、社団医療法人の成立前に基金を引き受ける者の募集をした場合には、社団医療法人の成立の時に、拠出の履行をした基金の拠出者となること。
10　基金の返還（規則第30条の38）
　(1)　基金の返還は、定時社員総会の決議によって行わなければならないこと。
　(2)　社団医療法人は、ある会計年度に係る貸借対照表上の純資産額が次に掲げる金額の合計額を超える場合においては、当該会計年度の次の会計年度の決算の決定に関する定時社員総会の日の前日までの間に限り、当該超過額を返還の総額の限度として基金の返還をすることができること。
　　①　基金（13の代替基金を含む。）の総額
　　②　資産につき時価を基準として評価を行っている場合において、その時価の総額がその取得価額の総額を超えるときは、時価を基準として評価を行ったことにより増加した貸借対照表上の純資産額

③　資本剰余金の価額
(3) (2)に違反して社団医療法人が基金の返還をした場合には、当該返還を受けた者及び当該返還に関する職務を行った業務執行者（業務執行理事その他当該業務執行理事の行う業務の執行に職務上関与した者をいう。(4)及び(5)において同じ。）は、当該社団医療法人に対し、連帯して、(2)に違反して返還された額を弁済する責任を負うこと。
(4) (3)にかかわらず、業務執行者は、その職務を行うについて注意を怠らなかったことを証明したときは、同項の責任を負わないこと。
(5) (3)の業務執行者の責任は、免除することができないこと。ただし、(2)の超過額を限度として当該責任を免除することについて総社員の同意がある場合は、この限りでないこと。
(6) (2)に違反して基金の返還がされた場合においては、社団医療法人の債権者は、当該返還を受けた者に対し、当該返還の額を当該社団医療法人に対して返還することを請求することができること。

11　基金の返還に係る債権の取得の禁止
(1) 社団医療法人は、次に掲げる場合に限り、自己を債務者とする基金の返還に係る債権を取得することができること。
　①　合併又は他の法人の事業の全部の譲受けによる場合
　②　社団医療法人の権利の実行に当たり、その目的を達成するために必要な場合
　③　無償で取得する場合
(2) 社団医療法人が(1)の①又は②に掲げる場合に(1)の債権を取得したときは、当該債権は消滅しないこと。この場合においては、社団医療法人は、当該債権を相当の時期に他に譲渡しなければならないこと。

12　基金利息の禁止（規則第30条の37）
基金の返還に係る債権には、利息を付することができないこと。

13　代替基金（規則第30条の38）
(1) 基金の返還をする場合には、返還をする基金に相当する金額を代替基金として計上しなければならないこと。
(2) (1)の代替基金は、取り崩すことができないこと。
(3) 吸収合併存続社団医療法人（吸収合併後存続する社団医療法人をいう。以下(3)において同じ。）が当該合併に際して代替基金として計上すべき額は、次に掲げる合計額とすること。
　①　吸収合併の直前の吸収合併存続社団医療法人の代替基金の額
　②　吸収合併の直前の吸収合併消滅社団医療法人（吸収合併により消滅する社団医療法人をいう。）の代替基金の額の範囲内で、吸収合併存続社団医療法人が定めた額

(4) 新設合併設立社団医療法人（新設合併により設立する社団医療法人をいう。以下(4)において同じ。）が当該合併に際して代替基金として計上すべき額は、新設合併直前の各新設合併消滅社団医療法人（新設合併により消滅する社団医療法人をいう。）の代替基金の額の合計額の範囲内で、新設合併消滅社団医療法人が定めた額とすること。

14 破産手続に関する債権の取扱い

社団医療法人が破産手続開始の決定を受けた場合においては、基金の返還に係る債権は、破産法第99条第2項に規定する約定劣後破産債権となること。

第3 貸借対照表の区分表示

(1) 基金（規則第30条の37及び第30条の38並びにこの通知により定める基金をいう。以下同じ。）の総額及び代替基金（第2の13により計上された金額をいう。）は、貸借対照表の純資産の部に基金及び代替基金の科目をもって計上しなければならないこと。

(2) 基金の返還に係る債務の額は、貸借対照表の負債の部に計上することができないこと。

第4 その他

1 社団医療法人の定款例

社団医療法人が基金を採用する場合の定款例を別添のとおり定めることとしたので参照されたいこと。

2 税務当局への届出

基金制度を採用する社団医療法人とするための定款の変更がなされたときは、当該基金制度を採用する社団医療法人は、定款の変更がなされた日以後2月以内に、都道府県知事（地方厚生局長）の定款変更認可書に定款の写し等を添付し、これを納税地の所轄税務署長に提出するものとすること。

別添

　基金制度を採用する場合は、社団医療法人の定款例（「医療法人制度について」（平成19年3月30日医政発第0330049号厚生労働省医政局長通知別添1））に、次のように「基金」の章を追加すること。

社団医療法人（基金拠出型）の定款例	備　　考
第2章　目的及び事業 　　第3章　基金 第○条　本社団は、その財政的基盤の維持を図るため、基金を引き受ける者の募集をすることができる。 第○条　本社団は、基金の拠出者に対して、本社団と基金の拠出者との間の合意の定めるところに従い返還義務（金銭以外の財産については、拠出時の当該財産の価額に相当する金銭の返還義務）を負う。 第○条　基金の返還は、定時社員総会の決議によって行わなければならない。 2　本社団は、ある会計年度に係る貸借対照表上の純資産額が次に掲げる金額の合計額を超える場合においては、当該会計年度の次の会計年度の決算の決定に関する定時社員総会の日の前日までの間に限り、当該超過額を返還の総額の限度として基金の返還をすることができる。 ⑴　基金（代替基金を含む。） ⑵　資本剰余金 ⑶　資産につき時価を基準として評価を行ったことにより増加した貸借対照表上の純資産額 3　前項の規定に違反して本社団が基金の返還を行った場合には、当該返還を受けた者及び当該返還に関する職務を行った業務執行者は、本社団に対し、連帯して、返還された額を弁済する責任を負う。 4　前項の規定にかかわらず、業務執行者は、その職務を行うについて注意を怠らなかったこと	・特定医療法人又は社会医療法人若しくは特別医療法人は、基金制度を利用することができないため、基金拠出型法人から当該医療法人に移行する場合は、拠出者に基金を返還し、定款から「基金」の章を削除することが必要である。 ・取り崩すことができない科目をすべて掲げること。

を証明したときは、同項の責任を負わない。
5　第3項の業務執行者の責任は、免除することができない。ただし、第2項の超過額を限度として当該責任を免除することについて総社員の同意がある場合は、この限りでない。
6　第2項の規定に違反して基金の返還がされた場合においては、本社団の債権者は、当該返還を受けた者に対し、当該返還の額を本社団に対して返還することを請求することができる。

第○条　基金の返還に係る債権には、利息を付することができない。

第○条　基金の返還をする場合には、返還をする基金に相当する金額を代替基金として計上しなければならない。
2　前項の代替基金は、取り崩すことができない。

　　　第4章　社員

　　附　則
1　本社団設立当初の役員は、次のとおりとする。
　（略）
2　<u>本社団は、第3章の基金に係る規定について、都道府県知事の定款変更の認可を受けることを条件に、本社団の出資者に対して、その出資額を限度とした出資金の払戻しを行う。</u>

・出資額限度法人から移行する場合に限り記載するものとする。

139 医療法人制度における基金拠出型医療法人の位置づけ

Q 医療法人制度の中では、基金拠出型医療法人はどのような位置づけになるのですか。

A 現行の医療法人制度では、財産基礎のあり方によっていくつかの法人類型が存在します。基金拠出型医療法人は、「出資持分の定めのない医療法人社団」の１つになります。

［１］出資持分の定めのある医療法人社団

わが国の医療法人全体の98％を占めるのが、出資持分の定めのある医療法人社団です。この医療法人は、すでに取り上げたように、出資者の出資によって財産的基盤が維持されており、剰余金部分については解散時などに出資者に分配されることとなるものです。

［２］出資持分の定めのない医療法人

まず、「出資持分の定めのない医療法人社団」があります。これは拠出基金も出資持分もない医療法人ということになります。また、「医療法人財団」と呼ばれるものがあり、もともと出資によらず、財産の無償による寄附行為等により成立しています。財団は寄附や譲渡により法人が獲得した「財産」そのものが法人格であるため、持分や出資という考え方はなく、解散時等の財産は寄附等を行った人に返還されるものではありません。そのため、医療法人財団は他の医療法人以上に、非営利という考え方が強い法人類型であるといえます。

［３］基金拠出型医療法人の位置づけ

第５次医療法改正で注目されたのは、出資持分の定めのある医療法人社

●新医療法施行に伴う医療法人の移行

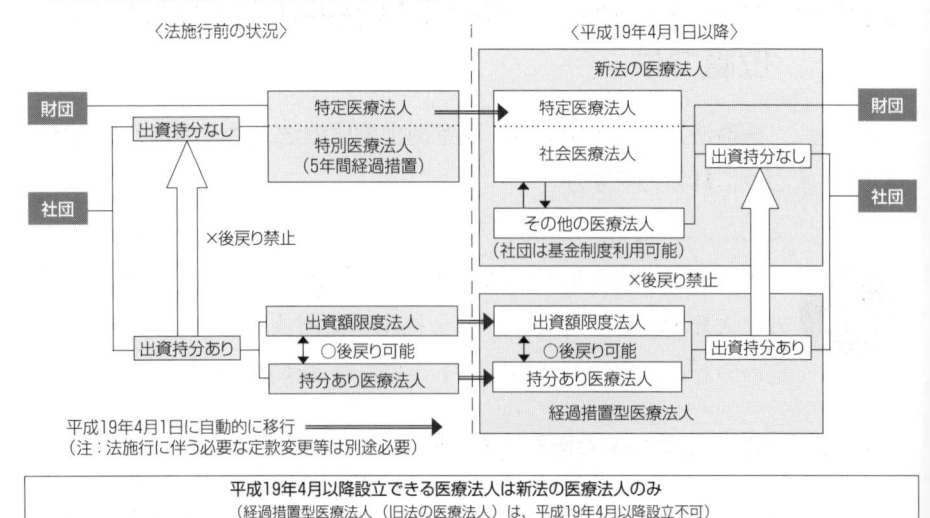

〈法施行前の状況〉　　　　　　　〈平成19年4月1日以降〉

```
財団 ─┐                    ┌─ 新法の医療法人 ─┐          ┌─ 財団
      ├ 出資持分なし ─ 特定医療法人          特定医療法人            出資持分なし ─┤
社団 ─┘                                    社会医療法人                            └─ 社団
                    特別医療法人
                    （5年間経過措置）
                                            ↕
              ×後戻り禁止                 その他の医療法人
                                          （社団は基金制度利用可能）
                                                                  ×後戻り禁止

       ┌ 出資額限度法人                    出資額限度法人
       │   ↕ ○後戻り可能                    ↕ ○後戻り可能              出資持分あり
       └ 持分あり医療法人                  持分あり医療法人
                                          経過措置型医療法人

  出資持分あり
  平成19年4月1日に自動的に移行 ──→
  （注：法施行に伴う必要な定款変更等は別途必要）
```

平成19年4月1日以降設立できる医療法人は新法の医療法人のみ
（経過措置型医療法人（旧法の医療法人）は、平成19年4月1日以降設立不可）

団についての非営利性の見直しです。平成19年4月1日以降は、出資持分の定めのある医療法人社団を新たに設立することはできなくなり、基金拠出型医療法人としての設立が主になりました。すでにそれ以前から存続している医療法人社団については、定款を変更しなければ「当分の間」経過措置によって、基金拠出型医療法人に移行しないで構わないことが認められています。この「当分の間」と定められている経過措置が廃止されれば、これらの医療法人社団は基金拠出型医療法人への移行が強制される可能性もあります。

第5次医療法改正では、出資持分の定めのある医療法人社団については、最終的には基金拠出型医療法人に移行するように位置づけられていることになります。しかし、既存の医療法人が基金拠出型医療法人の制度について、いつごろ、どのような経営政策を採用するかについては、今後の税制をはじめ、詳細がどのように決まっていくかに委ねられるものと思われます。

140 経過措置型医療法人の取扱い

Q 基金拠出型医療法人が法制化される前からあった「出資持分の定めのある医療法人社団」は、今後どのような取扱いになるのですか。

A 出資持分の定めのある医療法人社団は、当分の間は「経過措置型医療法人」と呼ばれる形で、現行のままの法人類型で存続することが認められています。

[1]「当分の間」とは…

「当分の間」とは、実際に法律の附則で用いられている言葉で、具体的に医療法附則第10条第2項で次のように定められています。

◉残余財産に関する経過措置

> 施行日前に設立された医療法人又は施行日前に医療法第44条第1項の規定による認可の申請をし、施行日以後に設立の認可を受けた医療法人であって、施行日前において、その定款又は寄附行為に残余財産の帰属すべき者に関する規定を設けていないもの又は残余財産の帰属すべき者として新医療法第44条第4項に規定する者以外の者を規定しているものについては、当分の間（中略）、新医療法第50条第4項の規定は適用せず、旧医療法第56条の規定は、なおその効力を有する。

第5次医療法改正によって、出資持分の定めのある医療法人社団のすべてが基金拠出型医療法人にならないといけないわけではありません。第5次医療法改正によって、新医療法に基づく定款の変更が求められましたが、この拠出基金に関する取扱いについては変更を強制されておらず、「当分の間」引き続き出資持分を有することができることとなりました。

この経過措置は、単純に医療法人の激変緩和のためや、業務負担の軽減などのために設けられただけではありません。

［2］今後の取扱い

　上記の「当分の間」という経過措置は、強制的に基金拠出型医療法人への移行を行った場合には、財産権の侵害が問題になるという懸念から設けられたものであるといわれています。

　しかし、医療法改正の趣旨からすると、今後の改正の中で、出資持分の定めのある医療法人社団は「当分の間」いまのままでよいという経過措置が撤廃され、基金拠出型医療法人にならなければいけなくなるかもしれません。経過措置の撤廃時期はずっと先になるのか、それとも比較的早い時期になるのかは、様々な議論が出ています。この措置の撤廃にあたっては、残余財産の帰属先が問題となるだけでなく、基金拠出型医療法人への移行時の会計制度の確立や税制上の取扱いが重要な検討課題ですので、これからの動向を注視していく必要があります。

　なお、この経過措置の対象となる出資持分の定めのある医療法人社団については、「経過措置型医療法人」と呼ばれるようになっています。

　平成19年4月1日以降は、それ以前と同じように出資持分の定めのある医療法人社団を設立することはできなくなり、今後の医療法人は、基金拠出型医療法人を加えた出資持分の定めのない医療法人社団と医療法人財団による設立が基本になります。

●経過措置型医療法人の今後

経過措置型医療法人

平成19年4月1日　　「当分の間」存続

将来、期限が定められる可能性も…

141　出資額限度法人との区別

Q 基金拠出型医療法人は、いわゆる出資額限度法人とは違うのですか。

A 基金拠出型医療法人の制度の骨格は、出資額限度法人に近いものです。しかし、出資額限度法人はあくまで出資持分の定めのある医療法人ですので、法人類型が異なります。

［1］**出資額限度法人との類似点**

　出資額限度法人は、出資者に払い戻す出資額の上限を、その出資時の出資金額を限度とする旨を定款で定めることにより、医療法人の出資払戻負担を限定的にするものです。これは、基金拠出型医療法人が基金の当初拠出額を限度として基金の返還を行うのに似ています。また、解散時の残余財産の帰属先についても、基本的には出資額限度法人は基金拠出型医療法人と同様に、国等に帰属することとされており、剰余金に該当する部分が出資者に払い戻されないように定款で定めます。また、いずれの医療法人も出資持分の定めのある医療法人に後戻りができない点も類似しています。

　出資額限度法人の制度設計は、昭和25年に医療法人制度が制定された当時の医療機関の法人格取得に関する議論の中で最も重視された「配当禁止の規定の維持」の考え方をそのまま受け継いだものといわれています。その点で、配当禁止規定等の非営利性を再確認する新医療法と出資額限度法人は、根本的な考え方が極めて近いものといえます。

［2］**出資額限度法人と異なる点**

　まず、出資額限度法人は出資持分の定めのある医療法人で、新医療法で「当分の間」は経過措置により基金拠出型医療法人に移行しないことができる法人なので、新医療法によって創設された基金拠出型医療法人とは法

人類型が異なります。現在、出資額限度法人である医療法人は、性質は基金拠出型医療法人と似ていますが、移行する際には他の一般の医療法人社団と同じ定款変更の手続きや処理が必要になるので注意が必要です。

　出資額限度法人では、出資者の退社等があった場合において、法人に出資に係る剰余金がある場合には、その出資の払戻額を超える剰余金でその退社等をした出資者の出資割合に相当する部分について、一定の要件を満たさないときは、他の残存する出資者に対してみなし贈与課税が行われることとなります。一方、死亡した出資者の相続人が死亡による退社に伴い出資の払戻請求権を行使したときは、その出資払戻請求権は当初出資額により評価することとされています。

　出資額限度法人におけるこうした税制が、基金拠出型医療法人で参考にされて整備されていくのか、また、出資額限度法人が基金拠出型医療法人に移行する際にはどのような課題が出てくるのかが注目されます。

●出資額限度法人の出資者の退社時

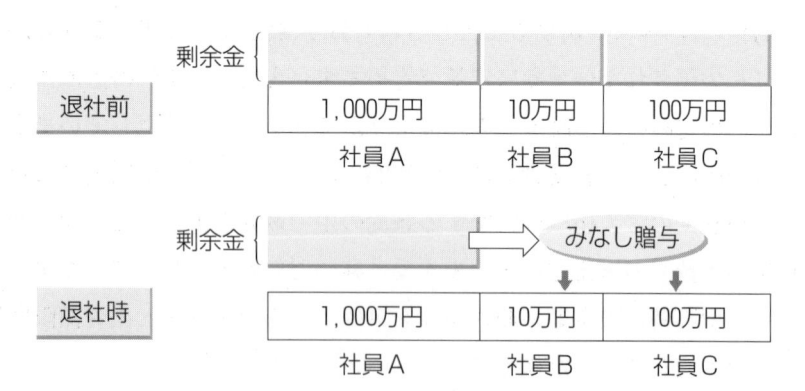

退社前　剰余金｛　1,000万円　10万円　100万円
　　　　　　　　社員A　　社員B　　社員C

退社時　剰余金｛　　　　　　⇒みなし贈与
　　　　　　　　1,000万円　10万円　100万円
　　　　　　　　社員A　　社員B　　社員C

社員Aが退社することとなった場合には、剰余金のうち社員Aに対応する部分の金額は社員Bと社員Cが、BとCのそれぞれの出資割合に応じてAから贈与を受けたこととみなされ課税される場合がある。

142 特定医療法人、社会医療法人との関係

Q 基金拠出型医療法人は、特定医療法人、社会医療法人とはどのような関係にあるのですか。

A 特定医療法人と社会医療法人は基金拠出型医療法人と同様に新医療法上の医療法人類型として存続しますが、いずれも基金制度を利用することはできないことになっています。

[1] 法区分上の区別

 特定医療法人は租税特別措置法第67条の2で定められた「税法上の」法人類型であり、社会医療法人は「医療法上の」法人類型なので法的根拠が異なります。しかし、いずれも出資持分の定めのない医療法人社団または医療法人財団であることが前提になっている法人なので、基金拠出型医療法人と同様に広い意味での「出資持分の定めのない医療法人」であり、新医療法の枠内で存続する法人類型です。

 社会医療法人は基金拠出型医療法人とともに新医療法で定められた法人類型で、特別医療法人制度に代わる位置づけで定められたものです。社会医療法人は法人税法上の公益法人等に分類される高い公益性を有する法人で、医療法人の非営利性を徹底するという点で、基金拠出型医療法人と同じ背景の中で制度化された法人であるといえます。

[2] 出資・拠出等の取扱い

 特定医療法人と社会医療法人は、出資持分の定めのないことが前提で、これらの法人は基金制度を利用することもできません。そのため、基金拠出型医療法人が特定医療法人または社会医療法人に移行する場合には、拠出者に一度基金を返還して、定款から基金に関する定めを削除して、基金も出資も有しないこととなった後でないと移行することができません。

143　基金拠出型医療法人の設立

Q　基金拠出型医療法人を設立するための手続きと基金の拠出について教えてください。

A　基金拠出型医療法人の設立にあたっては、法人が基金を引き受け、また、基金の拠出者が基金を拠出するための以下の手続きが必要になります。

［1］新設法人の場合

1　定款を定める

　基金制度を採用する場合には、基金を引き受ける者の募集をすることができる旨を定款に定めることが必要です。

2　募集事項の決定

　基金を引き受ける者の募集をするときには、そのつど、次の事項を定める必要があります。

　① 募集に係る基金の総額
　② 金銭以外の財産を拠出の目的とするときは、その旨並びに当該財産の内容及び価額
　③ 基金の拠出に係る金銭の払込み、または②の財産の給付の期日、またはその期間

　なお、設立時社員が募集事項を定めようとするときは、その全員の同意を得ることが必要となります。

3　基金募集事項等の通知

　基金の引受けを受ける者の募集に応じて、基金の引受けの申込みをしようとする者に対し、一定の事項（次頁の図の＊1参照）を通知しなければなりません。

●通知事項と現物拠出

> ＊1　一定の事項とは、次の事項をいう。
> 　(1)　通知
> 　　①　社団医療法人の名称
> 　　②　募集事項
> 　　③　金銭の払込みの取扱いの場所
> 　　④　基金の拠出者の権利に関する規定
> 　　⑤　基金の返還の手続き
> 　　⑥　定款に定められた事項（請求があった事項）
> 　(2)　設立時社員が通知する場合、上記①～⑥に加え、
> 　　⑦　設立認可年月日
> 　　⑧　医療法人の目的
> 　　⑨　事務所の所在地
> 　　⑩　社員たる資格の得喪に関する規定
> 　　⑪　公告の方法
> 　　⑫　設立時社員の氏名または名称及び住所
> 　　⑬　会計年度
>
> ＊2　次のものは評価の証明を受けないで、現物拠出財産価額を基金拠出額とすることができる。
> 　　①　市場価格のある有価証券で一定のもの
> 　　②　医療法人社団に対する金銭債権で一定のもの
> 　　③　現物拠出財産価額の総額が500万円を超えないもの

4　基金引受申込書の交付

基金を引き受ける者の募集に応じて基金の申込みをする者は、申込みをする者の氏名または名称及び引き受けようとする基金の額を記載した書面（基金引受申込書）を医療法人社団に交付しなければなりません。

5　基金の割当ての決定

基金の割当てが決まったら、上記2で定めた期日の前日までに、基金の割当てを受ける者と、これらの者に割り当てる基金の額を申込者に通知しなければなりません。

6 基金の拠出の履行

基金の拠出は、金銭によるものと現物拠出財産によるものとがありますが、いずれの場合であっても、上記2で定めた期限内に拠出を履行する必要があります。

なお、この拠出は医療法人社団に対する債務とは相殺できず、特に現物拠出財産による場合には、その価額の妥当性についての証明を受けているものでなければなりません（前頁の図の＊2参照）。

［2］既存の医療法人の場合

基本的には、新しく基金拠出型医療法人を設立する場合と、基金の拠出等の取扱いの手続きは変わりません。新たに設立認可を受けたり、税法上の届出を行ったり、会計年度を定めたりする通常の医療法人設立のプロセスが簡略化される形となります。

ただし、すでに基金拠出型医療法人になった法人が、基金を追加で拠出するような場合については、基金の募集、引受け、割当て等の手続きは新設の際と同様に必要になってきますので注意が必要です。

今後、既存の医療法人が基金拠出型医療法人に移行する事例の増加が予想されますが、実務上は移行時の課税問題が解決されるまでは問題点が明瞭にならないと思われます。

例えば、出資者と同一の者が基金の拠出者となる場合の出資持分に係る財産の帰属と課税、現物による出資払戻しと現物拠出財産により拠出する場合の関係等は、移行時の課税問題によって実務的な取扱い方が変わってくると考えられます。

144　解散等に係る基金の返還

Q 基金拠出型医療法人を解散した場合などにおける基金の返還について教えてください。

A 拠出者が退社したり、法人が解散する場合などにおける基金拠出型医療法人の基金の返還は、定時社員総会の決議によって行われなければならないことになっています。

［1］基金の返還

　経過措置型医療法人のモデル定款では、社員の退社は決議事項等ではなく、理事長への届出事項となっており、退社に伴い出資払戻請求権を行使できるようになるとされています。したがって、出資をしている者は基本的に自由な時期に退社や出資払戻請求権の行使をすることができることとなります。

　一方、基金拠出型医療法人における基金の返還は、基金の拠出者の請求時期にかかわらず、「定時社員総会の決議によって」行われなければならないとされています。基金の返還を希望する拠出者がいる場合においても、定時社員総会において基金の返還を行うことが法人にとって不利益をもたらすと判断されれば、総会の決議によってその返還を受けられないことも考えられるということになります。

［2］返還される基金の額

　基金拠出型医療法人の基金は、当初拠出額を限度として返還されることとなっています。そのうえで、返還される基金の額については厚生労働省医政局の通知により、ある会計年度に係る貸借対照表上の純資産額が次の①～③に掲げる金額の合計額を超える場合においては、当該会計年度の次の会計年度の決算の決定に関する定時社員総会の日の前日までの間に限

り、当該超過額を返還の総額の限度として基金の返還をすることができることと定められています。

① 基金（代替基金を含む）の総額
② 資産につき時価を基準として評価を行っている場合において、その時価の総額がその取得価額の総額を超えるときは、時価を基準として評価を行ったことにより増加した貸借対照表上の純資産額
③ 資本剰余金の価額

ここで、「当該超過額を返還の総額の限度として基金の返還をすることができること」と示されているその超過額が、基金の当初拠出額を下回る場合にはどうなるのでしょうか。

例えば、500万円の基金を当初拠出したＡ氏が、社員総会の決議を経て基金の返還を受けることとなった場合において、上記超過額が300万円であるときは、その返還を受けることができる基金の額は300万円が限度となるということです。

基金制度については、基金の当初拠出額を限度として返還を受けられるものであるうえで、まず定時社員総会における議決事項であることと、純資産額が一定の金額以下である場合には、返還に係る限度額が当初拠出額を下回る場合があるということを、留意しておく必要があると思われます。

◎500万円を拠出したＡ氏が基金の返還を受ける場合

基金（代替基金を含む）	1,000万円
評価差額	500万円
資本剰余金	500万円
その他	300万円

純資産額の合計 2,300万円

→ Ａ氏は300万円を限度として基金の返還を受けることができる

145 基金に係る会計処理

Q 基金の拠出、期中の会計処理、返還時の処理について教えてください。

A 基金に係る会計処理は、拠出時と返還時の処理が重要です。これは基金拠出型医療法人の設立時だけでなく、期中の追加拠出や期中の返還についても同じことです。

［1］貸借対照表の純資産の部

基金拠出型医療法人の貸借対照表における純資産の部の科目構成は下表のようになります。

●純資産の部の表示

基金拠出型医療法人	経過措置型医療法人	備　考
	資　本　金	出資金
資　本　剰　余　金	資　本　剰　余　金	新法の医療法人移行時に計上した資本金、寄附金
利　益　剰　余　金	利　益　剰　余　金	
代　替　基　金		基金返還時計上の基金相当額 医療法施行規則第30条の38第3項
その他利益剰余金		繰越利益剰余金、積立金
評価・換算差額等	評価・換算差額等	
基　　　　　金		医療法施行規則第30条の37

［2］基金の引受け

法人が基金を引き受けた場合の会計処理の仕訳は次のようになります。

　　　　現金（その他の資産）／基　　　金

この会計上の取引仕訳は、設立時か期中の追加拠出かにかかわらず、このような仕訳になります。

　また、出資持分のある医療法人社団が基金拠出型医療法人に移行する際に、資本金（出資）を資本剰余金に振り替えたうえで、引き受けた基金を計上することとなります。

［3］基金の返還

　基金を返還する場合には、返還基金に相当する金額の代替基金を計上しなければなりません。この代替基金は取り崩すことはできません。そして、会計上の仕訳は次のようになります。

　　　　基　　　金　　／　　現金（その他の資産）
　　　　利益剰余金　　／　　代替基金（資本の部）

　この代替基金は、基金の返還があった際にも基金の総額が減少しないために設けられているものです。基金の返還により資本部分が一方的に減少して利益の剰余が増加するようにならないために、このような形式を採用しているものと考えられます。

●モデル定款中で代替基金に触れている箇所

>　第○条　…（略）…
>　2　本社団は、ある会計年度に係る貸借対照表上の純資産額が次に掲げる金額の合計額を超える場合においては、当該会計年度の次の会計年度の決算の決定に関する定時社員総会の日の前日までの間に限り、当該超過額を返還の総額の限度として基金の返還をすることができる。
>　⑴　基金（代替基金を含む。）
>　⑵　資本剰余金
>　⑶　資産につき時価を基準として評価を行ったことにより増加した貸借対照表上の純資産額
>　第○条　基金の返還をする場合には、返還をする基金に相当する金額を代替基金として計上しなければならない。
>　2　前項の代替基金は、取り崩すことができない。

146 基金拠出型医療法人の課税体系の概要

Q 基金拠出型医療法人にはどのような税金がかかるのか教えてください。

A 基金拠出型医療法人にかかわる法人税、消費税等は、これまでの医療法人と変わりませんが、拠出基金に関連する税制は、まだ詳細がはっきりとしていない部分があります。

［1］基金に関連して想定される税

基金に関連して課税が考えられる局面を次に列挙してみます。
① 法人の新設により基金の拠出がされた場合、または基金の追加拠出がされた場合
② 経過措置型医療法人が基金拠出型医療法人に移行した場合
③ 基金の拠出者に退社等により基金の返還をした場合
④ 基金の拠出者が死亡した場合

以下で、これらの取扱いについて考えていきます。

［2］新設により基金の拠出がされた場合と基金の追加拠出がされた場合

基金拠出型医療法人の新設に伴って基金の拠出があった場合、法人については出資や株式と同様に資本取引なので、基金の拠出そのものについて課税されることはなく、基金の追加拠出の場合も同様です。また、出資持分の定めのない医療法人に該当するので、法人税法の規定により、設立に際して贈与または遺贈を受けた場合には、これを資本剰余金として受け入れることとなります。

拠出する個人については、この基金の拠出が拠出者の親族その他特別の関係にある者の相続税または贈与税の負担が不当に減少する結果になると認められるときは、相続税法第66条第4項によるみなし個人課税が考えら

れます。また、個人が現物で拠出する場合において、その現物拠出財産の時価が取得価額を超える場合には、譲渡所得として所得税の課税があります。

［3］経過措置型医療法人が基金拠出型医療法人に移行した場合

経過措置型医療法人が基金拠出型医療法人に移行する場合の課税問題は、移行の対象となり得る医療法人がほとんどであることから、新医療法関連の税制の中で最も重要な課題の1つです。これまでのところ税制改正や通達等で新しく示されていませんが、現行の税法の枠内で考えると次の問題が考えられます。

① 経過措置型医療法人が定款を変更して持分の定めのない医療法人社団に移行する場合において、元の出資者が出資持分を放棄する際に相続税法第66条第4項により、医療法人にみなし個人課税がされる可能性がある。

② 従前の医療法人の出資者が医療法人の純資産額相当額をそのまま基金として拠出する際には、出資持分の時価と出資額面との差額が出資者個人の配当所得とみなされ、課税される可能性がある。

基金拠出型医療法人は、高い公益性と非営利性を有する医療法人として、最終的な残余財産については国または地方公共団体等に帰属することとされているので、移行時の課税は生じないような措置が図られるという見方もあります。

しかし、現在出資持分の定めのある医療法人社団が非課税で出資持分の放棄をできるのは、特定医療法人、社会医療法人に移行する際と、租税特別措置法第40条に定める要件を満たした場合のみです。いずれの場合も高い公益性を要求される要件を満たす必要があり、経過措置型医療法人の多くは、これを満たすことは困難であると考えられます。定款の変更のみで移行時の非課税を実現することを税務当局が容認するのか、また、移行時の非課税は課税の公平性を損なわないのかという疑問点もあります。

したがって、基金拠出型医療法人への移行は、課税問題に関する税務当局

と厚生労働省の今後の協議をよく見定めて検討していく必要があります。

[4] 基金の拠出者に退社等により基金を返還した場合

　拠出基金を引き受けた法人は、当初引き受けた基金の額を超えて拠出者に拠出基金の返還をすることはありませんので、現金での返還について法人に課税の問題は生じないと考えられます。個人についても拠出時と同額以下の基金の返還を受けることになるので、課税所得は生じません。

　現物拠出をした場合、また、現金以外の資産による現物での返還を受ける場合などは適正な評価が行われ、その評価に従って返還が行われる必要があります。

[5] 基金の拠出者が死亡した場合

　拠出基金とその返還を受ける権利が、その亡くなった者の相続人に相続されたときは、その拠出した基金の額は相続税の課税財産とされます。拠出者の死亡に伴い拠出基金の返還を受ける権利を行使した場合において、当初拠出額を下回る基金の返還を受けた場合においても、当初拠出額相当額が相続税の課税財産に該当します。

　基金の相続税評価については、これから具体的に通達が出る中で、細かい取扱いも判明してくると思われます。

[6] 基金に関する税務署への届出等

　基金拠出型医療法人になるための定款の変更を行ったときは、その医療法人は、定款の変更がされた日以後2か月以内に、都道府県知事等の定款変更認可書に定款の写し等を添付して、納税地の所轄税務署長に提出することと定められています。

147 基金拠出型医療法人への移行

Q 基金拠出型医療法人への移行の是非について教えてください。

A 税制が明確にならない以上、慎重に検討されるべきですが、現時点では、これまで経過措置型医療法人の場合に問題とされていた点についての解決になると考えられる部分はあります。

[1] 移行時非課税となった場合

　基金拠出型医療法人を採用すると、蓄積してきた内部留保利益を国庫等に帰属させる非常に厳しい内容と取れます。しかし、既存の医療法人の現実は、「留保利益があっても留保現金があるとは限らない」ことから、社員の退社時や解散時における出資持分の時価による払戻し、相続発生時の現金納付が大きな問題になっていました。払戻しの問題で退社等する出資者たる社員と医療法人との間で係争が起こることや、相続の発生に際しての納税資金の問題から、経営を断念することなどもありました。
　移行時が非課税等になるのであれば、残余財産の帰属先等にかかわらず、これらの問題解決の大きな助けになるものと考えられます。

[2] 剰余金の状況と対応

　留保利益が少ない法人や業績が低位で推移してきている法人で、もとの出資額面に対しての増分がほとんどない場合には、払戻し、相続その他を考慮しても、基金拠出型医療法人に移行することによって生ずる問題は少ないと思われます。剰余金部分が多くある医療法人は、現状の出資持分についての相続問題や、社員退社時や解散時の課税問題があるので、役員報酬や退職金の支給、適切な設備への投資等によって、内部の留保をできるだけ有効に減少させるようにすることが望ましいといえます。

148　基金拠出型医療法人の現状

Q 基金拠出型医療法人に関するこれまでの動きを教えてください。

A 税制その他が決まっていないことで全国的に様子見が続いているようですが、各都道府県において、すでに設立されている基金拠出型医療法人はあります。

[1] 法改正前後の状況

　平成19年4月1日以降は、基金拠出型医療法人の形でないと医療法人を設立できないこととなりました。そのため、法改正の内容が周知された後、平成19年3月末までの1年間の医療法人の設立は、経過措置型医療法人により設立したいという開業者が殺到して、通常の3倍近くの駆け込み設立があったといわれています。こうしたことから、開業・設立を検討する側も既存の医療法人も、新医療法の施行後については新制度の内容について見極めようとしているとみてよいでしょう。

[2] 基金拠出型医療法人への移行に関する税制の状況

　経過措置型医療法人が、新医療法に基づく基金拠出型医療法人へ移行した場合の課税については、税務当局から確定した内容は出ていません。
　一方、厚生労働省で発表している平成20年度税制改正の概要では、「円滑な移行を促進する観点から、出資持分の放棄にかかる贈与税課税の判定基準を見直すこととされた」とあり、厚生労働省としては、できる限り基金拠出型医療法人への移行を進めていきたいとの考えを示しています。しかし、このことが贈与税課税の判定基準の有利な見直しにつながるものかどうかは、いまの時点では判断は避けたほうがよいでしょう。
　出資持分の取扱いについては、これまで特定医療法人の申請事務をはじ

め、課税庁は相続税の非課税につながる取扱いを非常に厳しく審査してきた経緯があります。移行時非課税の要件として、特定医療法人や社会医療法人と同等の厳しい要件が求められる可能性もあります。そのため、非課税に関する情報については、結論が出るまで十分に見守るべきと思われます。

[3] 設立、移行の事例

神奈川県の例では、平成19年度の半ばで10件が基金拠出型医療法人を設立または移行しています。他の都道府県でも、すでに基金拠出型の形態で設立を行ったり、定款を変更している例が出始めていますが、中国地方のある県では、平成19年度中の新医療法による医療法人の新設は7件ということで、例年に比して非常に少ないようです。

●種類別医療法人数の年次推移

年別	医療法人 総数	財団	社団 総数	社団 持分有	社団 持分無	一人医師医療法人(再掲)	特定医療法人 総数	特定医療法人 財団	特定医療法人 社団	特別医療法人 総数	特別医療法人 財団	特別医療法人 社団
昭和45年	2,423	336	2,087	2,007	80		89	36	53			
50年	2,729	332	2,397	2,303	94		116	41	75			
55年	3,296	335	2,961	2,875	86		127	47	80			
60年	3,926	349	3,577	3,456	121		159	57	102			
61年	4,168	342	3,826	3,697	129	179	163	57	106			
62年	4,823	356	4,467	4,335	132	723	174	58	116			
63年	5,915	355	5,560	5,421	139	1,557	179	58	121			
平成元年	11,244	364	10,880	10,736	144	6,620	183	60	123			
2年	14,312	366	13,946	13,796	150	9,451	187	60	127			
3年	16,324	366	15,958	15,800	158	11,296	189	60	129			
4年	18,414	371	18,043	17,877	166	13,205	199	60	139			
5年	21,078	381	20,697	20,530	167	15,665	206	60	146			
6年	22,851	381	22,470	22,294	176	17,322	210	60	150			
7年	24,725	386	24,339	24,170	169	19,008	213	60	153			
8年	26,726	392	26,334	26,146	188	20,812	223	63	160			
9年	27,302	391	26,911	26,716	195	21,324	230	64	166			
10年	29,192	391	28,801	28,595	206	23,112	238	64	174			
11年	30,956	398	30,558	30,334	224	24,770	248	64	184			
12年	32,708	399	32,309	32,067	242	26,045	267	65	202	8	2	6
13年	34,272	401	33,871	33,593	278	27,504	299	65	234	18	3	15
14年	35,795	399	35,396	35,088	308	28,967	325	67	258	24	5	19
15年	37,306	403	36,903	36,581	322	30,331	356	71	285	29	7	22
16年	38,754	403	38,351	37,977	374	31,664	362	67	295	35	7	28
17年	40,030	392	39,638	39,257	381	33,057	374	63	311	47	8	39
18年	41,720	396	41,324	40,914	410	34,602	395	63	332	61	10	51
19年	44,027	400	43,627	43,203	424	36,973	407	64	343	79	10	69

(注) 平成8年までは年末現在数、9年以降は3月31日現在数である。
(出所) 厚生労働省資料

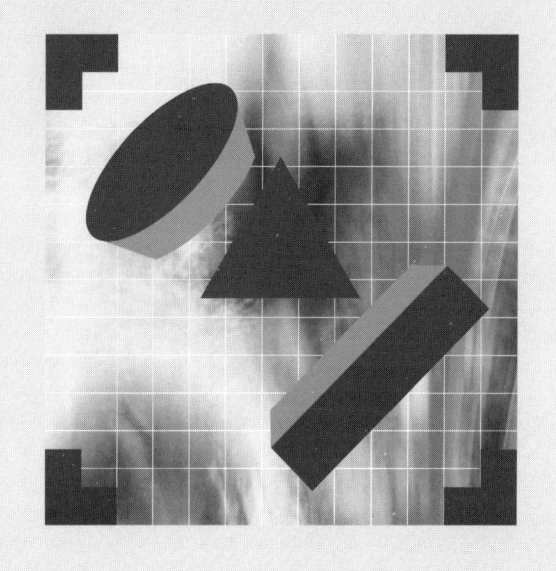

第8章

特定医療法人、社会医療法人の税務

149 特定医療法人の税務上の優遇措置

Q 特定医療法人は、他の民間医療法人に比べて公益性が高く、税務上優遇されていると聞きましたが、どのような点で優遇されているのですか。

A 特定医療法人は、租税特別措置法に規定されている医療法人ですので、税制面で法人税等の軽減や出資持分の相続税非課税などの優遇措置があります。

[1] 出資持分の相続税非課税

　特定医療法人は国税庁長官の承認を受け、定款変更により出資持分の定めのない医療法人へ移行することができます。この定款変更時に出資持分に対する払戻請求権を放棄しますので、出資持分は相続税の課税対象財産には含まれません。したがって、特定医療法人移行後に相続が発生した場合、出資持分に対して相続税が課税されることはありません。

[2] 法人税・地方税の軽減

　特定医療法人になると、承認を受けた日の属する事業年度から法人税率が一律22％となります。期末資本金が1億円以下の一般の医療法人ですと年間所得800万円以下までは22％ですが、年間所得800万円超は30％の税率となるので、約8％が軽減されます。

　また、道府県民税や市町村民税の法人税割は法人税額に基づいて計算されるため、税率自体は変わりませんが、法人税の軽減に伴ってこちらも軽減されます。

　したがって、法人税等全体では約10％程度、実効税率が軽減されます。医療法人はもともと社会保険診療報酬等に係る所得については事業税が非課税とされているので、株式会社等に比べて実効税率が低くなっています。

● 覚書

租税特別措置法第67条の2の適用を受けるた
めの社団たる医療法人の組織変更について

標記の件に関し下記のとおり了解し覚書を交換するものとする。
　　　昭和39年12月28日

　　　　　　　　　　　　　　　　　　　　　大蔵省主税局税制第一課長
　　　　　　　　　　　　　　　　　　　　　　　山　下　元　利
　　　　　　　　　　　　　　　　　　　　　大蔵省主税局税制第三課長
　　　　　　　　　　　　　　　　　　　　　　　久　光　重　平
　　　　　　　　　　　　　　　　　　　　　国税庁直税部審理課長
　　　　　　　　　　　　　　　　　　　　　　　小　宮　　　保
　　　　　　　　　　　　　　　　　　　　　厚生省医務局総務課長
　　　　　　　　　　　　　　　　　　　　　　　渥　美　節　夫

記

　租税特別措置法第67条の2の適用を受けるためには、既設の出資持分の定めのある社団たる医療法人は、その組織を変更しなければならないが、その組織の変更については、次によることとする。
1　組織の変更については、既往の出資持分の定めのある社団たる医療法人について清算の手続きをなすべきものであるが、その変更後の医療法人が租税特別措置法第40条及び第67条の2の承認を受ける各要件に該当しているものに限り、定款の変更の方法によることを認める。
2　1により昭和41年3月末日までに定款を変更し、租税特別措置法第67条の2により大蔵大臣の承認を受けた場合には、その変更につき法人税、所得税及び贈与税の課税はしない。医療法人が特別の事由があるため、同日以後において1の手続きにより組織の変更を行おうとする場合において大蔵省及び厚生省の協議により承認されたときについてもまた同様とする。

　実効税率は社会保険診療報酬等の割合によって異なってきますが、医療法人の多くが35〜38％なのに対し、特定医療法人は25〜28％に軽減されるこ

とになります。

［3］移行時の法人税、所得税及び贈与税の非課税

特定医療法人への移行は、出資持分の定めのある医療法人から出資持分の定めのない医療法人への移行なので、通常は解散・設立に伴う組織の変更として清算所得課税等が生じることになります。

しかし、特定医療法人が移行時に非課税とされるのは、「租税特別措置法第67条の2の適用を受けるための社団たる医療法人の組織変更について」（覚書。前頁参照）によって取り決められているためです。

この覚書によると、組織変更が特定医療法人への移行に関連して行われるものであり、租税特別措置法第40条及び同法第67条の2の要件を満たしている場合には、定款変更による組織の変更と認め、清算所得課税等は生じないとしています。

したがって、定款変更を行って特定医療法人の承認を受けた場合には、その移行につき法人税、所得税及び贈与税等は課税されません。

［4］その他の税

看護師、准看護師、歯科衛生士、歯科技工士、助産師、臨床検査技師、理学療法士及び作業療法士の養成施設の不動産取得税及び固定資産税が非課税とされています。

150　特定医療法人の位置づけ

Q 特定医療法人の組織体系は、他の民間医療法人と比べてどのように異なるのですか。

A 特定医療法人は租税特別措置法に規定されている医療法人であるため、医療法には特に定めがありません。平成19年3月31日現在、4万4,027ある医療法人のうち約1％である407（財団64、社団343）が特定医療法人です。

[1] 医療法上の組織体系

特定医療法人は、医療法上では、出資持分の定めのない医療法人のうち、社会医療法人でもない基金拠出型医療法人でもない、その他の医療法人という位置づけです。ただし、単に出資持分の定めがないだけのその他の医療法人とは、税の優遇措置を受けているという点で異なります。

◉特定医療法人の医療法上の位置づけ

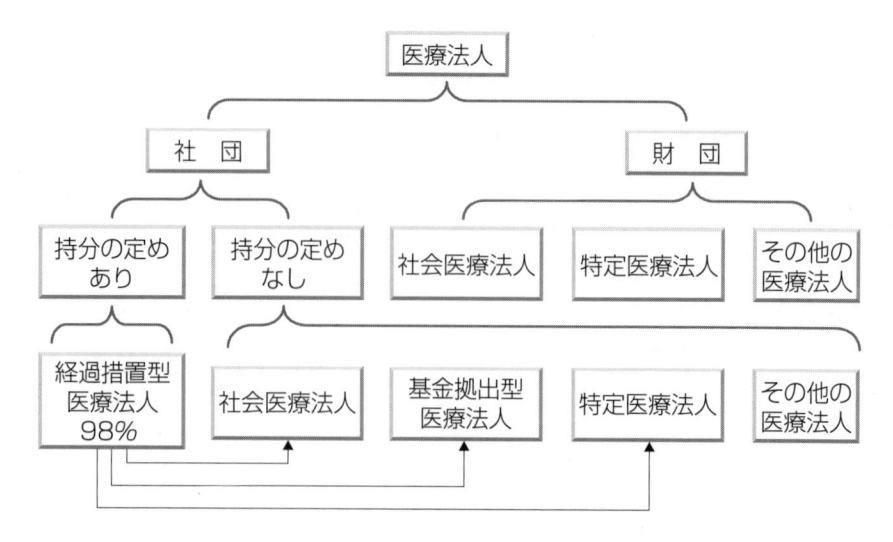

```
                        医療法人
              ┌───────────┴───────────┐
             社団                    財団
         ┌────┴────┐          ┌───────┼───────┐
      持分の定め  持分の定め   社会医療法人 特定医療法人 その他の
        あり      なし                              医療法人
         │     ┌───┼───┬───┐
     経過措置型 社会  基金拠出型 特定  その他の
     医療法人  医療法人 医療法人 医療法人 医療法人
       98%
```

288　第8章　特定医療法人、社会医療法人の税務

［2］親族要件

　特定医療法人は、社員・理事・監事・評議員のそれぞれを構成する人数のうちの親族の占める割合が3分の1以下でなければなりません。このような要件は一般の医療法人にはありません。

［3］評議員の選任

　特定医療法人は、理事会において理事数の2倍を上回る評議員を選任し、評議員会を設置しなければなりません。評議員は、その構成員の半数以上が、医療法人に就業していない、いわゆる外部の者でなくてはなりません。評議員会は、社員総会と同じように通常年2回の定時開催が決められており、また、必要に応じて臨時総会が開催されます。評議員会は、社員総会・理事会の議決事項に同意をするという、いわば参議院的な機関として機能します。評議員会での同意が得られない場合には、もう一度、社員総会や理事会に議案が差し戻され、再度審議が行われます。

●通常の総会の流れ

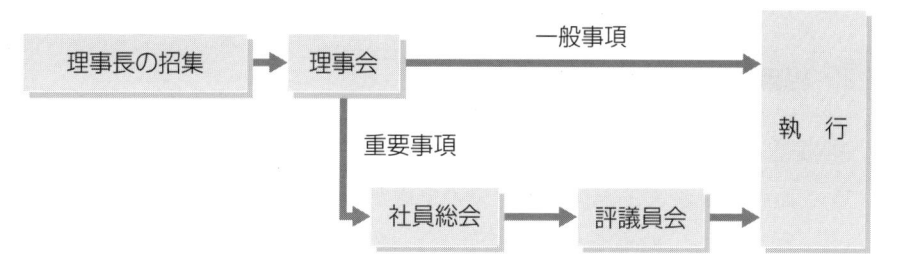

```
理事長の招集 → 理事会 ──一般事項──→ 執行
                  │
                  └重要事項→ 社員総会 → 評議員会 →
```

151 特定医療法人の承認要件

Q 特定医療法人は公益性を高め、かつ、税の優遇を受けるため厚生労働省及び国税庁の審査が必要だと聞きましたが、内容はどのようなものですか。

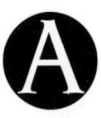

A 特定医療法人の申請は、年1回、所轄国税局に審査の申込みをすることから始まります。ただし、この申込み前に以下の［1］や［3］に関する厚生労働大臣の証明書が必要となります。

［1］**施設規模**

施設規模の要件としては、次の①～④のうち、いずれか1つを満たす必要があります。

① 40床以上の病院
② 救急病院
③ 皮膚泌尿器科、眼科、整形外科、耳鼻咽喉科または歯科の単科病院の場合、30床以上
④ 15床以上の救急診療所

［2］**組織運営**

組織運営上の要件は次のとおりです。

① 財団医療法人または出資持分の定めがない社団医療法人であること。
② 社員総会・理事会等の医療法人の機関が適正に運営されていること。
③ 社員・理事・監事・評議員のうちに、本人・親族の占める割合がいずれも3分の1以下であること。
④ 社員・理事・監事・評議員に対し特別の利益を与えないこと。

[３] 業務運営

業務運営上の要件は次のとおりです。
① 「保険診療収入の合計額＞全収入金額×80％」を満たしていること。
② 自由診療収入は、保険診療収入と同一基準により計算すること。
③ 「医療収入金額≦直接経費金額×1.5」であること。
④ 役職員に対する給与は、1人につき年間3,600万円を超えないこと。
⑤ 各施設ごとに差額ベッドの割合が全体の30％以下であること。
⑥ 法令違反及び仮想隠ぺいの事実その他公益に反する事実がないこと。

[４] 残余財産の帰属

寄附行為または定款において解散時の残余財産が国もしくは地方公共団体等に帰属する旨の定めがあることが必要です。

[５] 組織運営の適正性

最近では、組織運営の適正性については、形式的な要件だけではなく、以下のような社員総会・理事会等の医療法人の機関の運営についても、その対象となっています。
① 所定の時期に必要な事項を決議
- 社員総会、理事会の開催状況
- 必要な会議が適切に行われているか（招集手続を含む）
- 理事会運営細則の作成、代理出席の可否
- 定款に定める決議事項が所定の時期に決議されているか
② 議事録の作成
　会議開催のつど、議事録には内容が正確に記録され、また、その議事録が保管されていなければなりません。
③ 名簿の作成、届出、登記
　厚生労働省の「医療法人運営管理指導要綱」では、役員・社員につ

いての名簿作成を求めています。また、役員変更時には所轄保健所に届出を行い、理事長は就任時に登記がされなければなりません。

④　その他、医療法人運営管理指導要綱に沿った運営管理

[6] ホテルコスト費問題

　平成18年10月より、介護保険法の改正により介護老人保健施設のホテルコスト費（居住費、食費）が入居者の自己負担となった結果、特定医療法人の要件遵守に影響が及んでいます。特定医療法人の承認要件である、「保険診療収入の合計額＞全収入金額×80％」を満たすという基準、いわゆる「80％基準」を満たせなくなる可能性が出てきました。

　ホテルコスト費は、改正前までは社会保険診療報酬の中に含まれていましたが、改正後は社会保険診療報酬に含まれなくなりました。これにより、影響の大きいところでは10％以上も社会保険診療報酬が占める割合が低くなっています。そうすると、もともと90％の社会保険診療報酬割合であったとしても、改正の影響で80％以下となり、要件に抵触してしまうことになります。

[7] 制度の改正

　平成20年5月13日付で厚生労働省医政局長通知「特定医療法人制度の改正について」（医政発第0513016号。巻末の参考資料参照）が発出されました。その内容には2点あり、1つ目は、80％の保険診療収入割合の判定において、いわゆるメタボ健診収入や後期高齢者健診収入が保険収入としてカウントされるようになりました。

　2つ目は、特定医療法人に医療法等の違反があった場合の関係官庁の対応です。いままでは医療法等の重大な違反の事実について、都道府県知事が厚生労働省医政局に報告するのみでしたが、今回の制度改正により、「厚生労働省医政局は、都道府県からの報告を国税庁に情報提供するものとする」という文言が加わりました。

152　特定医療法人の法人税申告上の留意点

Q 特定医療法人となった場合、法人税申告書作成時に留意点が数点あると聞きしましたが、内容はどのようなものですか。

A 特定医療法人は、税法としては珍しく、申請した年度にさかのぼって22％の軽減税率が適用になります。申告上の留意点は以下のとおりです。なかでも寄附金についてはミスがよく見られるので注意が必要です。

［1］法人税率が一律22％となる

特定医療法人になると、承認を受けた日の属する事業年度から法人税率が一律22％となります。期末資本金が１億円以下の一般の医療法人ですと年間所得800万円以下までは22％ですが、年間所得800万円超は30％の税率となるので、約８％が軽減されます。

また、一般の医療法人ですと、法人税の申告書は別表第一㈠という用紙を使用して申告を行いますが、特定医療法人は別表第一㈡という特定医療法人用の用紙を使用して申告を行います。

［2］交際費等の全額損金不算入

交際費等の税務上の取扱いは前期末資本の金額が１億円以下であるか否かで異なります。前期末資本の金額が１億円以下の場合、交際費等の支出が400万円までは、その支出の９割を損金算入することができます。前期末資本の金額が１億円を超えると、その支出金額の全額が損金不算入となります。

医療法人設立時の資本金が、例えば5,000万円であっても、特定医療法人承認後は、前期末貸借対照表の資本の部の60％が資本金とみなされることになります。これは課税当局が、特定医療法人は出資持分の定めがない法人なので、出資を有しない法人であるととらえているためです。

［3］寄附金の損金算入限度額

　寄附金の損金算入限度額は、通常は所得基準額と資本基準額の合計額を2分の1した金額とされますが、特定医療法人は、資本または出資を有しない法人として扱われるので、所得基準額のみに応じて損金算入されます。

　　所得基準額＝所得の金額×2.5／100

　　資本基準額＝資本金等の額×当期の月数／12×2.5／1,000

［4］道府県民税や市民税の均等割額

　道府県民税や市町村民税の均等割額は、資本等の金額や従業員数に応じて金額が決まります。その場合においても、特定医療法人は資本または出資を有しない法人として扱われるので税率表の最低金額を適用することができます。しかし、国税の場合と異なり、地方税は各都道府県によってその取扱いが異なることがあるので、事前に照会をしておく必要があります。

●申告上の留意点のまとめ

	一般医療法人	特定医療法人
法人税	所得金額のうち800万円以下…22% 所得金額のうち800万円超…30% 　（注）　資本金が1億円を超える法人は一律30%	一律22%
道府県民税・市町村民税の均等割	法人の規模に応じて課税される	資本等を有しない法人として均等割の税率表（年額）の最低金額を納付する可能性あり
交際費等の損金不算入制度	前期末資本金額が1億円超の場合　支出交際費が全額損金不算入 前期末資本金額が1億円以下の場合　支出交際費のうち定額控除限度額（400万円）に達するまでの金額は10%が損金不算入	前期末貸借対照表の資本の部の60%を資本金とみなして計算するため、支出交際費が全額損金不算入となる場合がある
寄附金の損金不算入制度	期末資本金等の額と所得の金額に応じて損金算入できる	所得の金額のみに応じて損金算入できる

153　特定医療法人承認後の手続き

Q 特定医療法人は、その承認を受けた後はどのようにしてその適正性をチェックされるのですか。

A 毎年、「定期提出書類」と呼ばれる報告書類を納税地の所轄税務署長を経由して国税庁長官に提出することでチェックがなされます。その内容によっては照会や実地調査があり、改善指導や、場合によっては承認の取消しが行われます。

［1］定期提出書類の提出

　特定医療法人はその承認後、毎年、その事業年度終了の日の翌日から3か月以内に、国税庁長官に定期提出書類を提出しなければなりません（措令39の25⑤）。

　この定期提出書類提出のスケジュールは、①所轄都道府県より施設要件証明、②所轄地方厚生局より厚生労働大臣の証明、③所轄税務署長へ定期提出書類の提出となっていますが、特に②と③は医療法人の決算が終った後から行われる作業であるため、定期提出書類の期限までには実質1か月しかありません。また、地方厚生局の審査は1～2週間程度かかるのが通常であり、非常にタイトなスケジューリングとなります。

　期限後の提出は特定医療法人の取消し原因に当たるので注意が必要です。定期提出書類の提出後に、各国税局で定期提出書類の内容確認、特定医療法人の要件が満たされているか否かの検証が行われ、特定医療法人の要件を満たさないこととなった場合には、その承認の年度までさかのぼって取消しが行われます。

［2］定時総会の開催時期の変更や申告期限を延長

　特定医療法人のモデル定款では、定時総会の開催は3月及び5月とされ

ているので、それに添った形で運営されている法人が多いのですが、医療法改正により、社員総会または理事への監事監査報告書の提出が3か月以内となったこと、また、事業報告書等の提出が1か月延びて6月末となったことにより、定時決算総会を6月として、1か月遅らせることが可能となりました。5月中の総会の開催が実務上難しい法人にとっては有効な手段です。

◉決算の流れ（通常の場合）

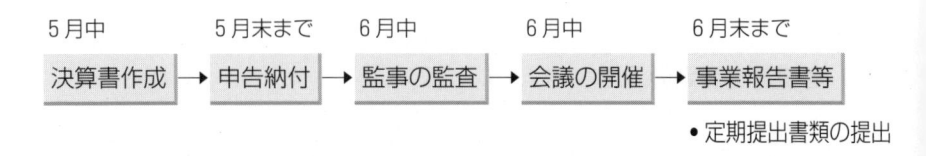

5月中	5月末まで	6月中	6月中	6月末まで
決算書作成	→ 申告納付	→ 監事の監査	→ 会議の開催	→ 事業報告書等

・定期提出書類の提出

　また、定時総会時期の変更に伴って法人税の申告期限を1か月延長しておく必要があります。1か月延長するかしないかは法人の自由であり、延長したとしても5月中に申告することに問題はありません。
　気持ちの余裕として延長の届出を提出しておき、決算作業は普段どおりに行い、5月中に申告納付するのがよいでしょう。

◉決算の流れ（申告期限を延長した場合）

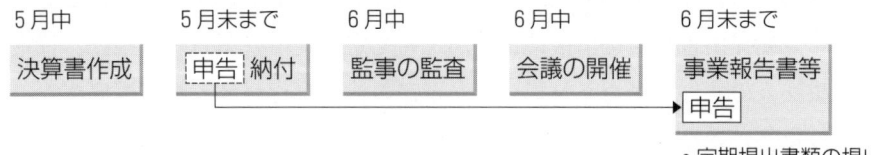

5月中	5月末まで	6月中	6月中	6月末まで
決算書作成	申告 納付	監事の監査	会議の開催	事業報告書等　申告

・定期提出書類の提出

154 特定医療法人承認後に法人に寄附をした場合

Q 特定医療法人承認後、理事長が個人所有している病院敷地を法人に寄附した場合の課税関係について教えてください。

A 寄附をした理事長個人には、原則として所得税が課されます。しかし、時価が購入金額よりも低い場合や租税特別措置法第40条の承認を受けた場合には課税されません。また、寄附を受けた医療法人側では時価の価額が受贈品として法人税の課税対象となります。

[1] 寄附をした者の課税関係

　その病院敷地は時価に基づいて譲渡所得を計算され、所得が生じた場合には所得税が課税されます。そこで、租税特別措置法第40条に基づく申請を特定医療法人の申請とは別途に行い、その承認が得られると所得税が非課税とされます。

[2] 医療法人の課税関係

　時価に基づく受贈益に対しては法人税が課税されます。この場合、租税特別措置法第40条の承認が得られたとしても、受贈益に対する法人税は非課税とはなりません。

[3] 特定医療法人移行時に寄附を行った場合

　特定医療法人の申請年度に寄附を行った場合、寄附をした者の取扱いは特に変わりませんが、医療法人では寄附者の租税特別措置法第40条の承認により、受贈益に対する法人税が非課税となる可能性があります。特定医療法人の承認を受けた年度と同法第40条の承認を受けた年度が同じである場合には、法人税は非課税となる可能性がさらに高まります。

155　特定医療法人承認後の留意事項

Q　特定医療法人は、3分の1以下という親族要件等から派閥ができることが考えられますが、それに関する注意点は何ですか。

A　医療法改正後、最高意思決定機関である社員総会でのキーワードは、医療法第48条の3第7項の「議長は、社員として議決に加わることができない」です。

［1］議決権は1人1票

社員総会では、その議決権は出資額に応じたものではなく1人1票です。したがって、たとえ出資額が0円である社員であっても議決権は平等に1票与えられます。この点を考慮して、社員の入退社について検討する必要があります。

［2］議長には議決権がない

医療法改正により、医療法において議長には議決権がない旨が明文化されました。つまり、議長になると議案の決議に参加できなくなりますので、議案の決議が割れたときに影響が出てきます。ただし、議長を除いた議決が可否同数である場合には、議長がその決裁権を有します。その議案について賛成するのか、反対するのか、それとも継続審議とするのかは議長が決することになります。

議長の選任方法については、医療法改正前は社員総会の議長は理事長が就任していましたが、改正後は社員総会で選任することとなりました。つまり、議長は必ず理事長がなるものではなく、その議案ごとに社員の中から適任者を選任することになります。また、全社員の同意が得られた場合には、社員以外の者が議長に就任しても問題はありません。一方、理事会においては、改正前と同様に理事長が議長となります。

156 特定医療法人の承認の取消し・取りやめの場合

Q 特定医療法人の承認の取消しを受けた場合、取消し事由の生じた年度にさかのぼって優遇措置を解除されると聞きましたが本当ですか。また、取消しや取りやめをした後に再申請をすることは可能ですか。

A 承認の取消しは、取消し事由の生じた年度までさかのぼります。軽減税率の不適用も過去にさかのぼるため、遡及期間が長いほど影響が大きくなります。また、再申請を行うためには3年間待たなければなりません。

[1] **取消しの場合**

　特定医療法人の承認要件を満たさないこととなった場合には、その取消し事由の生じた年度までさかのぼって承認が取り消されることになります。その取り消された年度以後の申告はすべて軽減税率の適用を受けられなくなり、その取り消された年度からこれまでに軽減を受けた税金をさかのぼって納付することになります。ただし、この取消しは、まず改善勧告が出され、それに従わない場合などに行われます。

[2] **取りやめの場合**

　特定医療法人の承認を受けた法人が、その後、特定医療法人の取りやめをする場合には、「特定医療法人の法人税率の特例の適用の取りやめの届出書」を所轄の税務署長に提出することになります。

　この届出書を提出すると、提出日以後に終了する各事業年度の所得については、特定医療法人としての効力を失い、法人税率は30%（所得のうち年800万円以下の部分は22%）となります。

　取りやめを行うと法人税率が30%になりますが、出資持分の相続税非課

税は継続される可能性があります。また、給与上限3,600万円の規制もなくなります。このことにメリットを見出して安易に取りやめを行おうとすることも考えられますが、その取りやめが租税回避と見られる可能性もあります。

また、取りやめ後は、定款変更により持分の定めのある社団医療法人に戻ることはできません。

［3］再申請の受付

特定医療法人が、承認の取消しを受けた場合または取りやめをした場合には、その取消しの日、取りやめの届出書を提出した日の翌日から3年を経過した日以後であれば、また、申請をすることができます。

［4］定款の変更

特定医療法人でなくなった場合においても、残余財産の帰属先を国や地方公共団体等から変更することは認められません。

●特定医療法人制度の改正について

> 第2　その他の留意事項
> 　(2)　特定医療法人の承認の失効後の定款又は寄附行為変更の取扱い
> 　　　特定医療法人であった医療法人から、特定医療法人ではなくなったことに関し、定款又は寄附行為の変更の認可の申請があった場合の審査に当たっては、当該法人に係る制度の趣旨にかんがみ、解散した場合のその残余財産について、国、地方公共団体又は他の財団たる医療法人又は社団たる医療法人で持分の定めがないものに帰属する旨の定款又は寄附行為における定めについては変更することを認めないよう取り扱われたいこと。

［5］後戻りの禁止

医療法施行規則第30条の39第3項では、社団である医療法人で持分の定めのないものは、社団である医療法人で持分の定めのあるものへ移行できない旨が規定されています。

157 MS法人との取引がある場合

Q 特定医療法人の申請手続にあたって、MS法人の存在は障害となりますか。

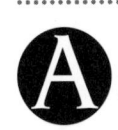

A MS（メディカル・サービス）法人との取引があったとしても、取引価格が適正であることと、MS法人から支給されている給与が妥当な金額であることが証明できれば、特定医療法人の承認に障害が生じることはありません。

[1] 適正価格による取引

　MS法人の存在自体は、商業登記されている以上、商行為を行うために存在しており、その行為自体に実態があることは間違いありません。

　ただし、医療法人に対して明らかに高額なマージンを取っていたり、事務所自体が病院内にあり、その庶務を医療法人の職員が行っているような場合には、その取引自体がないものと見られる可能性があります。

　医療法人の役員がMS法人の役員を兼任し、MS法人からも役員報酬の支給を受けている場合には、そのMS法人における業務の実態を証明する必要が生じます。医療法人運営管理指導要綱では、医療法人の役員の適格性について、「医療法人と関係のある特定の営利法人の役員が理事長に就任したり、役員として参画していることは、非営利性という観点から適当でないこと」とされています。

[2] 附随業務、附帯業務に当たらない事業をMS法人が行っている場合

　もともと医療法人では、収益事業に該当するとされ、取り込めない事業をMS法人に担わせてきたという経緯がある場合もあります。そのようなMS法人はきちんとした存在意義があるので、特定医療法人の申請上問題となることはありません。

158 特別の利益の供与とは

Q 特別の利益の供与とは、いわゆる経済的な利益の供与と同じものと考えてよいのですか。

A 特別の利益の供与とは、特定医療法人の承認要件をチェックする際に使用される特殊な用語です。法人税法で使用される経済的な利益の供与（法基通9-2-9）とほぼ同義語ですが、その対象となる範囲が若干異なります。新たに申請を行う法人にあっては、過去に特殊関係者であった者についても、この要件のチェックが必要となるでしょう。

［1］国税庁から発出されている通達等

特定医療法人の税務に関する取扱いについては、国税庁から発出されている次の通達等を参照することになります。

① 贈与税の非課税財産（公益を目的とする事業の用に供する財産に関する部分）及び公益法人に対して財産の贈与等があった場合の取扱いについて（昭和39年6月9日直審（資）24、直資77）

② 租税特別措置法第40条第1項後段の規定による譲渡所得等の非課税の取扱いについて（昭和55年4月23日直資2-181）

③ 特定医療法人制度に関する承認申請書等の様式の制定について（平成15年4月4日課法10-15）

④ 出資持分の定めのある社団医療法人が特別医療法人に移行する場合の課税関係について（平成17年4月27日文書回答）

［2］上記［1］①の通達

この通達では、「特別の利益を与える」ことに関して次の事実を例示しています。

① 社団等の施設その他の財産を居住、生活資金その他私的の用に利用していること。
② 社団等の余裕金をこれらの者の行う事業に運用していること。
③ 社団等が解散した場合に残余財産がこれらの者に帰属することとなっていること。
④ 過大給与の支給を受け、または当該社団等の機関の地位にあることにつき報酬を受けていること。
⑤ 債務が社団等によって保証されていること。
⑥ 当該社団等の事業の廃止等により、不用に帰する財産がこれらの者に帰属することとなっていること。

［3］ 上記［1］②の通達

この通達では「特別の利益を与える」ことに関して次に掲げる行為を例示しています。
① 当該法人の所有する財産をこれらの者に居住、担保その他の私事に利用させること。
② 当該法人の他の従業員に比し有利な条件で、これらの者に金銭の貸付けをすること。
③ 当該法人の所有する財産をこれらの者に無償または著しく低い価額の対価で譲渡すること。
④ これらの者から金銭その他の財産を過大な利息または賃借料で借り受けること。
⑤ これらの者からその所有する財産を過大な対価で譲り受けること、またはこれらの者から公益事業の用に供するとは認められない財産を取得すること。
⑥ これらの者に対して、当該法人の役員等の地位にあることのみに基づき給与等を支払い、または当該法人の他の従業員に比し過大な給与等を支払うこと。

⑦ これらの者の債務に関して、保証、弁済、免除または引受（当該法人の設立のための財産の提供に伴う債務の引受けを除く）をすること。

⑧ 契約金額が少額なものを除き、入札等公正な方法によらないで、これらの者が行う物品販売、工事請負、役務提供、物品の賃貸その他の事業に係る契約の相手方となること。

⑨ 事業の遂行により供与する公益を主として、または不公正な方法で、これらの者に与えること。

［4］特殊関係者の定義

特殊関係者とは、法人の設立者、理事、監事、評議員もしくは社員（以下「設立者等」という）、または、これらの者と親族等の関係を有する者をいいます。なお、親族等とは次の者をいいます（措令39の25①二イ～ハ）。

① 設立者等と親族関係にある者

② 設立者等と婚姻の届出をしていないが事実上婚姻関係と同様の事情にある者

③ 設立者等の使用人及び使用人以外の者で当該設立者等から受ける金銭その他の財産によって生計を維持しているもの

④ ②または③に掲げる者の親族でこれらの者と生計を一にしているもの

159 特定医療法人のM&A

Q 特定医療法人のM&Aについて教えてください。

A 特定医療法人は、単に払戻請求権がなくなった医療法人であるので、資産・負債は変わらず存在します。売却価格は有償で存在し、M&Aの対象になり得ます。

［1］M&Aの形態

ひと言にM&Aといってもその形態は様々であり、①合併、②営業譲渡、③社員の交代、④理事長の交代等があります。

［2］それぞれの形態の注意点

合併の場合は、医療法において社団同士または財団同士の合併が認められており、都道府県の認可が必要になります。特定医療法人同士の合併の場合にも都道府県の認可があれば可能ですが、一方が出資持分の定めのある医療法人であるなど特定医療法人でない場合には、お互いの医療法人の方針によって、両方とも特定医療法人となるか、特定医療法人の取りやめを行うかの選択をすることになります。

営業譲渡の場合、出資持分の定めのある医療法人から営業を譲り受けるときには、特定医療法人の承認要件に抵触する取引があるか否かを洗い直す必要があります。

社員の交代の場合は、出資持分の定めのある医療法人であれば出資持分の譲渡の取引が生じるため高額な譲渡価格となる可能性がありますが、特定医療法人の場合には、払戻請求権を放棄している関係上、取引が生じないため、社員総会の決議で完了します。理事長の交代については、社員総会や理事会において決議して行われます。

160 社会医療法人制度創設の趣旨

Q 社会医療法人制度創設の趣旨はどのようなものですか。

A 社会医療法人制度創設の趣旨は、社会医療法人が、不採算経営の続く自治体病院をはじめとした公的医療機関の実施する医療を担うことにあります。

［1］自治体病院の役割

従来、救急医療、へき地医療等の公益性の高い医療は自治体病院が中心として、その役割を担ってきました。しかし、地方財政の悪化、医師不足等により多くの自治体病院が公益性の高い医療を提供することが困難となっています。

［2］社会医療法人に期待される役割

今後は、社会医療法人が公益性の高い医療を一定程度担うことによって、地域に積極的に自らの役割を説明し、もって患者や地域社会から支えられることが期待されます。

◉社会医療法人の認定について

> 第1　社会医療法人制度の趣旨
> 　高齢化の進行や医療技術の進歩、国民の意識の変化など、医療を取り巻く環境が大きく変わる中で、国民の医療に対する安心、信頼を確保し、質の高い医療サービスが適切に提供される医療提供体制の確立が求められている。
> 　このため、先般の医療法改正においては、地域医療の重要な担い手である医療法人について、非営利性の徹底等の観点から各般の見直しを行うとともに、救急医療やへき地医療、周産期医療など特に地域で必要な医療の提供を担う医療法人を新たに社会医療法人として位置づけることにより、良質かつ適切な医療を効率的に提供する体制の確保を図るものである。

161 社会医療法人と特定医療法人の相違点

Q 社会医療法人の認定要件と特定医療法人の承認要件の相違点は何ですか。

A 社会医療法人の認定要件は下表のとおりです。社会医療法人と特定医療法人の要件の最も大きな相違点は、救急医療等確保事業の実施が社会医療法人にのみ義務づけられている点にあります。特定医療法人であっても救急医療等確保事業を実施していなければ社会医療法人の認定を受けることはできません。

●社会医療法人の認定要件

項　目	内　容
根拠法令、認定機関	医療法、都道府県知事
法人種類	・財団または持分の定めのない社団 ・解散した場合の残余財産は国等に帰属
寄附規制	政党、営利団体等への寄附制限
遊休財産規制	事業費用を上回る遊休財産の保有制限
株式保有規制	議決権の過半数の株式保有の制限
役員・社員・評議員の同族要件	3分の1以下（三親等内の親族等）
社保80%規制	社会保険診療収入（助産、特定健診等を含む）÷医業収益×100％＝80％超
事業要件	救急医療等確保事業の実施
その他	特別の利益供与の禁止

［1］ 特定医療法人にはない社会医療法人の要件

特定医療法人にはない社会医療法人の要件としては、①寄附規制、②遊休財産規制、③株式保有規制等があります。詳細についてはQ169～171で説明します。特定医療法人が社会医療法人の認定を受けると、特定医療法人を取りやめることとなるので、社会医療法人の認定を受けた特定医療法人ではなく社会医療法人となります（下図参照）。

［2］ 特別医療法人から社会医療法人への移行

平成24年3月末に廃止される特別医療法人の認可要件と社会医療法人の認定要件も異なるため、特別医療法人が自動的に社会医療法人に移行することはありません。特別医療法人が社会医療法人の認定を受けると、特別医療法人ではなくなり社会医療法人となります（下図参照）。

●特定医療法人、特別医療法人が社会医療法人の認定を受ける場合

```
        ┌─────────────────────┐
        │ 特定医療法人、特別医療法人 │
        └─────────────────────┘
                    ↓  救急医療等確保事業等
                       の社会医療法人の要件
                       を満たす場合
            ┌──────────────┐
            │ 社会医療法人認定 │
            └──────────────┘
                    ↓
               ┌──────────┐
               │ 社会医療法人 │
               └──────────┘
```

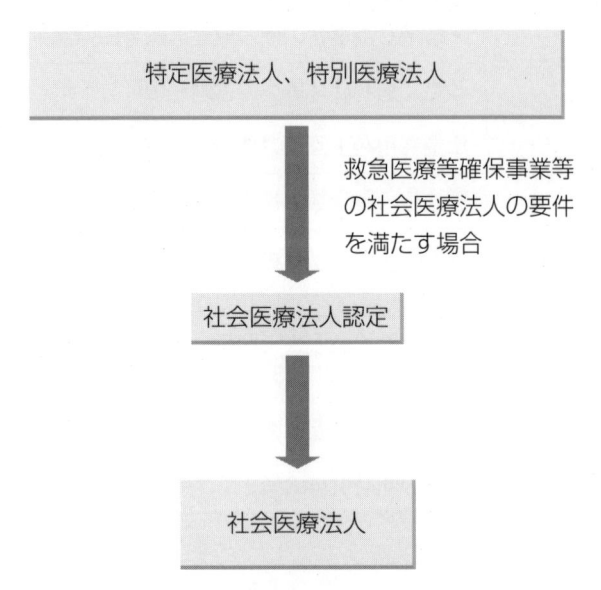

特定医療法人、特別医療法人ではなくなる

162 救急医療等確保事業の実施

Q 救急医療等確保事業の5事業を複数実施していなければ社会医療法人の認定を受けることはできないのですか。また、複数の都道府県にまたがって病院・診療所を開設している場合は取扱いが異なるのですか。

A 救急医療等確保事業を複数実施していなくても都道府県内において5事業のうちいずれか1つを実施していれば社会医療法人の認定を受けることは可能です（下図参照）。救急医療等確保事業とは、救急医療、災害医療、へき地医療、周産期医療、小児救急医療の5事業ですが、仮に救急医療のみの実施であっても認定要件を満たします。

◉単一の都道府県で救急医療等確保事業を実施する場合

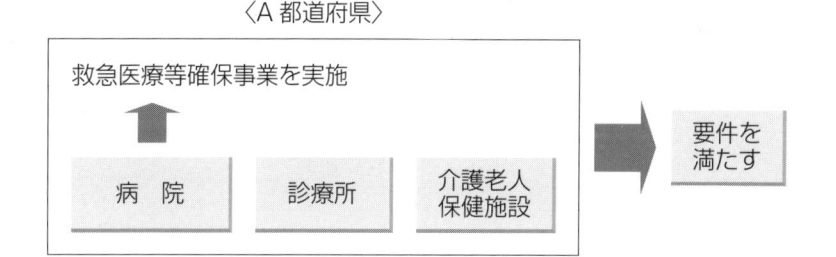

〈A 都道府県〉

救急医療等確保事業を実施
↑
病院　診療所　介護老人保健施設
→　要件を満たす

［1］複数の都道府県にまたがって病院・診療所を開設している場合

複数の都道府県にまたがって病院・診療所を開設している場合は、それぞれの都道府県において病院・診療所が救急医療等確保事業を実施している必要があります。一方の都道府県で病院が救急医療等確保事業を実施している場合であっても、一方の都道府県で診療所が救急医療等確保事業を実施していない場合には要件を満たさないこととなります（次頁の図の上段）。

［2］一方の都道府県で介護老人保健施設を運営している場合

　一方の都道府県で病院もしくは診療所が救急医療等確保事業を実施し、一方の都道府県で介護老人保健施設を運営している場合には、要件を満たすものとされます（下図の下段）。

●複数の都道府県で救急医療等確保事業を実施する場合

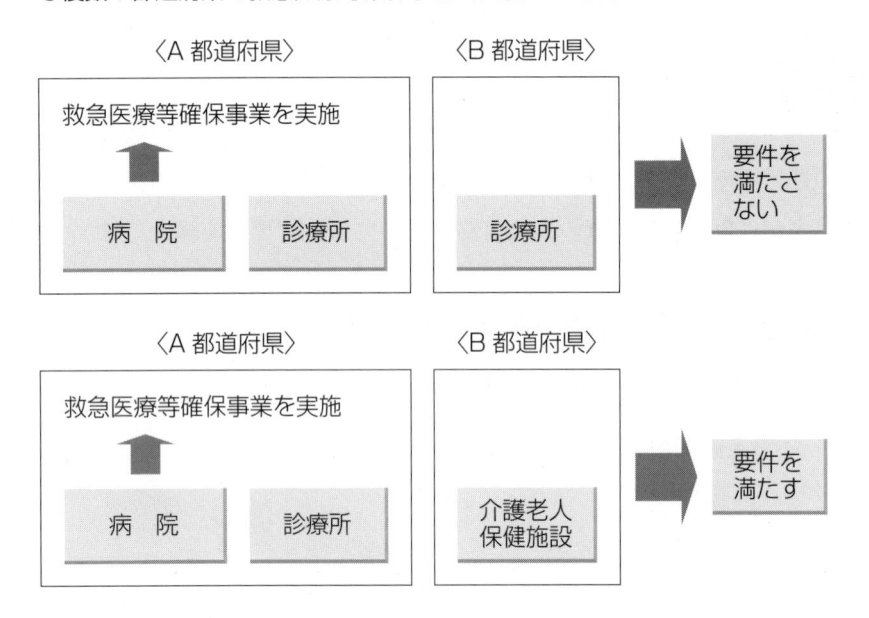

〈A都道府県〉　救急医療等確保事業を実施　病院　診療所
〈B都道府県〉　診療所
→　要件を満たさない

〈A都道府県〉　救急医療等確保事業を実施　病院　診療所
〈B都道府県〉　介護老人保健施設
→　要件を満たす

●社会医療法人の認定について

> 4　救急医療等確保事業に係る業務の実施について（法第42条の2第1項第4号関係）
> (1)　当該医療法人が開設する病院又は診療所（当該医療法人が地方自治法（昭和22年法律第67号）第244条の2第3項に規定する指定管理者として管理する公の施設である病院又は診療所を含む。以下同じ。）のうち、1以上（2以上の都道府県の区域において病院又は診療所を開設する医療法人にあっては、それぞれの都道府県で1以上）のものが、当該医療法人が開設する病院又は診療所の所在地の都道府県が作成する医療計画に記載された法第30条の4第2項第5

号イからホまでに掲げるいずれかの事業(以下「救急医療等確保事業」という。)に係る業務を当該病院又は診療所の所在地の都道府県において行っていること。
(2) 当該医療法人が1の都道府県の区域において2以上の病院又は診療所を開設する場合にあっては、救急医療等確保事業に係る業務を行う病院又は診療所の円滑な運営のため、他の病院又は診療所は、当該業務を行う病院又は診療所との連携及び協力体制の確保を図り、地域医療において社会医療法人に求められる役割を積極的に果たすことが見込まれること。

［3］救急医療等確保事業とは

　救急医療等確保事業とは、通常提供される医療サービスと比較して、継続的な医療サービスの提供に困難を伴うものであるにもかかわらず、地域社会にとってなくてはならない医療サービスです。

　医療保健業が非課税となる救急医療等確保事業は、①救急医療、②災害医療、③へき地医療、④周産期医療、⑤小児救急医療の5事業に限定されています。その他、医療法に規定されている救急医療等確保事業としては都道府県知事が特に必要と認める医療もありますが、当該事業を実施していても医療保健業は非課税とはなりません。社会医療法人の認定要件を満たすためには、厚生労働大臣が定める構造設備面、業務体制面、実績面の基準を満たしていなければならないとされています。

●医療保健業が非課税となる救急医療等確保事業

医療法に規定する救急医療等確保事業
① 救急医療
② 災害医療
③ へき地医療
④ 小児救急医療
⑤ 周産期医療

都道府県が特に必要と認める医療

↓

医療保健業が非課税となる救急医療等確保事業

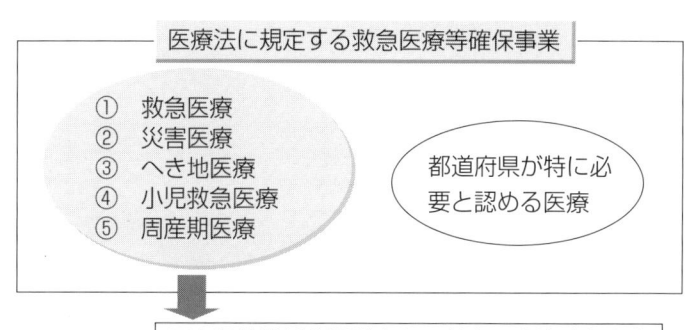

●医療法

第30条の4　（略）
2　医療計画においては、次に掲げる事項を定めるものとする。
　一～四　（略）
　五　次に掲げる医療の確保に必要な事業（以下「救急医療等確保事業」という。）に関する事項（ハに掲げる医療についてはその確保が必要な場合に限る。）
　　イ　救急医療
　　ロ　災害時における医療
　　ハ　へき地の医療
　　ニ　周産期医療
　　ホ　小児医療（小児救急医療を含む。）
　　ヘ　イからホまでに掲げるもののほか、都道府県知事が当該都道府県における疾病の発生の状況等に照らして特に必要と認める医療
　（以下略）

第42条の2　（略）
　一～三　（略）
　四　救急医療等確保事業（当該医療法人が開設する病院又は診療所の所在地の都道府県が作成する医療計画に記載されたものに限る。）に係る業務を当該病院又は診療所の所在地の都道府県において行っていること。
　五　前号の業務について、次に掲げる事項に関し厚生労働大臣が定める基準に適合していること。
　　イ　当該業務を行う病院又は診療所の構造設備
　　ロ　当該業務を行うための体制
　　ハ　当該業務の実績
　六・七　（略）

163 救急医療等確保事業（救急医療）

Q 救急医療等確保事業のうち救急医療とはどのようなものですか。

A 救急医療に係る基準は、救急医療を行う一般病床を有する病院が満たす可能性のある基準です。救急医療は、病院のみの基準であり、診療所は有床・無床を問わず満たすことはできません。構造設備基準、業務体制基準、実績基準のいずれも満たしていなければなりませんが、実績基準については時間外等加算割合基準もしくは夜間等救急自動車搬送件数基準のいずれかを満たせばよいとされています（下図参照）。

◉救急医療に係る基準

- 構造設備基準
  診察室、処置室、専用病室、エックス線診療室その他救急医療を行うために必要な施設及び設備を有する
- 業務体制基準
  医療計画に記載、救急患者に対し医療を提供する体制を常に確保すること
- 実績基準
  (1) 初診料の算定件数に占める時間外等加算算定割合が20％以上であること
      または
  (2) 夜間等救急自動車搬送件数が750件以上であること

［1］時間外等加算割合基準の意義

　時間外等加算割合基準とは、初診料の算定件数に占める時間外等加算算定件数が20％以上であることをいい、時間外等加算算定件数とは、時間外加算、休日加算、深夜加算、時間外加算の特例の件数の合計です。

　診療時間が午前9時から午後7時で日曜休診の場合、平日の午前6時から午前9時、午後7時から午後10時までが時間外加算の対象となり、午後

10時から午前6時までが深夜加算の対象となります。

［2］夜間等救急自動車搬送件数基準の意義

夜間等救急自動車搬送件数基準とは、夜間等に搬送される救急自動車等の件数が年間750件以上であることをいい、夜間等とは、夜間（平日の午後6時から翌日の午前8時まで）、休日、土曜日等を指します。救急自動車等には、消防機関の救急自動車の他、医療施設が保有する救急用自動車、民間会社が保有する救急用自動車、救急医療用ヘリコプターも含まれます。

［3］実績基準

実績基準は、輪番制で救急医療を行っているような場合には満たすことは厳しいと思われます。特に夜間等救急自動車搬送件数基準は、夜間等の救急自動車搬送件数が年間で750件以上とされており、人口の少ない地域では満たすことが困難となっています。

［4］医療計画への記載

救急医療に係る要件を満たすためには、病院の名称がその所在地の都道府県が定める医療計画において救急医療の医療連携体制に係る医療提供施設として記載されていることが必要になります。救急医療に係る実績があったとしても、医療計画に病院名が記載されていなければ社会医療法人の認定を受けることはできません。

●社会医療法人の認定について（別添1より抜粋）

> 【当該業務を行う病院又は診療所の構造設備】
> 次の基準に該当すること。
> 　当該病院が救急医療施設として必要な診療部門（診察室、処置室、臨床検査施設、エックス線診療室、調剤所等）及び専用病床（専ら救急患者のために使用される病床をいう。）又は優先的に使用される病床（専用病床を有していないが、救急患者のために一定数確保されている病床をいう。）を有していること。

【当該業務を行うための体制】
次の基準のすべてに該当すること。
1．当該病院の名称がその所在地の都道府県が定める医療計画において救急医療の確保に関する事業に係る医療連携体制に係る医療提供施設として記載されていること。
2．当該病院において救急患者に対し医療を提供する体制（いわゆるオンコール体制も含む。）を常に確保していること。

【当該業務の実績】
1又は2の基準に該当すること。
1．当該病院において時間外等加算割合が20％以上であること。
　※「時間外等加算割合」とは、直近に終了した3会計年度（医療法上の会計年度をいう。以下同じ。）における次に掲げる算定件数（療養の給付及び公費負担医療の費用に関する請求に関する省令（昭和51年厚生省令第36号）に定める方法により審査支払機関に請求を行い、支払を受けた件数をいう。以下同じ。）の合計の初診料算定件数に占める割合（災害医療においても同じ。）をいう。
　　①診療時間以外の時間（休日及び深夜（午後10時から翌日の午前6時までをいう。以下同じ。）を除く。）において初診を行った場合の時間外加算の算定件数
　　②休日（深夜を除く。）において初診を行った場合の休日加算の算定件数
　　③深夜において初診を行った場合の深夜加算の算定件数
　　④時間外加算の特例の適用を受ける保険医療機関が初診を行った場合の当該時間外加算の特例の算定件数
2．当該病院において夜間等救急自動車等搬送件数が750件以上であること。
　※「夜間等救急自動車等搬送件数」とは、直近に終了した3会計年度における夜間（午後6時から翌日の午前8時までをいうものとし、休日を除く。）及び休日（日曜日、国民の祝日に関する法律（昭和23年法律第178号）第3条に規定する休日、年末年始の日（1月1日を除く12月29日から1月3日まで）及び土曜日又はその振替日）における救急自動車等による搬送を受け入れた件数を3で除した件数（災害医療においても同じ。）をいう。なお、「救急自動車等による搬送」とは、救急自動車及びこれに準ずる車両並びに救急医療用ヘリコプターを用いた救急医療の確保に関する特別措置法（平成19年法律第103号）第2条に規定する救急医療用ヘリコプター（以下「救急医療用ヘリコプター」という。）及びこれに準ずるヘリコプターによる搬送を言う。

164 救急医療等確保事業（精神科救急医療）

Q 救急医療等確保事業のうち精神科救急医療とはどのようなものですか。

A 精神科救急医療に係る基準は、精神科救急医療を行う精神科病院が満たす可能性のある基準です。構造設備基準、業務体制基準、実績基準のいずれも満たしていなければなりません（下図参照）。

◉精神科救急医療に係る基準

- 構造設備基準
  診察室、処置室、保護室、面会室など精神科救急医療を行うために必要な施設及び設備を有する
- 業務体制基準
  医療計画に記載、都道府県知事の指定する精神科病院、休日診療及び夜間診療の実施、2人以上の常勤指定医
- 実績基準
  精神科救急医療圏内の人口1万人のうち2.5人が時間外等診療件数の対象であること（電話再診は含まれない）

[1] 実績基準

実績基準とは、年間で精神科救急医療圏内の人口1万人のうち2.5人以上が時間外等診療件数の対象となる必要があります。時間外等診療件数とは、時間外加算、休日加算、深夜加算、時間外加算の特例の算定件数の合計です。輪番制で精神科救急医療を行っているような場合においても2.5人以上の時間外等診療件数を満たしていればよいとされます。また、電話再診については時間外等診療件数には含まれません。

なお、精神科救急医療圏と二次医療圏は範囲が異なることがあるので注意が必要です。

［2］医療計画への記載

　精神科救急医療に係る要件を満たすためには、病院の名称がその所在地の都道府県が定める医療計画において精神科救急医療の医療連携体制に係る医療提供施設として記載されていることが必要になります。精神科救急医療に係る実績があったとしても、医療計画に病院名が記載されていなければ社会医療法人の認定を受けることはできません。

●社会医療法人の認定について（別添1より抜粋）

【当該業務を行う病院又は診療所の構造設備】
次の基準に該当すること。
　　当該病院が精神科救急医療施設として必要な診療部門（診察室、処置室、保護室、面会室等）を有していること。

【当該業務を行うための体制】
次の基準のすべてに該当すること。
1．当該病院の名称がその所在地の都道府県が定める医療計画において精神科救急医療の確保に関する事業に係る医療連携体制に係る医療提供施設として記載されていること。
2．当該病院が精神保健及び精神障害者福祉に関する法律施行規則（昭和25年厚生省令第31号）第5条の2第1号から第3号までに掲げる基準を満たすこと。

【当該業務の実績】
次の基準に該当すること。
　　当該病院において直近に終了した3会計年度における精神疾患に係る時間外等診療件数が、当該病院の所在地が属する精神科救急医療圏内の人口1万人対7.5件以上であること。
　※「時間外等診療件数」とは、次に掲げる算定件数の合計をいう。
　　①診療時間以外の時間（休日及び深夜を除く。）において初診又は再診を行った場合の時間外加算の算定件数（患者又はその看護に当たっている者から電話等によって治療上の意見を求められて指示した場合に算定することができる再診料の件数は除く。②から④までにおいても同じ。）
　　②休日（深夜を除く。）において初診又は再診を行った場合の休日加算の算定件数
　　③深夜において初診又は再診を行った場合の深夜加算の算定件数

④時間外加算の特例の適用を受ける保険医療機関が初診又は再診を行った場合の当該時間外加算の特例の算定件数
※精神科救急医療圏内の人口は、直近に公表された国勢調査又は人口推計年報（総務省統計局）による都道府県又は市区町村別の人口総数の合計数をいう。

●精神保健及び精神障害者福祉に関する法律施行規則（昭和25年厚生省令第31号）

第5条の2　法第22条の4第4項の厚生労働省令で定める精神科病院の基準は、次のとおりとする。
一　法第33条の4第1項の規定による都道府県知事の指定を受けていること又は受ける見込みが十分であること。
二　地方公共団体の救急医療（精神障害の医療に係るものに限る。）の確保に関する施策に協力して、休日診療及び夜間診療を行つていること。
三　2名以上の常時勤務する指定医を置いていること。
四・五　（略）

●精神保健及び精神障害者福祉に関する法律

第33条の4　厚生労働大臣の定める基準に適合するものとして都道府県知事が指定する精神科病院の管理者は、医療及び保護の依頼があつた者について、急速を要し、保護者（第33条第2項に規定する場合にあつては、その者の扶養義務者）の同意を得ることができない場合において、その者が、次に該当する者であるときは、本人の同意がなくても、72時間を限り、その者を入院させることができる。
1．指定医の診察の結果、精神障害者であり、かつ、直ちに入院させなければその者の医療及び保護を図る上で著しく支障がある者であつて当該精神障害のために第22条の3の規定による入院が行われる状態にないと判定されたもの
2．第34条第3項の規定により移送された者

165　救急医療等確保事業（へき地医療）

Q 救急医療等確保事業のうち、へき地医療とはどのようなものですか。

A へき地医療に係る基準とは、へき地医療を行う病院または診療所が満たす可能性のある基準です。構造設備基準、業務体制基準、実績基準のいずれも満たしていなければなりません（下図参照）。

◉へき地医療に係る基準（病院の場合）

- 構造設備基準
  診察室、処置室、臨床検査施設、エックス線診療室、調剤所等へき地医療を行うために必要な診療部門及び病室を有する
- 業務体制基準
  医療計画に記載、へき地からの入院患者の受入体制の確保
- 実績基準（病院）
  (1) へき地診療所に対する医師の延べ派遣日数が53人日以上であること
  　　または
  (2) へき地における巡回診療の延べ診療日数が53人日以上であること

[1] **実績基準**

　実績基準は、病院と診療所で要件が異なります。病院の場合、病院が所在する都道府県内のへき地に所在する診療所に医師を53人日以上派遣するか、もしくは、へき地に所在する公民館等に53人日以上巡回診療を行うこととされています。

　53人日以上とは1人当たりの日数であり、2人をへき地に派遣する場合には、1人当たり27日以上であれば足ります。診療所の場合、へき地診療所として年間209日以上の診療を行うこととされています。

［2］医療計画への記載

　へき地医療に係る要件を満たすためには、まず所轄の都道府県が定める医療計画において、へき地医療の医療連携体制に係る医療提供施設として記載されていることが必要になります。現時点でへき地医療に係る要件を満たしていないような場合には、まず、へき地医療の実績を一定期間具備し、都道府県の医療計画にへき地医療を実施する医療提供施設として記載される必要があります。

　例えば、沖縄県では、へき地の診療所は村立などの自治体によって運営されているケースが多いようです（下表参照）。へき地医療の実績を具備するためには、まず自治体と交渉し、医師の派遣を認めてもらうことが必要になります。

●沖縄県のへき地医療診療所一覧

市町村名	診療所名	状況
国頭村	国頭村立診療所	委託
大宣味村	大宣味村立診療所	委託
東村	東村立診療所	委託
金武町	金武診療所	指定管理者
伊江村	伊江村立診療所	村営
読谷村	読谷村診療所	村営
竹富町	町立黒島診療所	村営
竹富町	町立竹富診療所	村営
与那国町	与那国診療所	町営
宮古島市	宮古休日・夜間救急診療所	市営

● 社会医療法人の認定について（別添1より抜粋）

【当該業務を行う病院又は診療所の構造設備】
1又は2の基準に該当すること。
1．当該病院がへき地医療施設として必要な診療部門（診察室、処置室、臨床検査施設、エックス線診療室、調剤所等）及び病室を有していること。
　　また、必要に応じ、医師住宅又は看護師住宅を有していること。
2．当該診療所がへき地診療所（へき地保健医療対策実施要綱に基づくへき地診療所をいう。）として必要な診療部門（診察室、処置室等）を有していること。
　　また、必要に応じ、医師住宅又は看護師住宅を有していること。

【当該業務を行うための体制】
次の基準に該当すること。
　　当該病院又は診療所の名称がその所在地の都道府県が定める医療計画においてへき地医療の確保に関する事業に係る医療連携体制に係る医療提供施設として記載されていること。
　　なお、へき地診療所を開設する医療法人が当該へき地診療所の所在地の都道府県において病院を開設する場合にあっては、当該すべての病院において、へき地の患者を受け入れるための病室その他へき地医療施設として必要な診療部門（診察室、処置室、臨床検査施設、エックス線診療室、調剤所等）を有し、かつ、へき地の患者を受け入れる体制を常に確保していること。

【当該業務の実績】
へき地医療施設が病院の場合、1又は2の基準に該当すること。
1．当該病院において直近に終了した会計年度におけるへき地に所在する診療所（当該病院が所在する都道府県内のへき地に所在する診療所に限る。）に対する医師の延べ派遣日数（派遣日数を医師数で乗じた日数をいう。）が53人日以上であること。
2．当該病院において直近に終了した会計年度におけるへき地（当該病院が所在する都道府県内のへき地に限る。）における巡回診療の延べ診療日数（診療日数を医師数で乗じた日数をいう。）が53人日以上であること。
へき地診療所の場合、次の基準に該当すること。
　　当該へき地診療所において直近に終了した会計年度における診療日が209日以上であること。

166 実績基準の読み替え

Q 平成20年度に申請する場合と平成21年度に申請する場合とで、救急医療等確保事業の実績基準で異なる点はあるのですか。また、平成22年度に申請する場合はどうでしょうか。

A 平成20年度に申請する場合と平成21年度に申請する場合とでは、実績基準で異なる点があります。平成22年度に申請する場合も同様に異なる点があります。3月決算の法人の場合、以下のような取扱いとなります。

［1］平成20年度に申請する場合

救急医療、精神科救急医療、周産期医療、小児救急医療の4事業については、平成20年度（20年4月1日～21年3月31日）に申請する場合は、平成19年度の実績で実績基準を満たしているか否かを判断します（下図参照）。

●平成20年度申請のケース

```
    19.4.1   20.4.1   21.4.1   22.4.1   23.4.1
──────●────────●────────●────────●────────●──────
      前会計年度の  20年度に申請
      実績のみ     する場合
```

［2］平成21年度、平成22年度に申請する場合

平成21年度に申請する場合は、平成19年度、平成20年度の前2会計年度の実績で判断します（下図参照）。

●平成21年度申請のケース

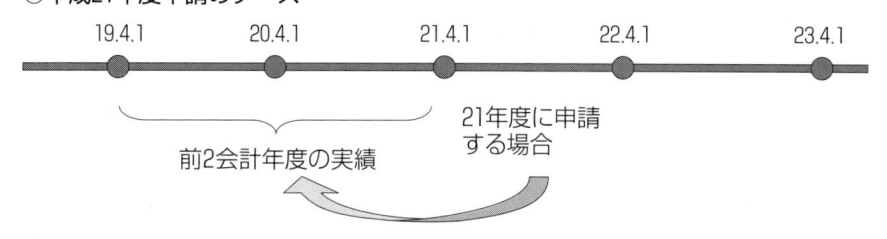

```
    19.4.1      20.4.1      21.4.1      22.4.1      23.4.1
──●──────────●──────────●──────────●──────────●──
```

21年度に申請
する場合

前2会計年度の実績

平成22年度以降に申請する場合は、平成19年度から平成21年度までの前3会計年度の実績で判断します（下図参照）。

●平成22年度以降申請のケース

```
    19.4.1      20.4.1      21.4.1      22.4.1
──●──────────●──────────●──────────●──
```

22年度以降に申請
する場合

前3会計年度の実績

例えば、平成20年度に救急医療の夜間等救急自動車搬送件数基準で申請する場合、平成19年度の1年間で750件以上の救急自動車搬送件数があれば要件を満たすことになります。また、平成21年度に同じ基準で申請する場合は、平成19年度と平成20年度の平均搬送件数が750件以上であれば要件を満たすことになります。

平成22年度に申請する場合は、平成19年度、平成20年度、平成21年度の平均搬送件数が750件以上であれば要件を満たすことになります。

［3］へき地医療の場合

へき地医療については直近に終了した会計年度の実績で判断されます。例えば、平成20年度に申請する場合、平成19年度の1年間で53人日以上、へき地診療所に医師を派遣していれば要件を満たすことになります。

167 理事、監事の構成

Q 関連会社や社会福祉法人の理事や使用人が医療法人の理事、監事に就任することについては制限があるのですか。

A 関連会社（いわゆる MS 法人）や社会福祉法人の理事や使用人が医療法人の理事、監事の3分の1を超えてはならないとされています。

［1］公益法人や医師会の場合

公益法人や医師会等の理事、使用人が医療法人の理事、監事の3分の1を超えても構わないとされています。

［2］理事構成の例

医療法人の理事が6人構成の場合、社会福祉法人の理事、使用人は2人を超えて医療法人の理事になることはできません。次頁の図のようなケースの場合、要件を満たさないことになります。医療法人の監事が2人の場合、社会福祉法人の理事、使用人が監事に1人も就任することはできませ

●社会医療法人の認定について

> ④ 他の同一の団体（民法（明治29年法律第89号）第34条の規定により設立された法人又は医師会、医会及び学会等の医学若しくは医術又は公衆衛生に関する学術団体であって法人格を有するもの（医師以外をその構成員とするものを除く。）（以下「公益法人等」という。）を除く。）の次に掲げる者である理事の合計数が理事の総数の3分の1を超えないものであること。監事についても同様であること。
> イ 当該他の同一の団体の理事又は使用人である者
> ロ 当該他の同一の団体の理事以外の役員（法人でない団体で代表者又は管理人の定めのあるものにあっては、その代表者又は管理人）又は業務を執行する社員である者

●理事の総数の3分の1を超える場合

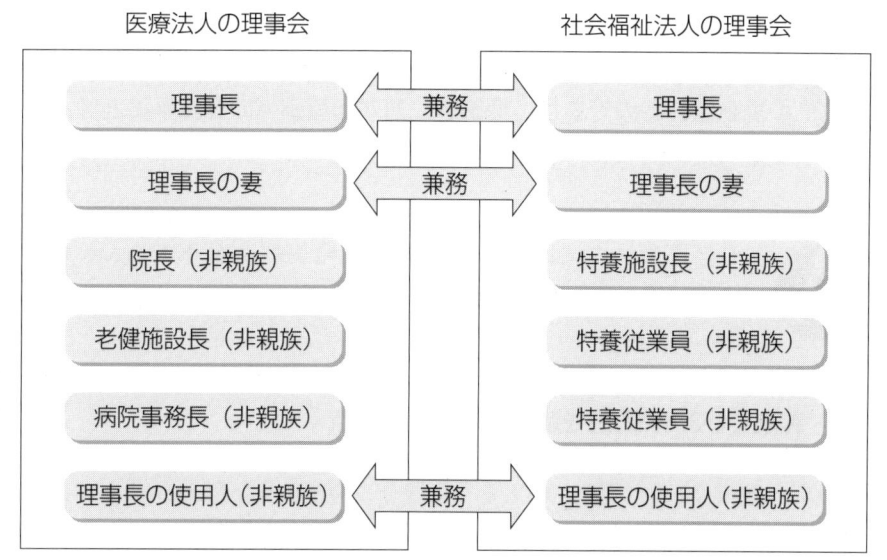

```
医療法人の理事会                社会福祉法人の理事会
┌─────────────────┐          ┌─────────────────┐
│  理事長    ⇔ 兼務 ⇔    理事長           │
│  理事長の妻 ⇔ 兼務 ⇔   理事長の妻        │
│  院長（非親族）          特養施設長（非親族） │
│  老健施設長（非親族）     特養従業員（非親族） │
│  病院事務長（非親族）     特養従業員（非親族） │
│  理事長の使用人（非親族）⇔ 兼務 ⇔ 理事長の使用人（非親族）│
└─────────────────┘
```

(注) 医療法人は親族3分の1制限の要件を満たしているが（6人中2人親族）、社会福祉法人の理事が医療法人の理事総数の3分の1を超えている（6人中3人）ので、要件を満たさないことになる。

ん。ここでいう使用人とは、役員等の個人と雇用契約等にある者を指します。使用人の定義は、法人税法のように役員以外の一般従業員を指すものではないので注意が必要です。

168　役員報酬支給基準

Q 社会医療法人にも、特定医療法人のような3,600万円給与上限規制はあるのですか。理事等に対する報酬等の支給基準とはどのようなものですか。

A 社会医療法人には3,600万円給与上限規制はありません。したがって、3,600万円を超えて給与や役員報酬を支給することは可能です。

［1］報酬等が3,600万円を超える場合の注意点

理事、監事及び評議員に対する報酬等が3,600万円を超える場合であっても、民間事業者の役員の報酬等及び従業員の給与、当該医療法人の経理の状況その他の事情を考慮して、不当に高額なものとならないようにするとされています。同規模の医療法人の役員報酬・給与と比較して著しく高いような場合には要件に抵触することになります。

［2］役員報酬支給基準の作成・開示

理事、監事、評議員に対して報酬を支給する場合、報酬等の支給基準を定めなければなりません。報酬等の支給基準には、①勤務形態（常勤、非常勤）に応じた報酬等の区分、②報酬額の算定方法（理事会で決定）、③支給の方法及び形態（月額払い、日当払い）を定める必要があります。

報酬等の支給基準は、社会医療法人の各事務所に備え置き、社員もしくは評議員または債権者から請求があった場合には、正当な理由がある場合を除いて、これを閲覧に供しなければなりません。

●社会医療法人の開示書類と閲覧権者

備置場所	開示書類	閲覧権者
医療法人の各事務所	・事業報告書等 ・監事の監査報告書 ・定款または寄附行為 ・公認会計士または監査法人の監査報告書 ・理事等に対する報酬等の支給基準	一般の者
都道府県	・事業報告書等 ・監事の監査報告書 ・定款または寄附行為 ・公認会計士または監査法人の監査報告書 ・救急医療等確保事業の証明	

●社会医療法人の認定について

⑤ その理事、監事及び評議員(以下「理事等」という。)に対する報酬等(報酬、賞与その他の職務遂行の対価として受ける財産上の利益及び退職手当をいう。以下同じ。)について、民間事業者の役員の報酬等及び従業員の給与、当該医療法人の経理の状況その他の事情を考慮して、不当に高額なものとならないような支給の基準を定めているものであること。

なお、理事等に対する報酬等の支給の基準においては、理事等の勤務形態に応じた報酬等の区分及びその額の算定方法並びに支給の方法及び形態に関する事項を定めるものとすること。

また、理事等に対する報酬等の支給の基準は、法第51条の2第2項の規定に基づき備置き及び閲覧等の措置が講じられているものでなければならないこと。

169 株式会社等への寄附

Q 株式会社等への寄附が制限されているようですが、制限の範囲はどのようなものですか。

A 社会医療法人は、株式会社等の営利企業または特定の個人もしくは団体の利益を図る活動を行う者に対し寄附等を行ってはならないとされています。

特定の個人もしくは団体の利益を図る活動を行う者としては、政治団体や代議士等が考えられます。

社会福祉法人、日本赤十字社、独立行政法人、医師会、学会、公益法人等に対する公益目的の事業のための寄附については問題ないとされています。

◉社会医療法人の認定について

> ⑦　その事業を行うに当たり、株式会社その他の営利事業を営む者又は特定の個人若しくは団体の利益を図る活動を行う者に対し、寄附その他の特別の利益を与える行為を行わないものであること。ただし、公益法人等に対し、当該公益法人等が行う公益目的の事業のために寄附その他の特別の利益を与える行為を行う場合は、この限りでない。
> 　なお、特定の個人又は団体の利益を図る活動を行う者とは、次に掲げる者とする。
> 　イ　株式会社その他の営利事業を営む者に対して寄附その他の特別の利益を与える活動（公益法人等に対して当該公益法人等が行う公益社団法人及び公益財団法人の認定等に関する法律第2条第4号に規定する公益目的事業又は医学若しくは医術又は公衆衛生に関する事業のために寄附その他の特別の利益を与えるものを除く。）を行う個人又は団体
> 　ロ　特定の者から継続的に若しくは反復して資産の譲渡、貸付け若しくは役務の提供を受ける者又は特定の者の行う会員等相互の支援、交流、連絡その他その対象が会員等である活動に参加する者に共通する利益を図る活動を行うことを主たる目的とする団体

170 遊休財産規制

Q 遊休財産規制の趣旨は何ですか。また、減価償却引当特定預金、特定事業準備預金は必ず計上しなければならないのですか。

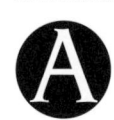

A 遊休財産規制とは、遊休財産額が本来業務の事業損益に係る事業費用の額を超えてはならないことをいいます。減価償却引当特定預金、特定事業準備預金は必ずしも計上する必要はありません。

[1] 遊休財産規制の趣旨

　遊休財産規制の趣旨は、内部留保資金を多額に保有する医療法人が、社会医療法人の認定を受けられないことにならないよう、内部留保資金を色分けすることにあります。

　医療法人が保有する資金については、貸借対照表において「現金」「預金」「有価証券」その他これに類する科目をもって掲記されているのが一般的です。この場合、遊休財産の保有制限の要件に関する都道府県の審査において、引き続き使用されることが見込まれる資金と使用されることが見込まれない資金との区別が困難になることから、①当該資金の保有方法を定款または寄附行為に定めるとともに、②当該資金の貸借対照表への掲記方法として、使用されることが見込まれない資金と明確に区分して経理することとしたものです。

[2] 減価償却引当特定預金、特定事業準備預金の引当て

　遊休財産額が損益計算書上の本来業務の事業費用の額を超えなければ、減価償却引当特定預金、特定事業準備預金は無理に引き当てる必要はありません。遊休財産額は、次頁以下の図（遊休財産額の算定方法①、②、③）の順に算定されます。また、331頁の「事業費用と遊休財産額の比較」にあるように、算定された事業費用と遊休財産額とを比較し、要件を満たし

ているか否かが判断されます。

● 遊休財産額の算定方法①

自己資本比率を算定

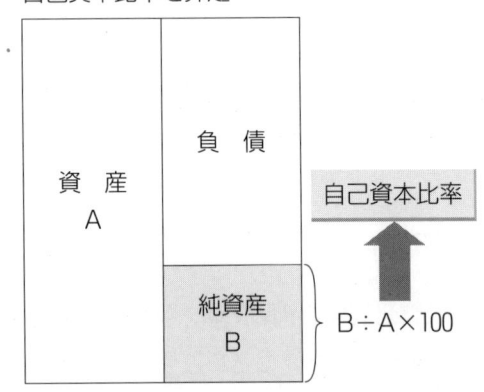

| 資産 A | 負債 |
| | 純資産 B |

自己資本比率 ← $B \div A \times 100$

● 遊休財産額の算定方法②

資産の総額から本来業務財産等を差し引く

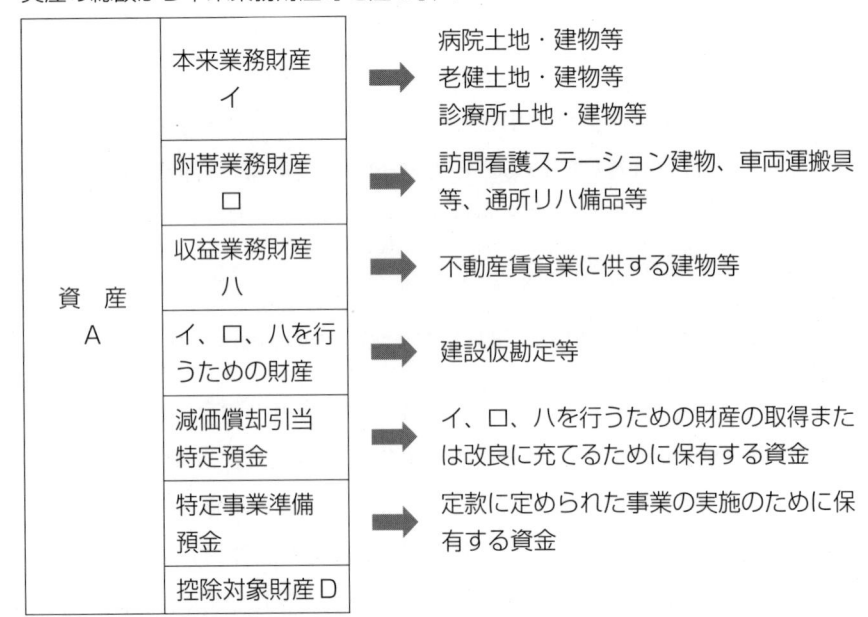

資産 A	本来業務財産 イ	→	病院土地・建物等 老健土地・建物等 診療所土地・建物等
	附帯業務財産 ロ	→	訪問看護ステーション建物、車両運搬具等、通所リハ備品等
	収益業務財産 ハ	→	不動産賃貸業に供する建物等
	イ、ロ、ハを行うための財産	→	建設仮勘定等
	減価償却引当特定預金	→	イ、ロ、ハを行うための財産の取得または改良に充てるために保有する資金
	特定事業準備預金	→	定款に定められた事業の実施のために保有する資金
	控除対象財産 D		

● 遊休財産額の算定方法③

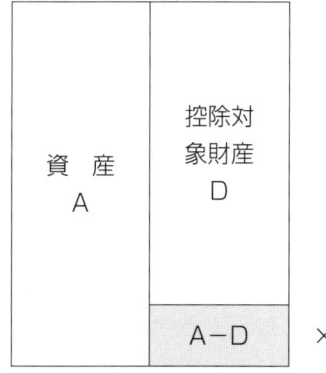

```
┌──────┬──────┐
│      │控除対│
│      │象財産│
│資 産 │  D   │
│  A   ├──────┤
│      │ A-D  │
└──────┴──────┘
```

(A−D) × 自己資本比率 = 遊休財産額

● 事業費用と遊休財産額の比較

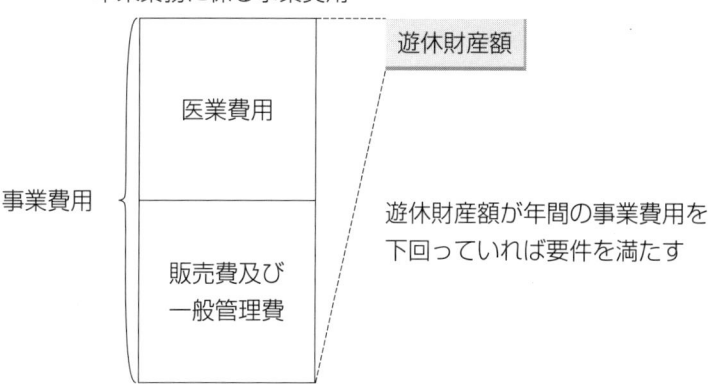

```
       本来業務に係る事業費用
      ┌──────────┐
      │          │ ┄┄ 遊休財産額
      │  医業費用 │
事業費用│          │
      ├──────────┤ 遊休財産額が年間の事業費用を
      │ 販売費及び│ 下回っていれば要件を満たす
      │ 一般管理費│
      └──────────┘
```

● 社会医療法人の認定について

⑧ 毎会計年度（医療法上の会計年度をいう。以下同じ。）の末日における遊休財産額は、直近に終了した会計年度の損益計算書に計上する事業（法第42条の規定に基づき同条各号に掲げる業務として行うもの及び法第42条の2第1項の規定に基づき同項に規定する収益業務として行うものを除く。）に係る費用の額（損益計算書（医療法人における事業報告書等の様式について（平成19年医政指発第0330003号。以下「事業報告書等通知」という。）の1の(4)に規定する損益計算書

をいう。第2の6の(2)の①及び③において同じ。）の本来業務事業損益に係る事業費用の額をいう。）を超えてはならないこと。

なお、遊休財産額は、当該医療法人の業務のために現に使用されておらず、かつ、引き続き使用されることが見込まれない財産の価額の合計額として、直近に終了した会計年度の貸借対照表に計上する資産の総額から次のイからへまでに掲げる資産のうち保有する資産の明細表に記載されたものの帳簿価額の合計額を控除した額に、純資産の額（貸借対照表（事業報告書等通知の1の(3)に規定する貸借対照表をいう。以下同じ。）上の資産の額から負債の額を控除して得た額をいう。）の資産の総額に対する割合（貸借対照表の純資産の部の合計額の資産の部の合計額に占める割合をいう。ただし、評価・換算差額等を計上する場合にあっては、当該評価・換算差額等の額を純資産の部の合計額及び資産の部の合計額からそれぞれ控除するものとする。）を乗じて得た額とする。

また、当該医療法人の経理は、その法人が行う業務の種類及び規模に応じて、その内容を適正に表示するに必要な帳簿書類を備えて、収入及び支出並びに資産及び負債の明細が適正に記帳されていること。

さらに、保有する資産の明細表は、法第51条の2第2項の規定に基づき備置き及び閲覧等の措置が講じられているものでなければならないこと。

イ　当該医療法人が開設する病院、診療所又は介護老人保健施設の業務の用に供する財産
ロ　法第42条各号に規定する業務の用に供する財産
ハ　法第42条の2第1項に規定する厚生労働大臣が定める収益業務（以下「収益業務」という。）の用に供する財産
ニ　イからハまでに掲げる業務を行うために保有する財産（現に使用されていないが、イからハまでに掲げる業務のために使用されることが見込まれる財産とし、業務の用に供するまでに発生する請負前渡金及び建設用材料部品の買入代金等を含む。）
ホ　イからハまでに掲げる業務を行うための財産の取得又は改良に充てるために保有する資金（減価償却費に対応する資産の取得又は改良に充てるための資金に限るものとし、減価償却累計額を上限とする。）
ヘ　将来の特定の事業（定款又は寄附行為に定められた事業に限る。）の実施のために特別に支出（引当金に係る支出及びホの資金を除く。）する費用に係る支出に充てるために保有する資金（以下「特定事業準備資金」という。）

171 株式保有規制

Q 社会医療法人が株式を保有することは認められるのですか。

A 社会医療法人が株式会社の株式を保有することは原則的には認められませんが、株式の議決権の過半数を有していない場合には、その保有は認められています。

［1］株式の他に株式保有規制の対象となるもの

医療法人がMS法人等の株式会社の株式の議決権の過半数を有する場合は、株式保有規制に抵触します。株式の他、医療法人に対する出資、社団法人に対する社員権、組合契約に基づく権利、信託契約に基づく権利、外国の法令に基づく財産が規制の対象となります。

［2］株式保有規制に抵触しない場合

株式の議決権の過半数を有していない場合には株式の保有が認められます（次頁の図参照）。例えば取引の便宜上、金融機関に対して有する株式は通常株式の議決権の過半数を有することは考えられないため、要件に抵触することはありません。

●社会医療法人の認定について

> ⑨ 他の団体の意思決定に関与することができる次に掲げる財産を保有していないものであること。ただし、当該財産の保有によって株主総会その他の団体の財務及び営業又は事業の方針を決定する機関における議決権の過半数を有していない場合は、この限りでない。
> 　イ　株式
> 　ロ　特別の法律により設立された法人の発行する出資に基づく権利
> 　ハ　合名会社、合資会社、合同会社その他の社団法人の社員権

ニ　民法第667条第1項に規定する組合契約、投資事業有限責任組合契約に関する法律（平成10年法律第90号）第3条第1項に規定する投資事業有限責任組合契約又は有限責任事業組合契約に関する法律（平成17年法律第40号）第3条第1項に規定する有限責任事業組合契約に基づく権利
　ホ　信託契約に基づく委託者又は受益者としての権利
　ヘ　外国の法令に基づく財産であって、イからホまでに掲げる財産に類するもの

●医療法人運営管理指導要綱

　現金は、郵便官署、銀行、信託会社に預け入れ若しくは信託し、又は国公債若しくは確実な有価証券に換え保管するものとすること。

●医療法人制度改革の考え方

　資産について適正に管理され、かつ、処分を行う場合には適正な手続きに基づいて行われることを条件として、保有する現金等の預け入れ先に関する規制については適用しないことも必要である。

●株式保有規制の範囲

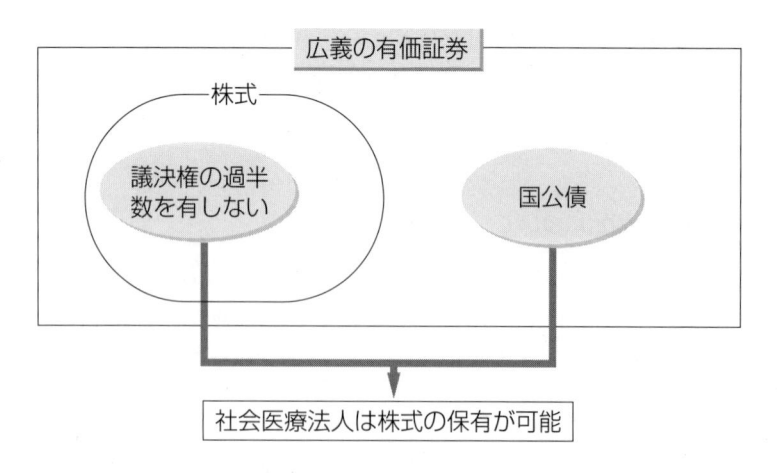

広義の有価証券

株式
議決権の過半数を有しない

国公債

社会医療法人は株式の保有が可能

172 社会保険診療収入80%規制

Q 社会医療法人は、特定医療法人に比べて社会保険診療収入80%規制が緩和されているようですが、どの収入が社会保険診療収入に含まれるのですか。

A 社会保険診療収入80%規制とは、全収入金額に含まれる社会保険診療、労災保険診療、健康診査、助産に係る収入金額が80%を超えなければならないことをいいます（下図参照）。

●社会保険診療収入80%規制とは

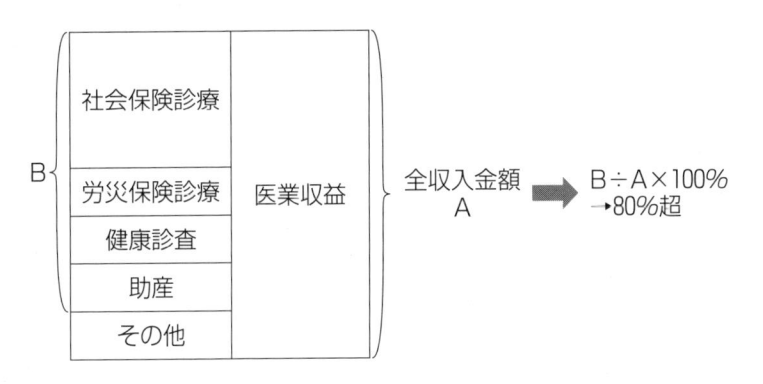

```
        ┌─────────────┬─────────┐
        │  社会保険診療  │         │
        ├─────────────┤         │
     B  │  労災保険診療  │ 医業収益 │ → 全収入金額 A → B÷A×100%
        ├─────────────┤         │                    →80%超
        │   健康診査    │         │
        ├─────────────┤         │
        │    助産      │         │
        ├─────────────┤         │
        │   その他     │         │
        └─────────────┴─────────┘
```

[1] **全収入金額の意義**

全収入金額とは損益計算書の事業収益（医業収益）を指します。この点、特定医療法人と全収入金額の定義は変わりません。

[2] **社会保険診療の意義**

社会保険診療とは、次に掲げる給付または医療、介護、助産もしくはサービスをいいます（措法26②）。

① 健康保険法、国民健康保険法、高齢者の医療の確保に関する法律、船員保険法、国家公務員共済組合法等の規定に基づく療養の給付等

② 生活保護法の規定に基づく医療扶助のための医療、介護扶助のための介護等
③ 精神保健及び精神障害者福祉に関する法律等の規定に基づく医療
④ 老人保健法の規定に基づく医療
⑤ 介護保険法の規定によって居宅介護サービス費等を支給することとされる指定居宅サービスまたは施設介護サービス費を支給することとされる介護保険施設サービスもしくは指定介護療養施設サービス

ただし、⑤のうち次に掲げるものは含まれません。

(ア) 指定居宅サービス（ⓐ訪問介護、ⓑ訪問入浴介護、ⓒ通所介護、ⓓ短期入所生活介護、ⓔ痴呆対応型共同生活介護、ⓕ特定施設入所者生活介護、ⓖ福祉用具貸与）
(イ) 居宅介護支援サービス
(ウ) 介護福祉施設サービス
(エ) 通所リハビリステーション、短期入所療養介護、介護保健施設サービス、介護療養施設サービスのうち平成17年10月より自己負担となった居住費・食費（自治体によって取扱いは異なる）

[3] 特定医療法人との相違点

　社会医療法人の場合、特定医療法人とは異なり、社会保険診療等の収入に助産に係る収入金額が含まれています。これは、自由診療のうち助産に係る収入であり、分娩1回の収入金額が50万円を超えるときは50万円を限度とします。また健康診査には、平成20年4月より制度化された特定健診及び後期高齢者医療広域連合が行う健康診査が含まれます。

●社会医療法人の認定について

(2) 医療法人の事業について（規則第30条の35の2第1項第2号関係）
　① 社会保険診療（租税特別措置法（昭和32年法律第26号）第26条第2項に規定する社会保険診療をいう。以下同じ。）に係る収入金額（労働者災害補償保険

法（昭和22年法律第50号）に係る患者の診療報酬（当該診療報酬が社会保険診療報酬と同一の基準によっている場合又は当該診療報酬が少額（全収入金額のおおむね100分の10以下の場合をいう。）の場合に限る。）を含む。）、健康増進法（平成14年法律第103号）第6条各号に掲げる健康増進事業実施者が行う同法第4条に規定する健康増進事業（健康診査に係るものに限る。以下同じ。）に係る収入金額（当該収入金額が社会保険診療報酬と同一の基準により計算されている場合に限る。）及び助産（社会保険診療及び健康増進事業に係るものを除く。）に係る収入金額（1の分娩に係る助産に係る収入金額が50万円を超えるときは、50万円を限度とする。）の合計額が、全収入金額（損益計算書の本来業務事業損益、附帯業務事業損益及び収益業務事業損益に係る事業収益の合計額をいう。）の100分の80を超えること。

　なお、健康増進事業に係る収入金額は、次に掲げる健康診査等に係る収入金額の合計額とする。

イ　健康保険法（大正11年法律第70号）第150条第1項の規定により保険者が行う健康診査

ロ　船員保険法（昭和14年法律第73号）第57条の2第1項の規定により政府が行う健康診査

ハ　国民健康保険法（昭和33年法律第192号）第82条の規定により保険者が行う健康診査

ニ　国家公務員共済組合法（昭和33年法律第128号）第98条の規定により国家公務員共済組合又は国家公務員共済組合連合会が行う健康診査

ホ　地方公務員等共済組合法（昭和37年法律第152号）第112条の規定により地方公務員共済組合又は全国市町村職員共済組合連合会が行う健康診査

ヘ　私立学校教職員共済法（昭和28年法律第245号）第26条の規定により日本私立学校振興・共済事業団が行う健康診査

ト　学校保健法（昭和33年法律第56号）第2条の規定により学校において実施される健康診断又は同法第4条の規定により市町村の教育委員会が行う健康診断

チ　母子保健法（昭和40年法律第141号）第12条又は第13条の規定により市町村が行う健康診査

リ　労働安全衛生法（昭和47年法律第57号）第66条の規定により事業者が行う健康診断若しくは労働者が受ける健康診断又は同法第66条の2の規定により労働者が自ら受ける健康診断

ヌ　高齢者の医療の確保に関する法律（昭和57年法律第80号）第20条又は第26条の規定により保険者が行う特定健康診査及び第125条の規定により後期高齢者医療広域連合が行う健康診査

173　社会医療法人の名称の登記

Q 社会医療法人の認定を受けた場合、医療法人の名称を変更したいのですが、登記が必要ですか。

A 「社会医療法人○○会」と名称変更する場合は、登記事項の変更の登記をし、都道府県知事への届出も必要になります。

社会医療法人の認定後2週間以内に主たる事務所の所在地において、3週間以内に従たる事務所の所在地において、変更の登記をしなければならないとされています。

変更の登記をしたときは、登記事項及び登記の年月日を都道府県知事に届け出なければなりません。

●社会医療法人の認定について

> 3　社会医療法人の名称の登記
> (1) 医療法人○○会から社会医療法人○○会への名称の変更については、登記事項の変更の登記（組合等登記令（昭和39年政令第29号）第6条参照）が必要であり、社会医療法人の認定後2週間以内に主たる事務所の所在地において、3週間以内に従たる事務所の所在地において、変更の登記をしなければならないこと。
> (2) (1)により名称の変更について変更の登記をしたときは、登記事項及び登記の年月日を、遅滞なく、都道府県知事に届け出るものとすること（医療法施行令（昭和23年政令第326号）第5条の12参照）。
> (3) 社会医療法人でない医療法人は、その名称中に、「社会医療法人」という文字を用いてはならないこと。
> 　なお、都道府県知事は、社会医療法人でない医療法人が「社会医療法人」という文字を用いていると認めるときは、当該医療法人に対し、法第64条第1項の規定に基づく改善命令を行うこと。

174 作成書類、届出書類

Q 社会医療法人は、特定医療法人のような定期提出書類を作成しなければならないのですか。

A 社会医療法人は、特定医療法人のような定期提出書類の作成は求められませんが、社会医療法人の認定要件を満たしている旨の書類を作成し、届出をしなければなりません。

[1] 作成・届出書類

社会医療法人が作成して届出しなければならない書類は下図のとおりです。特に認定要件に該当する旨を説明する書類については、都道府県が毎年審査し、要件が適合しているか否かを確認するので注意が必要です。

●作成書類と届出書類

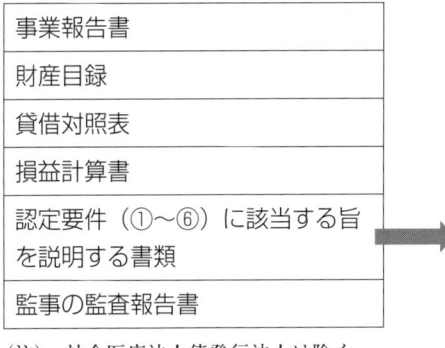

作成書類
事業報告書
財産目録
貸借対照表
損益計算書
認定要件(①~⑥)に該当する旨を説明する書類
監事の監査報告書

① 役員の親族要件
② 社員の親族要件
③ 評議員の親族要件
④ 救急医療等確保事業の実施
⑤ 救急医療等確保事業の構造設備、業務体制、実績
⑥ 公的な運営に関する要件

(注) 社会医療法人債発行法人は除く。

[2] 特定医療法人の定期提出書類

社会医療法人認定時に特定医療法人は取りやめをすることになるので、社会医療法人認定後は特定医療法人の定期提出書類を提出する必要はありません。

●社会医療法人の認定について

> 4　社会医療法人の事業報告書等の作成等
> (1)　社会医療法人は、毎会計年度終了後2月以内に、次に掲げる書類を作成しなければならないこと。
> 　① 事業報告書
> 　② 財産目録
> 　③ 貸借対照表
> 　④ 損益計算書
> 　⑤ 法第42条の2第1項第1号から第6号までの要件に該当する旨を説明する書類
> 　⑥ 法第54条の2第1項に規定する社会医療法人債を発行した医療法人については、①から⑤までに掲げる書類に加え、次に掲げる書類
> 　　イ　純資産変動計算書
> 　　ロ　キャッシュ・フロー計算書
> 　　ハ　附属明細表
> (2)　(略)
> (3)　社会医療法人は、毎会計年度終了後3月以内に、次の書類を都道府県知事(2以上の都道府県の区域において病院、診療所又は介護老人保健施設を開設する医療法人については地方厚生局長)に届け出なければならないこと。
> 　① (1)の①から⑥までに掲げる書類
> 　② 法第46条の4第3項第3号の監事の監査報告書
> 　③ 法第54条の2第1項に規定する社会医療法人債を発行した医療法人については、①から③までに掲げる書類に加え、公認会計士又は監査法人の監査報告書

●特定医療法人制度の改正について

> (8)　特定医療法人が社会医療法人の認定を受けた場合の取扱い
> 　　…(略)…認定を受けた日から租税特別措置法第67条の2第1項の規定による22%の法人税率の特例は適用されないことから、租税特別措置法施行令第39条の25第6項の規定に基づく特定医療法人の承認に係る税率の適用をやめるための届出書を当該認定を受けた日以後速やかに、納税地の所轄税務署長を経由して、国税庁長官に提出するものとすること。

175 認定の取消し

Q 社会医療法人の認定要件を満たさなくなった場合、すぐに認定取消しとなるのですか。

A 社会医療法人の認定要件を満たさなくなった場合、すぐに認定取消しとなるわけではなく、まず立入検査や改善命令があり、それでも改善されない場合に認定取消しになると思われます(下図参照)。

●認定取消しまでの流れ

```
┌─────────────────────────────────────────┐
│ 認定要件に該当する旨を説明する書類を都道府県に提出 │
└─────────────────────────────────────────┘
                    ↓
┌─────────────────────────────────────────┐
│ 都道府県が毎年、事業、運営、救急医療等確保事業の実施状況を審査 │
│   (実地検査等を行うことにより要件の適合を確認)            │
└─────────────────────────────────────────┘
      ↓問題なし                    ↓問題あり
┌──────────────┐        ┌──────────────────┐
│ 認定取消しされない │        │ 必要に応じ立入検査または改善命令 │
└──────────────┘        └──────────────────┘
                                    ↓
                        ┌──────────────────┐
                        │ 都道府県医療審議会の意見を聴取 │
                        └──────────────────┘
                                    ↓
                        ┌──────────────┐
                        │   認定取消し   │
                        └──────────────┘
```

[1] **夜間等救急自動車搬送件数の要件を満たさなくなった場合**

前3会計年度の夜間等救急自動車搬送件数の平均が750件未満となった場合でも、すぐに認定取消しとなるわけではなく、改善命令を発したうえで次年度に750件を超えれば認定取消しにならないのではないかと考えます。

［2］認定取消しのリスク

　Q178で説明するように、認定取消しにより認定時から取消し時までの利益の蓄積分がまとめて課税されるので、取消しは法人の存続に影響を与えかねません。認定取消しにあたっては、都道府県が慎重に判断されることを望みます。

●社会医療法人の認定について

> 5　社会医療法人の認定の取消し
> (1)　都道府県知事は、社会医療法人が法第64条の2第1項各号のいずれかに該当すると認めるときは、必要に応じ、速やかに法第63条の規定による社会医療法人の事務所への立入検査又は法第64条の規定による社会医療法人に対する改善命令を発出した上で、法第64条の2第1項の規定により、社会医療法人の認定を取り消し、期間を定めて附帯業務のうち第一種社会福祉事業（ケアハウスを除く。）及び収益業務の全部の停止を命ずること。
> (2)　都道府県知事は、社会医療法人の認定を取り消すに当たっては、法第64条の2第2項の規定により、あらかじめ都道府県医療審議会の意見を聴かなければならないこと。
> (3)　社会医療法人の認定が取り消された場合にあっては、当該医療法人は名称の変更等について法第50条第1項の規定に基づき定款又は寄附行為の変更が必要であること。
> (4)　社会医療法人○○会から医療法人○○会への名称の変更については、登記事項の変更の登記が必要であり、社会医療法人の認定が取り消された日後2週間以内に主たる事務所の所在地において、3週間以内に従たる事務所の所在地において、変更の登記をしなければならないこと。
> (5)　(4)により名称の変更について変更の登記をしたときは、登記事項及び登記の年月日を、遅滞なく、都道府県知事に届け出るものとすること。

［3］定款の変更、変更の登記

　社会医療法人の認定が取り消された場合には、社会医療法人の名称を用いることができなくなるため、定款の変更と変更の登記が必要になります。

176 社会医療法人の法人税、住民税、事業税

Q 社会医療法人の法人税は、すべて非課税となるのですか。また、法人税以外に非課税となる税金としてはどのようなものがありますか。

A 社会医療法人のすべての所得が非課税となるわけではなく、医療保健業の所得のみが非課税とされています。つまり、医療保健業に含まれる病院、介護老人保健施設、診療所から生じる所得に係る法人税については基本的に非課税となります（下図の上段参照）。医療保健業以外の所得については法人税が課税され、22％の軽減税率が適用されます。

●社会医療法人と特定医療法人の法人税率の比較

＜社会医療法人＞

医療保健業	附随業務	附帯業務	収益業務
病院、介護老人保健施設、診療所	売店、患者・従業員用駐車場等	訪問看護ステーション、デイサービス等	不動産賃貸業その他
法人税非課税	法人税率22％	法人税率22％	法人税率22％

＜特定医療法人＞

医療保健業、附帯業務、収益業務（特別医療法人の認可を受けている場合）
法人税率22％

［1］特定医療法人の法人税率との比較

社会医療法人と特定医療法人との比較は上図のとおりです。社会医療法

人と特定医療法人の法人税率で異なる部分は医療保健業のみであり、その他については同じ取扱いということになります。

［2］法人住民税、事業税、均等割の取扱い

法人税が非課税になることに伴い、医療保健業に係る法人住民税や事業税も非課税となります。ただし、均等割については最低税率が適用されます。

［3］医療保健業の範囲

医療保健業に係る医療の一環として行われる場合であっても、収益事業に該当し、22％の法人税率が適用される場合があります。例えば、病院が患者を対象に行うものであっても、公衆電話の手数料やテレビカード代等は収益事業に該当し課税の対象となります（法基通15-1-58）。

●法人税基本通達

> （病院における給食事業）
> 15-1-58　収益事業に該当しない医療保健業に係る医療の一環として行われる患者のための給食であつても、その給食が当該医療保健業を営む公益法人等以外の公益法人等によつて行われている場合には、当該給食に係る事業は当該医療保健業には含まれないのであるが、国等又は収益事業に該当しない医療保健業を営む公益法人等の経営する病院における患者給食を主たる目的として設立された公益法人等がこれらの病院における医療の一環として専らその病院の患者のために行う給食は、収益事業に該当しないものとする。
> （注）　収益事業の該当しない医療保健業を営む公益法人等がその患者を対象として行うものであつても、日用品の販売、クリーニングの取次ぎ、公衆電話サービス業務等の行為は、収益事業に該当することに留意する。

177 みなし寄附金、利子に係る所得税、消費税

Q 社会医療法人に適用されるみなし寄附金とはどのようなものですか。また、所得税、消費税についての取扱いはどのようになっているのですか。

A 収益事業に属する資産のうちから収益事業以外の事業のために支出した金額は、その収益事業に係る寄附金の額とみなされます。これを「みなし寄附金」といいます。また、所得税、消費税については一般の医療法人にはない取扱いがなされています。

［1］寄附金の損金算入限度額

寄附金の損金算入限度額は、所得金額の50％相当額（当該金額が年200万円に満たない場合には年200万円）とされます。

例えば、不動産賃貸業（収益事業）で生じた所得を病院事業（医療保健業）に寄附することにより、その寄附が一定の限度内で損金算入されます。この場合、寄附金の額が200万円を超えない場合には所得が生じず、不動産賃貸業に係る法人税はかからないことになります。

［2］所得税の特別の扱い

預金の受取利息や株式の配当金に係る所得税については課されません（所法11①、所法別表第一）。例えば、社会医療法人認定前の預金の受取利息が80円であった場合、20円の税金（所得税15円、住民税5円）が差し引かれています。しかし、社会医療法人認定後は20円の税金が差し引かれないので、受取利息は100円となります。

［3］消費税の特別の扱い

ある会計年度に補助金、寄附金等の収入が一定の割合を超える場合、支

払うべき消費税額が通常の会計年度に比べて多くなります（簡易課税制度を適用している場合を除く）。

　消費税の納付税額は、その課税期間中の課税売上げに係る消費税額からその課税期間中の課税仕入れ等に係る消費税額（仕入控除税額）を控除して算出することとなります。しかし、社会医療法人の消費税の仕入控除税額の計算においては、会費、寄附金、補助金等の対価性のない収入を「特定収入」として、これにより賄われる課税仕入れ等の消費税額（特定収入に係る課税仕入れ等の消費税額）を仕入控除税額から控除するという調整が必要となります。調整がなされると控除される消費税額が少なくなるため、支払うべき消費税額が大きくなります。

●平成20年度税制改正大綱（平成19年12月13日／自由民主党）

9　社会医療法人について、次の措置を講ずる。
　(1)　納税義務及び課税所得の範囲
　　　社会医療法人は、収益事業を営む場合に限り法人税の納税義務が生ずることとし、収益事業から生じた所得について法人税を課税する。なお、収益事業の範囲から、社会医療法人が行う医療保健業（附帯業務として行うものを除く。）を除外する。
　(2)　適用税率
　　　各事業年度の所得の金額に対して22％の軽減税率を適用する。
　(3)　みなし寄附金の適用等
　　　収益事業に属する資産のうちから収益事業以外の事業のために支出した金額は、その収益事業に係る寄附金の額とみなす。なお、寄附金の損金算入限度額は、所得の金額の50％相当額（当該金額が年200万円に満たない場合には、年200万円）とする。
　(4)　課税所得の範囲の変更に伴う所要の調整
　　　社会医療法人の認定を受けた場合には、法人の解散及び設立があったものとして取り扱う。また、認定の取消しを受けた場合には、簿価純資産価額から利益積立金額を控除した金額を益金の額に算入する。
　(5)　社会医療法人を所得税法別表第一（公共法人等の表）及び消費税法別表第三に追加する。

●所得税法

(公共法人等及び公益信託等に係る非課税)
第11条　別表第一第1号に掲げる内国法人が支払を受ける第174条各号（内国法人に係る所得税の課税標準）に掲げる利子等、配当等、給付補てん金、利息、利益、差益及び利益の分配（公社債又は貸付信託、投資信託若しくは特定目的信託の受益権で政令で定めるもの（以下この条において「公社債等」という。）の利子、収益の分配又は第24条第1項（配当所得）に規定する剰余金の配当（以下この条において「利子等」という。）にあつては、当該内国法人が当該公社債等を引き続き所有していた期間に対応する部分の額として政令で定めるところにより計算した金額に相当する部分に限る。）については、所得税を課さない。

●消費税法

(国、地方公共団体等に対する特例)
第60条　1～3　（略）
　4　国若しくは地方公共団体（特別会計を設けて事業を行う場合に限る。）、別表第三に掲げる法人又は人格のない社団等（第9条第1項本文の規定により消費税を納める義務が免除される者を除く。）が課税仕入れを行い、又は課税貨物を保税地域から引き取る場合において、当該課税仕入れの日又は課税貨物の保税地域からの引取りの日（当該課税貨物につき特例申告書を提出した場合には、当該特例申告書を提出した日又は特例申告に関する決定の通知を受けた日）の属する課税期間において資産の譲渡等の対価以外の収入（政令で定める収入を除く。以下この項において「特定収入」という。）があり、かつ、当該特定収入の合計額が当該課税期間における資産の譲渡等の対価の額（第28条第1項に規定する対価の額をいう。）の合計額に当該特定収入の合計額を加算した金額に比し僅少でない場合として政令で定める場合に該当するときは、第37条の規定の適用を受ける場合を除き、当該課税期間の課税標準額に対する消費税額（第45条第1項第2号に掲げる課税標準額に対する消費税額をいう。次項及び第6項において同じ。）から控除することができる課税仕入れ等の税額（第30条第2項に規定する課税仕入れ等の税額をいう。以下この項及び次項において同じ。）の合計額は、第30条から第36条までの規定にかかわらず、これらの規定により計算した場合における当該課税仕入れ等の税額の合計額から特定収入に係る課税仕入れ等の税額として政令で定めるところにより計算した金額を控除した残額に相当する金額とする。この場合において、当該金額は、当該課税期間における第32条第1項第1号に規定する仕入れに係る消費税額とみなす。
　（以下略）

178 認定取消し時の課税

Q 社会医療法人の認定が取り消された場合、どのような課税がなされるのですか。

A 社会医療法人の認定が取り消された場合、認定時から取消し時までの医療保健業から生じた利益蓄積額等がまとめて益金として課税されます。認定時から取消し時まで5年経過していた場合には5年分の利益蓄積額等に課税されることになります。

［1］益金の額に算入される金額

社会医療法人が認定の取消しを受けた場合には、簿価純資産価額から利益積立金額を控除した金額が益金の額に算入されます（下図参照）。

●取消し時の課税関係

貸借対照表

資　産	負　債
	純資産

益金として課税 ← 認定後取消し時までの利益蓄積額等

利益積立金額（認定時での利益蓄積額等）

ここで、簿価純資産額は財務諸表上に計上されている資産と負債の差額であり、利益積立金額とは法人税申告書の別表第五（一）に計上されている過年度の利益の蓄積分のことです。

［2］認定後から取消し時までの利益蓄積額に課税

社会医療法人認定後は利益積立金額が計上されないため、社会医療法人認定後から取消しまでの課税されていない利益蓄積額等に対して課税されます。

［3］認定後も認定要件の整備が必要

社会医療法人は取消しによる課税額が膨大になるおそれがあるため、認定後も要件の整備が必要になります。監事が医療法人運営管理指導要綱に基づき監査を行うことや、専門家に定期的に認定要件を審査してもらうことによりリスクの軽減を図ることが不可欠です。

◉医療法

> （特別医療法人の業務の停止）
> 第64条の2　都道府県知事は、社会医療法人が、次の各号のいずれかに該当する場合においては、社会医療法人の認定を取り消し、又は期間を定めて収益業務の全部若しくは一部の停止を命ずることができる。
> 一　第42条の2第1項各号に掲げる要件を欠くに至つたとき。
> 二　定款又は寄附行為で定められた業務以外の業務を行つたとき。
> 三　収益業務から生じた収益を当該社会医療法人が開設する病院、診療所又は介護老人保健施設の経営に充てないとき。
> 四　収益業務の継続が、社会医療法人が開設する病院、診療所又は介護老人保健施設（指定管理者として管理する病院等を含む。）の業務に支障があると認めるとき。
> 五　不正の手段により第42条の2第1項の認定を受けたとき。
> 六　この法律若しくはこの法律に基づく命令又はこれらに基づく処分に違反したとき。
> 2　都道府県知事は、前項の規定により認定を取り消すに当たつては、あらかじめ、都道府県医療審議会の意見を聴かなければならない。

179 みなし事業年度

Q 社会医療法人の認定を受けた場合、法人税はいつから非課税となるのですか。特定医療法人のように、さかのぼって法人税の軽減を受けることになるのですか。

A 医療法人が社会医療法人の認定を受けた場合には、社会医療法人認定日以後の期間について医療保健業の法人税が非課税となります。したがって、特定医療法人のように承認を受けた会計年度の期首にさかのぼって法人税が軽減されるようなことはなく、認定日以後期末まで法人税の軽減を受けることとなります。

［1］会計年度の期中で認定を受けた場合

会計年度の期中で社会医療法人の認定を受けた場合は、期首から認定日までを1つの事業年度とみなして決算を行います。下図の事例であれば、4月1日から9月30日までをみなし事業年度として決算を行います。また、10月1日から3月31日をみなし事業年度として決算を行います。

●医療保健業の法人税率（3月決算の場合）

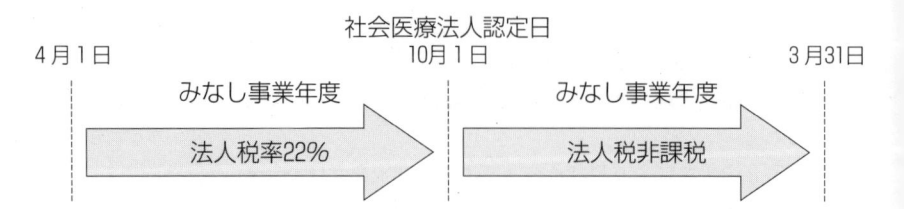

	社会医療法人認定日	
4月1日	10月1日	3月31日
みなし事業年度	みなし事業年度	
法人税率22%	法人税非課税	

［2］定期提出書類

特定医療法人が、会計年度の期中で社会医療法人の認定を受けた場合は、認定を受けた日から3か月以内に定期提出書類を納税地の所轄税務署長を経由して国税庁長官に提出しなければなりません。

第9章

病院・診療所の消費税

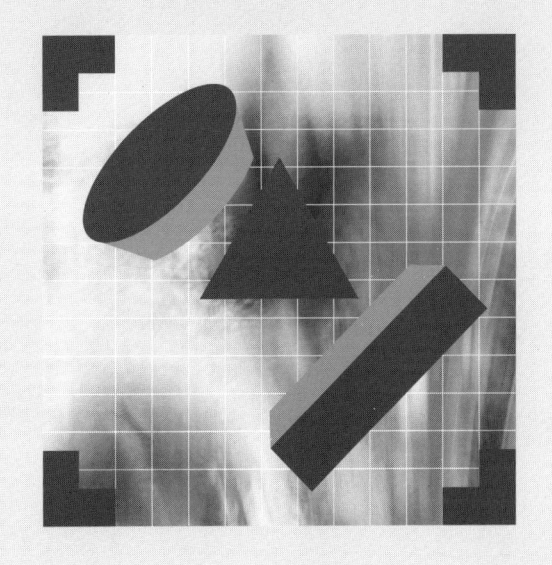

180 消費税のしくみ

Q 消費税とはどのようなしくみになっているのですか。

A 消費税が発生した場合、負担するのは原則として最終消費者となる患者です。しかし、納付するのは患者ではなく、メーカー、医薬品商社（卸）、医療機関等が行うことになります。

［1］消費税の特徴

　消費税は、このように負担する消費者と納税する事業者が違います。いわば「預り金」という扱いであり、医療機関が患者から預って国に納付する流れになっています。最終的に負担するのは患者ですが、納税するのはメーカー、医薬品商社、医療機関など何段階にも分かれています。取引の段階にわたって各々分散する形で納税されることになります。

［2］事　例

　例えば、メーカーが医薬品商社に2万1,000円（20,000円＋20,000円×5％）で医療材料を販売します。税金分1,000円は医薬品商社からメーカーが預ったお金であり、売上げではありません。したがって、メーカーは預っている1,000円を国等に納付することになります。

　次に第2段階として、医薬品商社は医療機関へ3万1,500円（30,000円＋30,000円×5％）で医療材料を販売します。税金分の1,500円は医薬品商社にとっては医療機関から預ったお金となり、売上げとはなりません。医薬品商社もこの預った消費税等を国等に納付することになりますが、メーカーから仕入れたときに1,000円の消費税を支払って（負担して）いますので、この負担分を預っている消費税等1,500円から差し引いて納税することになります。つまり、500円（1,500円－1,000円）を納付することになり

ます。この医薬品商社が負担している消費税等を差し引くことを「仕入税額控除」といいます。

第3段階として、医療機関は患者へ4万2,000円（40,000円＋40,000円×5％）で医療材料を販売することとします（社会保険診療報酬等は非課税の扱いなので自由診療であると仮定する）。医療機関においても、医薬品商社と同様の計算となります。預った消費税から支払った消費税を差し引き、500円（2,000円－1,500円）を納付することになります。

結局、メーカーが1,000円、医薬品商社が500円、医療機関が500円となり、合計2,000円が消費税等として国等に納付されることとなります。この2,000円は、最終消費者である患者が医療機関に支払った2,000円と同額となります。

●消費税納付の流れ

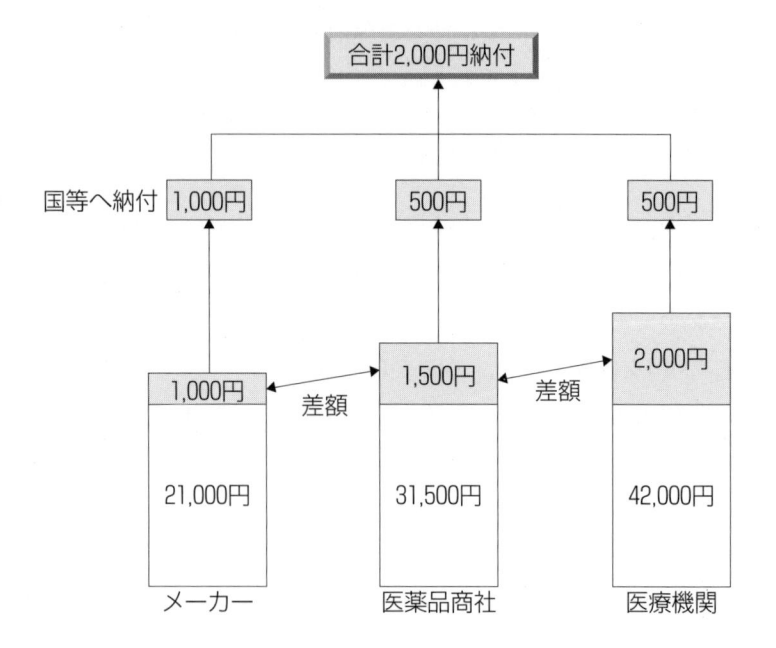

合計2,000円納付

国等へ納付　1,000円　　500円　　500円

メーカー	医薬品商社	医療機関
1,000円	1,500円	2,000円
21,000円	31,500円	42,000円

差額　差額

181　消費税の納税義務者

Q 消費税の納税義務はいつ発生するのですか。

A 個人事業者は前々年の課税売上高が1,000万円を超えたときに消費税の納税義務が生じます。医療法人の場合は、前々事業年度の課税売上高が1,000万円を超えたときに納税義務が生じます。

［1］**納税義務者**

　国内取引を行う事業者は消費税の納税義務がありますが、その課税期間の基準期間における課税売上高が1,000万円以下の事業者は納税義務が免除されます。これは小規模事業者の納税義務負担に配慮したものです。基準期間とは、個人事業者の場合、その年の前々年をいうので、前々年の課税売上高で消費税の納税義務を判定することになります。法人の場合は補足事項として、基準期間が1年未満となる法人の場合、その期間の課税売上高を1年に換算して判定します。

　納税義務の有無の判定を、その年の課税売上高ではなく基準期間における課税売上高としているのは、事業者があらかじめ消費税の納税義務者となるか否かの判断ができるようにしておくためです（消法9、消基通1-4-1）。

［2］**課税事業者の選択**

　また、上記により消費税の納税義務がない場合であっても「消費税課税事業者選択届出書」を提出することにより、あえて課税事業者となることを選択することもできます。例えば、多額の設備投資をしたような場合には、消費税が還付になることがありますが、還付を受けるには課税義務者でなくてはなりません。課税事業者でなければ消費税を納付する義務がない代わりに、還付を受けることもできないので注意が必要です（消法9④）。

182 消費税の課税対象

Q 消費税はどのような取引で発生するのですか。

A 消費税の発生は課税の対象となる要件を満たしたときに、その取引に課税されることとなっています。いわゆる4つの要件（課税要件）といわれているものであり、以下のようになっています。

[1] 課税要件

消費税は、①国内取引であること、②事業者が事業として行うこと、③対価を得る（有償である）取引であること、④資産の譲渡・貸付けまたは役務の提供であることという4つの課税要件を満たした取引に課税されます（消法2①ハ）。

[2] 4つの課税要件の内容

1 国内取引であること

消費税は日本国内において行った取引について課税されることになっています（消法4）。

2 事業者が事業として行うこと

医療法人が行う取引は、すべて「事業として行うこと」に該当します。個人の場合には、事業者の立場と消費者の立場の両方を兼ねていますが、事業者の立場で行う取引のことを「事業として」ということにあてはまります。

3 対価を得る（有償である）取引であること

対価を得るとは、資産の譲渡等に対して反対給付として対価を受け取る取引をいいます。簡単にいうとお金をもらう取引が当てはまるといえます。よって、無償の取引（対価が発生しない）は課税の対象とはなりません。ただし、次のものは対価を得た取引とみなされ消費税の課税の対象となりま

すので注意が必要です。

① 個人事業者が自分の販売する商品等を家庭で使用したり消費したりした場合（自家消費）

② 法人が自社の製品等をその法人の役員に贈与した場合

[4] **資産の譲渡・貸付けまたは役務の提供であること**

資産の譲渡とは、売買、代物弁済、交換、現物出資等により資産の所有権を他人に移転させることをいいます。

資産の貸付けには、事務所の賃貸や自転車のレンタルなど賃貸料を受け取る一般の資産の貸付けだけでなく、資産に対する権利の設定その他、他人に資産を使用させる一切の行為を含むものとされています。

役務（サービス）の提供とは、土木工事、加工、修繕、清掃、クリーニング、運送、通信、保管、印刷、広告、仲介、興行、宿泊、飲食、技術援助、情報の提供、便益、出演、著述、医療などサービスと考えられるものすべてについて対価を得て行うことをいいます。

●課税要件の流れ

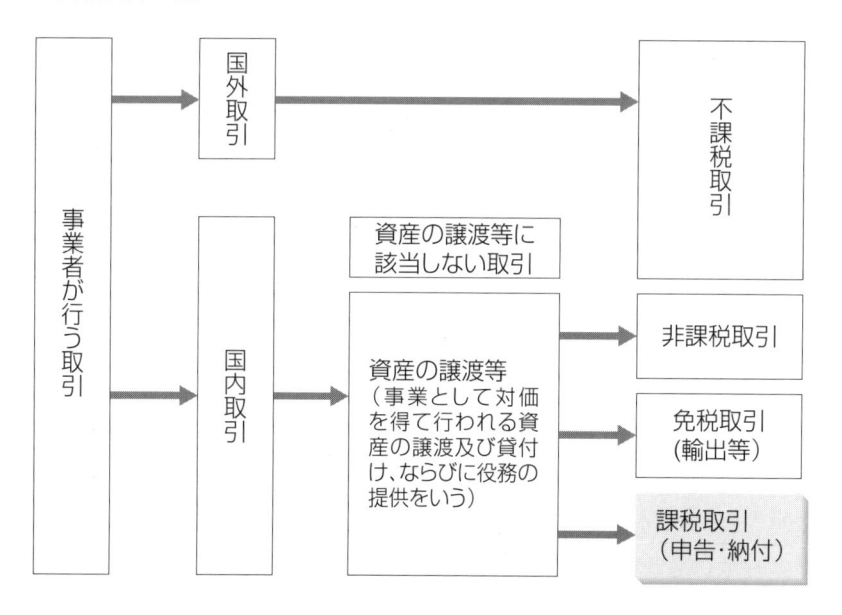

```
事業者が行う取引 ─┬─ 国外取引 ──────────────────→ 不課税取引
                  └─ 国内取引 ─┬─ 資産の譲渡等に該当しない取引 ──→ 不課税取引
                              └─ 資産の譲渡等
                                 （事業として対価を得て行われる資産の譲渡及び貸付け、ならびに役務の提供をいう）
                                 ├─→ 非課税取引
                                 ├─→ 免税取引（輸出等）
                                 └─→ 課税取引（申告・納付）
```

183 消費税の非課税

Q 医療の収入で非課税になるものには、どのようなものがありますか。

A 消費税の課税の対象となる取引のうち、以下に掲げるものは非課税として消費税が課されないこととされています。

1 消費税の性格から課税の対象とすることになじまないもの
- ① 土地の譲渡・貸付け等
- ② 有価証券、支払手段の譲渡等
- ③ 利子、保証料、保険料等
- ④ 郵便切手、証紙、印紙、商品券等の譲渡
- ⑤ 戸籍抄本交付等の行政手数料
- ⑥ 国際郵便為替、外国為替等

2 社会政策的な配慮に基づくもの
- ① 社会保険診療報酬等
- ② 介護保険サービス、第1種社会福祉事業、第2種社会福祉事業等
- ③ 助産
- ④ 埋葬料、火葬料
- ⑤ 一定の身体障害者用物品の譲渡・貸付け等
- ⑥ 一定の学校の授業料、入学・入園検定料、入学金・入園料、施設設備費等
- ⑦ 教科用図書の譲渡
- ⑧ 住宅の貸付け

例えば、1の①の土地は「消費」されるという概念がないとの理由から非課税とされています。2については、公的な医療制度である社会保険診療報酬等は、人間の生命・健康の維持に直接かかわるものであるので非課税とされています（消法6、消法別表第一、消基通6-1-1～6-13-9）。

184 仕入れに係る消費税額

Q 薬品購入等の際に支払った消費税は、計算上、患者から預った消費税から控除できますか。

A 医薬品商社等に支払った消費税は仕入れに係る消費税額となるので、患者から預った消費税から控除することができます。大まかに分けると2種類の税額控除できる計算方法があります。

［1］控除対象仕入税額

仕入れに係る消費税額のうち、実際に控除できる税額を「控除対象仕入税額」といいます。その計算方法は「原則課税」と「簡易課税」の2通りがあります（消法30、37）。

［2］消費税額の計算方法

それぞれの計算方法は、簡単に示すと次のとおりです。

【原則課税】

　　納付する消費税額＝（課税売上高×5％）－（課税仕入高×5％）

【簡易課税】

　　納付する消費税額＝（課税売上高×5％）－（課税売上高×5％)×みなし仕入率

注意点として、「課税売上高」には損益計算書の売上高（医業収益）のみならず、営業外収益や固定資産等の売却収入も含まれます。また、「課税仕入高」には、薬品等の仕入高のみならず医業費用である販売費及び一般管理費、固定資産等の購入も含まれます。

なお、原則課税は課税売上割合（Q186参照）等により、全額控除、個別対応方式、一括比例配分方式（Q185参照）によって選択し、計算します。

185　原則課税の控除対象仕入税額の計算方法

Q 原則課税の控除対象仕入税額の計算方法には、支払った消費税全額を控除する他に計算する方法はあるのですか。

A 原則課税の控除対象仕入税額の計算方法には、「全額控除」「個別対応方式」「一括比例配分方式」の3つがあります。これらの計算方法は以下のとおりです。

［1］全額控除

　課税資産の譲渡等のみを行っている事業者については、課税仕入れ等の税額の全額が控除対象仕入税額となります。また、課税売上割合(注)が95％以上である事業者についても、課税仕入れ等の税額の全額を控除対象仕入税額とすることができます（消法30①）。

　　（注）　課税売上割合とは、その課税期間中の課税売上の額と非課税売上の額の合計額に占める課税売上の額の割合をいう。この割合が95％以上の場合は、課税期間中の課税仕入れ等に係る消費税額を全額控除することができる。また、割合が95％未満の場合は、次の個別対応方式、あるいは一括比例配分方式により控除対象仕入税額に係る消費税額を計算することになる。

　しかし、医療機関においては社会保険診療報酬等が非課税とされているので、課税売上割合が95％以上になることはほとんどありません。よって、この方法により計算することは少ないと思われます。

［2］個別対応方式

　個別対応方式は、まず課税仕入れ等を次3つに区分します。
① 　課税資産の譲渡等にのみ要するもの
② 　その他の資産の譲渡等にのみ要するもの
③ 　上記2つに共通して要するもの
　上記①の「課税資産の譲渡等にのみ要するもの」には、課税となる収入

に対応する課税仕入れが該当します。例えば、自由診療のみにしか使われない薬品等の仕入れ等があげられます。

　②の「その他の資産の譲渡等にのみ要するもの」には、非課税となる収入に対応する課税仕入れが該当します。例えば、社会保険診療等にしか使われない薬品等の仕入れがあげられます。

　③の「上記2つに共通して要するもの」には、課税・非課税のどちらの収入にも対応する課税仕入れが該当します。例えば、水道光熱費のように自由診療分と社会保険診療報酬等分とに明確に分かれていないものが該当します。

　具体的な計算方法ですが、まず、①の「課税資産の譲渡等にのみ要するもの」に係る課税仕入れ等の消費税額は、課税収入に対応するものなので全額控除することができます。

　②の「その他の資産の譲渡等にのみ要するもの」については、非課税収入に対応するものなので控除することができません。

　③の「上記2つに共通して要するもの」については、課税仕入れ等の消費税額に課税売上割合を乗じた金額を控除することができます。算式で示すと次のようになります（消法30②一）。

　　　控除対象仕入税額＝課税資産の譲渡等にのみ要するものに係る課税仕入れ等の消費税額＋（課税・非課税に共通した資産の譲渡等に要するものに係る課税仕入れ等の消費税額×課税売上割合）

［3］一括比例配分方式

　一括比例配分方式は、課税仕入れ等の消費税額の合計額に課税売上割合を乗じた金額を控除対象仕入税額とする計算方法です。算式で示すと次のとおりになります。

　　　控除対象仕入税額＝課税仕入れ等の消費税額の合計額×課税売上割合

　［2］の個別対応方式のように課税仕入れを区分しなくてもよいので、事務手続は楽といえます。ただし、［2］の①の「課税資産の譲渡等にの

み要するもの」についても課税売上割合を乗じることになるので、この額が多い場合には、[2]の個別対応方式のほうが納税額が少なくなります。

　また一度、一括比例配分方式を選択してしまうと継続して2年間はこの方式を採用しなければなりません。ちなみに一括比例配分方式を適用した課税期間の翌課税期間以後で、課税期間における課税売上割合が95％以上となって、課税仕入れ等の税額の全額が仕入税額控除の対象とされている場合においても、一括比例配分方式を継続適用したことになります。また、個別対応方式の場合には2年間の継続適用という縛りはありませんので、いつでも一括比例配分方式に変更することが可能となります。なお、適用するにあたっては届出等は必要ありません（消法30②）。

●課税仕入れに係る消費税額の計算

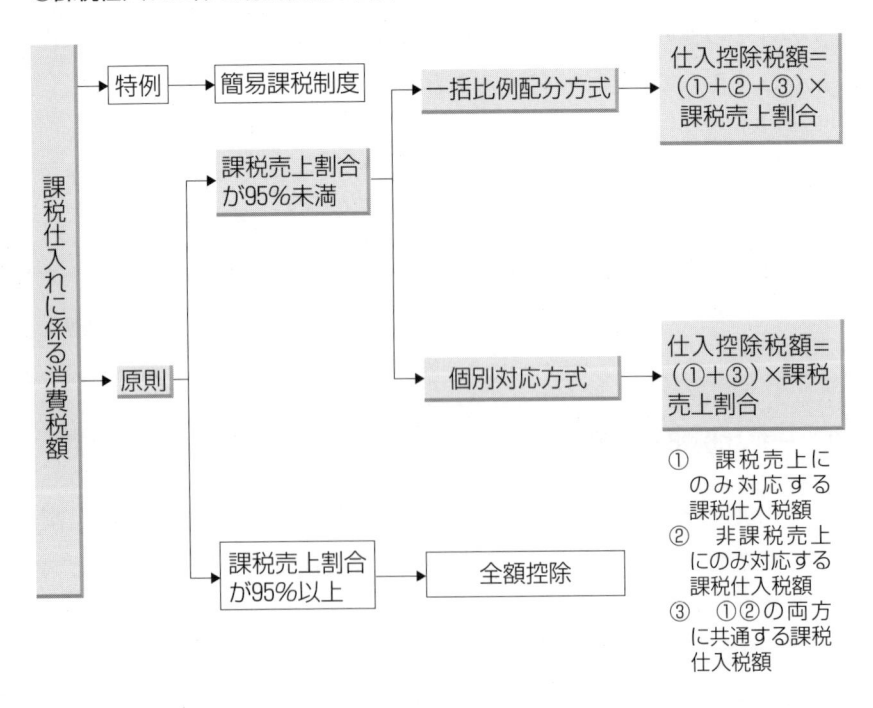

```
課税仕入れに係る消費税額
├─ 特例 ─→ 簡易課税制度
└─ 原則
    ├─ 課税売上割合が95％未満
    │   ├─ 一括比例配分方式 → 仕入控除税額＝（①＋②＋③）×課税売上割合
    │   └─ 個別対応方式 → 仕入控除税額＝（①＋③）×課税売上割合
    └─ 課税売上割合が95％以上 → 全額控除
```

① 課税売上にのみ対応する課税仕入税額
② 非課税売上にのみ対応する課税仕入税額
③ ①②の両方に共通する課税仕入税額

186 課税売上割合とは

Q 課税売上割合とは何ですか。

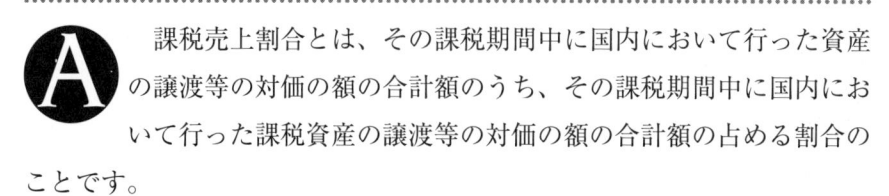

A 課税売上割合とは、その課税期間中に国内において行った資産の譲渡等の対価の額の合計額のうち、その課税期間中に国内において行った課税資産の譲渡等の対価の額の合計額の占める割合のことです。

[1] 課税売上割合の算式

原則課税の控除対象仕入税額を計算する場合においては、課税売上割合を把握する必要があります。この割合は次の算式で計算します。

$$課税売上割合＝\frac{課税売上高（税抜）＋輸出免税売上高}{課税売上高（税抜）＋非課税売上高＋輸出免税売上高}$$

この課税売上割合が95％以上であれば、仕入れに係る消費税額の全額を控除することができます。この課税売上割合が95％未満であったときは、個別対応方式または一括比例配分方式により計算することになります（消法30⑥、消令48①）。

[2] 課税売上割合に準ずる割合

また、個別対応方式により控除対象仕入税額を計算する場合、この課税売上割合を使用するのが原則ですが、この割合が合理的でないと思う場合には税務署長の承認を得て「課税売上割合に準ずる割合」を使用することができます。課税売上割合に準ずる割合とは、従業員割合、面積割合など合理的な基準による割合のことをいいます。この割合が使われる場合は、例えば、臨時の巨額な非課税売上が発生したときなどです。なお、課税売上割合に準ずる割合は、一括比例配分方式には適用できません（消法30③）。

187 簡易課税制度の概要

Q 簡易課税制度とはどのような制度ですか。

A 簡易課税制度とは、課税売上高から納付する消費税額を計算する制度をいいます。課税売上高のみで消費税の計算をするという、通常よりも簡易な方法ですが、誰でも適用を受けられるわけではなく制限があります。

［1］簡易課税制度とは…

　課税売上高に係る消費税額に事業の種類ごとに応じた「みなし仕入率」を乗じて簡易に消費税額を算出する制度です。基準期間における課税売上高が5,000万円以下の事業者は、課税売上高から納付税額を計算できる「簡易課税制度」の選択ができます。納付税額は事業の種類ごとに定められた「みなし仕入率」を課税期間における課税売上に係る消費税額に乗じたものを仕入控除税額とみなして計算します。

［2］制度の適用を受けるには

　この制度の適用を受けるためには、納税地を所轄する税務署長に、原則として適用しようとする課税期間の開始の日の前日までに「消費税簡易課税制度選択届出書」を提出しなければなりません。この届出書を提出した事業者は、原則として2年間は実額計算による仕入税額控除に変更することができなくなります。

　ただし、上記の届出書を提出している場合であっても、基準期間における課税売上高が5,000万円を超える場合には、その課税期間については、簡易課税制度は適用できません（消法37）。

● 参考：簡易課税制度の概要

　消費税の納付税額は、通常は次のように計算します。
　　　　課税売上高×４％－課税仕入高×４％
　しかし、その課税期間の前々年又は前々事業年度の課税売上高が5,000万円以下で、簡易課税制度の適用を受ける旨の届出書を事前に提出している事業者は、実際の課税仕入れ等の税額を計算することなく、課税売上高から仕入控除税額の計算を行うことができる簡易課税制度の適用を受けることができます。
　この制度は、仕入控除税額を課税売上高に対する税額の一定割合とするというものです。この一定割合をみなし仕入率といい、売上げを卸売業、小売業、製造業等、サービス業等及びその他の事業の５つに区分し、それぞれの区分ごとのみなし仕入率を適用します。
〈みなし仕入率〉
第１種事業（卸売業）　　　90％
第２種事業（小売業）　　　80％
第３種事業（製造業等）　　70％
第４種事業（その他の事業）60％
第５種事業（サービス業等）50％

（出所）　国税庁ホームページ

● 簡易課税制度への流れ

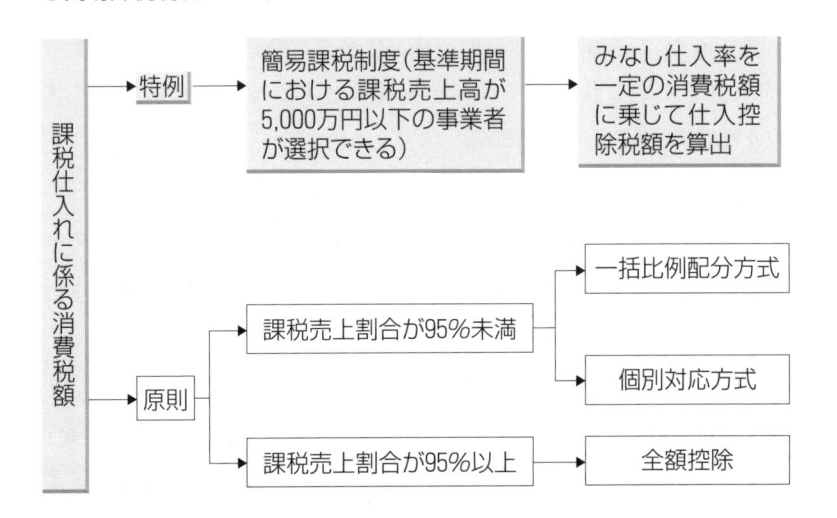

```
                    ┌─────────────────┐   ┌─────────────┐
           ┌─特例─→│簡易課税制度(基準期間│─→│みなし仕入率を│
           │       │における課税売上高が │   │一定の消費税額│
           │       │5,000万円以下の事業者│   │に乗じて仕入控│
課税仕入   │       │が選択できる）      │   │除税額を算出 │
れに係る   │       └─────────────────┘   └─────────────┘
消費税額   │                                    ┌──────────────┐
           │                  ┌──────────────┐─→│一括比例配分方式│
           │                  │課税売上割合が│  └──────────────┘
           └─原則─┬─────────→│95％未満     │  ┌──────────────┐
                   │           └──────────────┘─→│個別対応方式  │
                   │           ┌──────────────┐  └──────────────┘
                   └─────────→│課税売上割合が│─→┌──────────────┐
                               │95％以上     │  │全額控除      │
                               └──────────────┘  └──────────────┘
```

188 簡易課税制度の事業区分

Q 簡易課税制度の事業区分にはどういうものがありますか。

A 簡易課税制度は、事業形態により第1種から第5種までの5つの事業に区分されています。そして、この第1種から第5種までの事業の課税売上高に対してみなし仕入率を乗じて控除対象仕入税額とすることになっています。みなし仕入率を乗じるために区分されている事業は、具体的には以下のようになっています（消法37、消令57）。

1 第1種事業…みなし仕入率90%

卸売業（他の者から購入した商品をその性質、形状を変更しないで他の事業者に対して販売する事業）をいいます。

2 第2種事業…みなし仕入率80%

小売業（他の者から購入した商品をその性質、形状を変更しないで販売する事業で第1種事業以外のもの）をいいます。

3 第3種事業…みなし仕入率70%

農業、林業、漁業、鉱業、建設業、製造業（製造小売業を含む）、電気業、ガス業、熱供給業及び水道業をいい、第1種事業、第2種事業に該当するもの及び加工賃その他これに類する料金を対価とする役務の提供を除きます。

4 第4種事業…みなし仕入率60%

第1種事業、第2種事業、第3種事業及び第5種事業以外の事業をいい、具体的には、飲食店業、金融・保険業等です。なお、第3種事業から除かれる加工賃その他これに類する料金を対価とする役務の提供を行う事業も第4種事業となります。

5 第5種事業…みなし仕入率50%

不動産業、運輸通信業、サービス業（飲食店業に該当する事業を除く）をいい、第1種事業から第3種事業までの事業に該当する事業を除きます。

189　簡易課税制度から原則課税への変更

Q 簡易課税制度から原則課税に変更する場合はどうすればよいのですか。

A 簡易課税制度の適用を取りやめて実額による仕入税額控除を行う場合には、原則として、やめようとする課税期間の開始の日の前日までに「消費税簡易課税制度選択不適用届出書」を提出する必要があります。ただし、簡易課税制度を一度選択してから2年間継続した後でなくては原則課税への変更をすることはできません。

　また、課税事業者でなくなった後、もう一度課税事業者になった場合でも、その間に「消費税簡易課税制度選択不適用届出書」を提出していなければ簡易課税制度を選択していることになり、基準期間における課税売上高が5,000万円以下であれば自動的に簡易課税制度の適用となるので注意が必要です。

　さらに、取りやめる課税期間の初日から課税仕入れ関係の帳簿及び請求書等を保存することが必要です（法37②～④）。

●参考：期の途中で簡易課税制度をやめたい場合には

> 次の方法により、期の途中から簡易課税制度をやめることができます。
> 「消費税課税期間特例選択・変更届出書」を期の途中で提出し、課税期間を1か月または3か月にします。同時に「消費税簡易課税制度選択不適用届出書」を提出します。その提出した課税期間の翌課税期間から簡易課税制度をやめることができます。
> 　ただし、1か月または3か月ごとに消費税額を計算し、申告・納付をしなければならないので事務手続の負担が増えることになってしまいます。また、この場合でも簡易課税制度を一度選択してから2年間継続した後でなくては原則課税への変更をすることはできません。

190 医療機関における損税

Q 医療機関は損税が発生すると聞いたのですが、それはどういうことですか。

A 消費税は最終消費者が負担することになっていますが、医療機関においては非課税となる収入が多いため、損税という問題が生じます。簡単にいうと、預った消費税よりも支払った消費税のほうが多いことを指します。

[1] 損税とは…

　消費税は、国内で消費される商品の販売やサービスに対して課される税金であり、商品の販売やサービスの利用に際して、これを消費する消費者が負担するのが大原則です。

　しかし、消費税を税務署に納付する義務を負っているのは、これらの商品の販売やサービスを提供する事業者です。消費税はメーカー、医薬品商社、医療機関といった取引の各段階で順次課税されながら転嫁され、最終的には消費者である患者が負担するといった具合になります。

　しかし、医療機関の場合、社会保険診療に係る部分は患者から預った消費税がないのに医薬品商社等の業者に対しては消費税を支払っているため、支払損が発生してしまいます。つまり、預った消費税より支払った消費税のほうが多くなってしまい、支払損が生じてしまいます。支払った消費税の損になる部分が国から還付されればいいのですが、単純にそのようにはいきません。

[2] 損税の発生

　預った消費税から差し引く仕入れに係る消費税額については、課税売上割合を考慮する必要があります。診療材料の仕入れが非課税診療と自由診

療に共通するものであれば、その診療材料の仕入高に対する消費税額に課税売上割合を乗じます。収入が社会保険診療報酬等しかなかった場合には課税売上割合が０％になるので、仕入れに係る消費税額はいっさい控除することができません。その場合には、医薬品商社に支払った分の消費税は損税となります。

自由診療等で消費税が課される収入等も実際にはあると思います。しかし、課税売上割合の分の比率でしか控除できないため控除額は期待できないことになります。例えば、課税売上割合10％で支払った消費税１万5,000円の場合は１万5,000円の10％である1,500円しか控除できず、１万3,500円は最終消費者である患者ではなく医療機関が負担することになります。

将来、消費税率が上がり、また、診療報酬が横ばいの場合には、医薬品商社等の業者に支払う消費税だけが増え、医療機関の負担が増加することになります（消法６、消法別表第一）。

◉損税が発生する場合

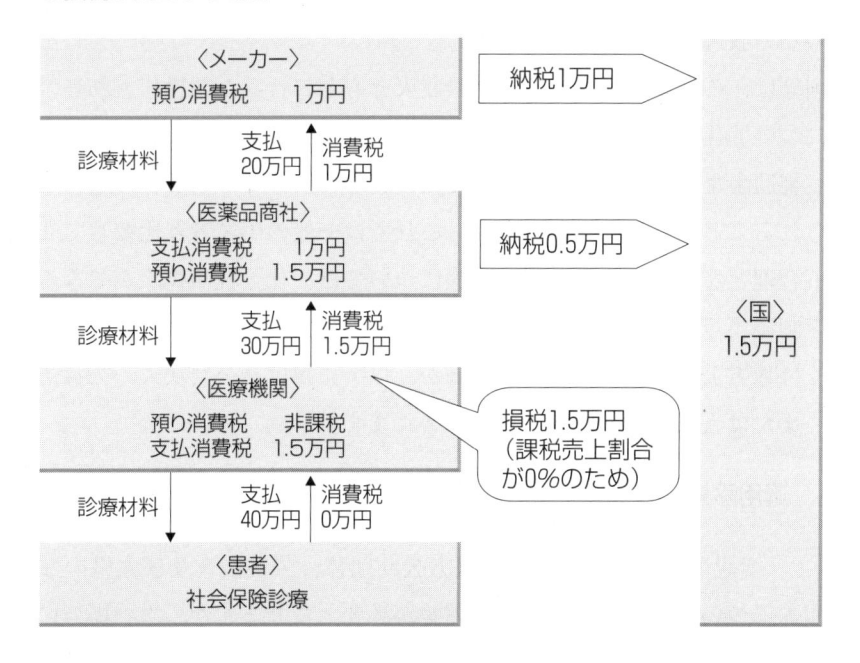

191 国等の消費税の計算方法（国等の特例）

Q 国等は、消費税の特別な計算方法があると聞いたのですが、それはどのようなものですか。

A 国、地方公共団体、公益法人及び人格のない社団等（以下「国等」という）については、その特殊性に配慮して特例の規定が設けられており、消費税の計算方法も通常とは違うものとなります。

[1] **国等の消費税**

　国等に対しても、一般の事業者と同様に、課税資産の譲渡等を行った場合には消費税の納税義務を負います。各種の税額控除や申告・納付等も適用がありますが、その特殊性を鑑み特例規定があり、その中に仕入税額控除の特例という規定があります。国等は、通常は利益を追求した事業を行っていないので、その財源は税金、補助金、交付金、会費、寄附金など対価性のない収入で成り立っています。

　国等は、こういった対価性のない収入をもとに行った課税仕入れ等の税額について仕入税額控除を認めてしまうと、補助金等の収入が多い事業者は、補助金を収入できるばかりか設備投資等についての消費税の還付が受けられることになってしまいます。これでは一般の事業者と比較して非常に不合理となってしまうため、国等については、仕入税額控除ができる金額を制限する特例が設けられています。この仕入税額控除の特例は、国もしくは地方公共団体の特別会計のほか、以下に掲げる公共法人、公益法人等、または人格のない社団等に適用されます。

[2] **適用除外**

　[1] で説明したように、国、地方公共団体、公益法人及び人格のない社団等については仕入控除税額の調整が必要となりますが、次の場合には

この調整を行う必要はありません。
① その課税期間の仕入控除税額を簡易課税制度により計算する場合
② その課税期間における特定収入割合が5％以下である場合

特定収入割合とは、次の算式により計算した割合をいいます。

$$特定収入割合 = \frac{その課税期間中の特定収入の合計額}{その課税期間中の①＋②＋③＋④}$$

(注) ①課税売上高（税抜）、②免税売上高、③非課税売上高、④特定収入の合計額

特定収入とは、資産の譲渡等の対価以外の収入で、出資金、返還金、還付金等や法令において返済または償還のため補助金等の交付を受けることが規定されているものなど以外のもので一定のものをいいます。

●適用対象法人の例

〈消費税法別表第三に掲げる法人〉	・税理士会
・社会福祉法人	・日本中央競馬会
・社団法人（民法第34条の規定により設立されたものに限る）	・日本赤十字社
	・日本放送協会　等
・財団法人（民法第34条の規定により設立されたものの限る）	〈人格のない社団等〉
	・PTA
・宗教法人	・町内会
・商工会議所	・同好会　等

［3］医療法人の場合

医療法人は、公益目的と営利目的の中間法人としての位置づけになるので、消費税法上、普通法人と同様に取り扱われます。よって、仕入税額控除の特例の適用はありません。

また、特定医療法人は、より公益性の高い医療法人ですが、普通の医療法人と同様に仕入税額控除の特例の適用はありません（消法60）。

192 課税期間の短縮

Q 課税期間の短縮をすることはできますか。

A 消費税の課税期間は原則として、個人事業者は暦年（1月1日から12月31日）、法人は事業年度となっていますが、届出をすれば特例として課税期間を短縮することができます。

[1] 課税期間の選択が可能

　事業者は、課税期間ごとにその課税期間の終了の日の翌日から2か月以内に、納税地を所轄する税務署長に消費税の確定申告書を提出するとともに、その税金を納付しなければなりません。

　課税期間は、個人事業者については1月1日から12月31日までの1年間であり、法人については事業年度とされています。

　ただし特例として、届出により課税期間を3か月または1か月に短縮することができます。個人事業者が課税期間を3か月に短縮する場合には、1月1日から3月31日まで、4月1日から6月30日まで、7月1日から9月30日まで、10月1日から12月31日までの各期間を課税期間とすることが認められています。また、個人事業者が課税期間を1か月に短縮する場合には、1月1日から1か月ごとに区分した各期間を1つの課税期間とすることができます。

　法人が課税期間を短縮する場合には、事業年度の初日から3か月または1か月ごとに区分した各期間を1つの課税期間とすることができます。

　課税期間の特例の適用を受けるためには、「消費税課税期間特例選択・変更届出書」を、原則として、その適用を受けようとする短縮に係る各期間の開始の日の前日までに、納税地を所轄する税務署長に提出することが必要です（消法19）。

［２］特例の適用を受ける場合の注意事項

　課税期間の特例の適用を最初に受ける場合には、年または事業年度開始の日から適用開始の日の前日までを１つの課税期間として確定申告をしなければなりません。また、事業廃止の場合を除き、課税期間の特例の適用を受けた日から２年間は、課税期間の特例の適用をやめること、または３月ごとの課税期間から１月ごとの課税期間へ、もしくは１月ごとの課税期間から３月ごとの課税期間への変更をすることはできません。

　２年間は短縮された課税期間で消費税の申告をしなければなりませんので、還付を早く受けたい場合は有効ですが、申告書の作成という事務手続が増えることも頭に入れておかなければなりません。

◉課税期間の特例を選択するときのフローチャート

① ３月ごとの課税期間の特例を選択する場合

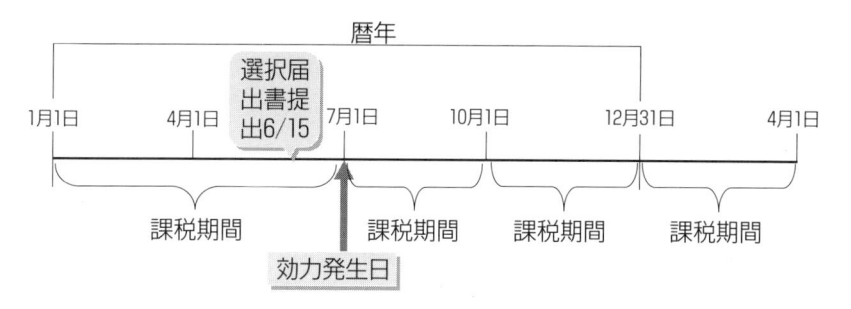

② １月ごとの課税期間の特例を選択する場合

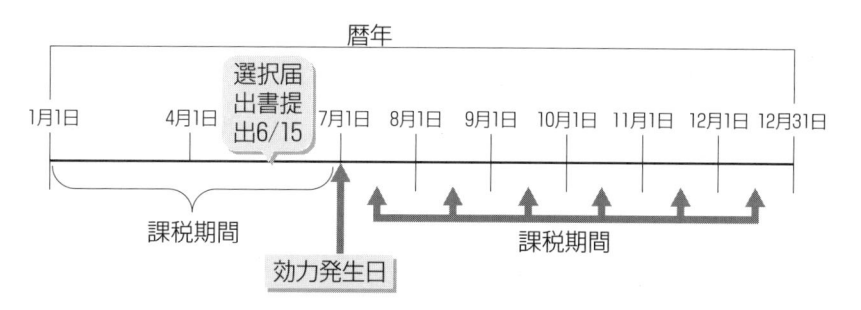

193 相続により診療所を承継した場合

Q 相続により診療所を引き継ぐことになった場合、消費税の納税義務はあるのですか。

A 被相続人の基準期間における課税売上高が1,000万円を超えている場合には、相続のあった日の翌日からその年の12月31日までは課税事業者となります。

　基準期間における課税売上高が1,000万円以下の個人事業者については、原則として消費税の納税義務は免除されますが、相続により被相続人の事業を承継した場合には、相続人の基準期間における課税売上高と被相続人の基準期間における課税売上高の両方を考慮して、納税義務の判定をすることになります。

［1］その年において相続があった場合

　相続人が、いままで事業を営んでいなかった場合には、被相続人の基準期間における課税売上高が1,000万円を超えていた場合に、消費税の納税義務が生じます。

　相続人も事業を営んでいる場合には、まず、相続人自身の基準期間における課税売上高で納税義務の有無の判定を行います。相続人に納税義務がなかった場合に、被相続人の基準期間における課税売上高を用いて納税義務の有無を判定することになります。

［2］前年または前々年において相続があった場合

　前年または前々年において相続があった場合には、基準期間における相続人の課税売上高と被相続人の課税売上高の合計額が1,000万円を超える場合、相続人は課税事業者になります（消法10、消基通1－5－4）。

194 医療法人の設立初年度の納税義務

Q 医療法人の設立初年度は消費税の納税義務はあるのですか。

A 消費税の納税義務があるかどうかの判定は、基準期間の課税売上高により判定するのが原則ですが、基準期間がない場合には出資の金額により判定することとなります。

[1] 課税事業者の判定

　事業年度の開始日の出資の金額が1,000万円以上であれば課税事業者となります。したがって、消費税の納税義務が生じます。
　医療法人の設立初年度の事業年度及び翌事業年度は、基準期間における課税売上高がないので原則として消費税の納税義務が免除されます。
　しかし、基準期間がない医療法人についても、その事業年度開始の日における出資の金額が1,000万円以上である場合には課税事業者となり、消費税の納税義務が生じてしまいます。これは基準期間が存在しない法人であっても設立当初から相当の規模を有する法人もあると考えられることから、一定規模以上の法人の場合は、基準期間がない事業年度にあっても納税義務を免除しないこととしているからです。

[2] 法人成りの場合の個人時代の診療所の納税義務

　また、個人の診療所が法人成りした場合には、法人の基準期間における課税売上高で納税義務を判定することになるので、個人時代の基準期間における課税売上高では判定しないことになります。
　なお、法人成りする前々年の課税売上高が1,000万円を超えている場合には、その年の個人事業者であった期間については消費税の納税義務が生じるので注意が必要です（消法12の2、消基通1-5-15、1-5-16）。

195 医療法人の合併による消費税の納税義務

Q 他の医療法人と合併することになったのですが、消費税の納税義務はどうなりますか。

A 合併前から納税事業者であれば、そのまま納税事業者で継続します。合併前は免税事業者である法人の場合には、被合併法人の基準期間における課税売上高で納税義務を判定します。

［1］納税義務の発生

事業年度の途中で他の医療法人を吸収合併した場合、その合併法人の基準期間における課税売上高が1,000万円以下（新規設立で基準期間が存在しない場合を含む）であっても、合併法人のその合併があった日の属する事業年度の基準期間に対応する期間における吸収した被合併法人の課税売上高が1,000万円を超えるときは、合併があった日から事業年度終了の日までの間については、消費税の納税義務は免除されません。

したがって、吸収合併した医療法人の1年間の課税売上高が毎期1億円超の場合、その合併があった日の属する事業年度の基準期間の課税売上高も1億円程度とすれば1,000万円を超えており、その合併のあった日からその医療法人は消費税の課税事業者となります。「合併があった日」とは、吸収合併の場合は、合併契約において合併期日として定めた日をいいます（消法11、消令22）。

［2］基準期間のない法人の場合

事業年度の基準期間のない法人（社会福祉法第22条〈定義〉に規定する社会福祉法人等を除く）で、その事業年度開始における資本または出資の金額が1,000万円以上である法人については、基準期間のない事業年度の納税義務は免除されません。したがって、医療法人がこの規定に該当する場合には、吸収合併の有無にかかわらず免税事業者とはならないこととなります。

196 税込経理方式、税抜経理方式とは

Q 消費税の経理処理には税込経理方式と税抜経理方式があるそうですが、その違いを教えてください。

A 税込経理方式は、消費税を区分せず仕訳を起こしていく処理のことで、税抜経理方式は、消費税を「仮払消費税」と「仮受消費税」というように仕訳ごとに区分していく処理のことをいいます。

[1] 税込・税抜経理方式

　税込経理方式と税抜経理方式は、納税額は同じになるのですが、その他の面で差が生じます。いずれの方法を選択するかは事業者の任意です。また、経理処理は原則としてすべての取引について同じ方式により行うこととされています。

[2] 仕　訳

① 税込経理方式の場合
  - 自由診療収入10,000円及び消費税500円受取りの場合
    現金10,500円／自由診療収入10,500円
  - 医療材料費5,000円及び消費税250円支払の場合
    医療材料費5,250円／現金5,250円

② 税抜経理方式の場合
  - 自由診療収入10,000円及び消費税500円受取りの場合
    現金10,500円／自由診療収入10,000円
    　　　　　　／仮受消費税500円
  - 医療材料費5,000円及び消費税250円支払の場合
    医療材料費5,000円／現金5,250円
    仮払消費税250円／

［3］固定資産を取得した場合

　税込経理方式でも税抜経理方式でも基本的には消費税額や法人税額は同じです。しかし、固定資産を取得したときに差が生じます。税込経理方式を選択した場合には、消費税額は取得価額に含まれてその期の費用にはならず、減価償却を通して取り戻していきます。また、10万円以上20万円未満の一括償却資産に該当する場合や、30万円未満の中小企業者等の少額減価償却資産の取得価額の損金算入ができるかどうかの判定も、各々が採用している経理方式によって判断します。したがって、税抜経理方式であれば適用できるが、税込経理方式だと適用できない場合もありえます。

［4］特別償却、特別控除

　これも［3］と同様に、税込経理方式なら税込みの金額で判定し、税抜経理方式なら税抜きの金額で判定することになります。

［5］期末のたな卸資産の評価額

　期末のたな卸資産の評価額は、その事業者が選択している経理方式によって行います。税抜経理方式を選択すると、期末のたな卸資産の評価額は少なくなります。その分、当期の利益は減少するので当期分の法人税額は少なくなりますが、次期以降において医業費用に算入されるので、結果的には期ずれの問題となり、一時的な差異にしかなりません。

［6］交際費の損金不算入額

　資本金（出資金）1億円以下の法人には一定の金額までの交際費を損金に算入することができますが、対象となる交際費の金額は、その事業者が選択している経理方式によります。したがって、税抜経理方式を選択したほうが実質的な損金算入額が多くなります。ただし、税抜経理方式でも交際費に対応する控除対象外消費税額等を調整する必要があります。

197　基準期間における課税売上高の判定

Q 基準期間における課税売上高とは何ですか。また、その判定方法を教えてください。

A 基準期間というのは、文字どおり基準となる期間のことで、個人事業者であれば前々年、法人であれば前々事業年度です。また、課税売上高というのは、売上げのうち課税取引となるものです。つまり、個人事業者であれば2年前の課税取引となる売上高、法人であれば2事業年度前の課税取引となる売上高ということになります

　基準期間である課税期間において免税事業者であった者が、その基準期間である課税期間中に国内において行った課税資産の譲渡等については、消費税額等は含まれていないと考えます。したがって、その事業者の基準期間における課税売上高の算定にあたっては、免税事業者であった基準期間である課税期間中にその事業者が国内において行った課税資産の譲渡等に伴って収受し、または収受すべき金銭等の全額が、その事業者の基準期間における課税売上高となるので、税抜金額に換算しての判定はしません。

　簡単にいえば、基準期間が課税事業者でない場合は、税込みの売上高が1,000万円を超えている場合、当期は課税事業者となることになります（消法9、28）。

① 個人事業者：開業1・2年目…免税
　　　　　　　開業3年目以降…基準期間の課税売上高判定で1,000万円超の場合…課税、以下の場合…免税
② 医療法人：設立1・2期目…出資金額で判定
　　　　　　1,000万円超の場合…課税、以下の場合…免税
　　　　　　設立3期目以降…基準期間の課税売上高判定で1,000万円超の場合…課税、以下の場合…免税

198 医業収入の課税・非課税売上の区分

Q 医業収入には様々なものがありますが、課税または非課税になるものを教えてください。

A 社会保険診療報酬収入、自賠責収入、労災収入、公害収入等が非課税となります。逆に差額ベット代、健康診断料、文書の作成料等は課税となります。簡単にまとめると以下のようになります（消法4、6、7、消法別表第一）。

1 課　税
- 差額ベット代
- 歯科材料代差額分
- 給食代の差額分
- 初診に係る特別の料金
- 予約または時間外診察料
- 予防接種代、健康診査代等
- 健康診断料（健康診断書作成料を含む）
- 人工妊娠中絶代
- その他の自由診療収入（美容整形、歯科自由診療）
- 治験収入
- 団体生命保険事務手数料
- 物品販売収入
- 介護保険サービス料のうち利用者が選定した部分（区域外の交通費、送迎費用等）
- 要介護認定申請に係る意見書作成費用
- 医療相談料
- 固定資産の譲渡代金（土地を除く）
- 賃料収入（土地・居住用住宅を除く）

- 権利金収入（土地・居住用住宅を除く）

2 非課税
- 社会保険診療報酬収入等（療養の給付〈現物給付〉）
- 特定療養費
- 高度先進医療費
- 公費負担医療収入（乳幼児、障害児）
- 自賠責収入（任意保険、損害をてん補するための支払を含む）
- 労災収入、公害収入
- 助産に係る資産の譲渡等の収入（妊娠検査、分娩のための入院・介助等）
- 介護保険サービス料
- 後期高齢者医療制度に基づく医療収入
- 予防接種法、伝染病予防法等の規定に基づく公的医療収入
- 土地売却収入
- 身体障害者用器具の販売収入
- 有価証券の譲渡代金
- 住宅の貸付け代

3 不課税
- 保険金収入
- 配当金収入
- 還付加算金収入
- 補助金収入
- 外国資産の譲渡代金

199 介護サービス収入に係る消費税

Q 介護サービス収入に係る消費税の取扱いについて教えてください。

A 介護サービス収入に係る消費税は非課税となるものがほとんどですが、課税の扱いとなるものもいくつかあります。具体的には以下のとおりです(消法6、消法別表第一、消基通6—7—1～6—7—4)。

[1] 非課税ではない介護サービス

① 居宅要介護者、入居要介護者の選定による交通費、送迎費
② 特別なサービスの提供(浴槽水、居室、療養室、病室、食事等)
③ 日常生活の便宜に要する費用を対価とする資産の譲渡等

[2] 非課税とされる介護サービス

① 居宅介護サービス費の支給に係る居宅サービス
- 介護福祉士等が行う居宅訪問介護
- 浴槽を提供して行われる居宅訪問入浴介護
- 主治医が認めた居宅要介護者に看護師等が行う居宅訪問介護
- 主治医が認めた居宅要介護者に行う居宅訪問リハビリテーション
- 医師、歯科医師、薬剤師、歯科衛生士、管理栄養士等が行う居宅療養管理指導
- 特別養護老人ホーム、養護老人ホーム、老人福祉センター、老人デイサービスセンター等の施設に通わせて行う通所介護
- 主治医が認めた居宅要介護者を介護老人保健施設、病院、診療所等に通わせて行う通所リハビリテーション
- 特別養護老人ホーム、養護老人ホーム、老人短期入所施設等に短期間入所させて行う短期入所生活介護

- 介護老人保健施設、介護療養型医療施設及び療養病床等を有する病院等に短期入所させて行う短期入所療養介護
- 有料老人ホーム及び軽費老人ホームに入所している要介護者について行う特定施設入所者生活介護

② 施設介護サービス費の支給に係る施設サービス
③ 特例居宅介護サービス費の支給に係る訪問介護等またはこれに相当するサービス
④ 地域密着型介護サービス費の支給に係る地域密着型サービス
⑤ 特例地域密着型介護サービス費の支給に係る夜間対応型訪問介護等またはこれに相当するサービス
⑥ 特例施設介護サービス費の支給に係る施設サービス
⑦ 介護予防サービス費の支給に係る介護予防訪問介護等
⑧ 特例介護予防サービス費の支給に係る介護予防訪問介護等またはこれに相当するサービス
⑨ 地域密着型介護予防サービス費の支給に係る介護予防認知症対応型通所介護等
⑩ 特例地域密着型介護予防サービス費の支給に係る介護予防認知症対応型通所介護等またはこれに相当するサービス
⑪ 居宅介護サービス計画費の支給に係る居宅介護支援及び同法の規定に基づく介護予防サービス計画費の支給に係る介護予防支援
⑫ 特例居宅介護サービス計画費の支給に係る居宅介護支援またはこれに相当するサービス及び同法の規定に基づく特例介護予防サービス計画費の支給に係る介護予防支援またはこれに相当するサービス
⑬ 介護保険法の規定に基づく市町村特別給付として要介護者または居宅要支援者に対して行う食事の提供
⑭ 生活保護法の規定に基づく介護扶助のための一定の介護

200　雑収入、営業外収入に係る消費税

Q 雑収入、営業外収入にはどのようなものがあるのですか。また、課税・非課税の別を教えてください。

A 医療業での雑収入の主なものは、患者向けの駐車場代、従業員の保険料の集金手数料、原稿料、寮の貸付け、税金の還付金等があります。営業外収入には預金の利息や配当金等があります。

[1] 雑収入

① 課　税

●駐車場代（家賃に含まれている場合などを除く）

　患者向けの駐車場代は施設の貸付けになるので課税となります。ただし、1戸建て住宅や集合住宅に係る駐車場で、1戸当り1台以上の駐車スペースが確保されており、住宅の貸付けに付随しているような場合で、住宅の貸付けの対価とは別に駐車場代を収受していないときは、駐車場部分を含めた全体が住宅の貸付けに該当するので非課税となります。

●従業員の保険料の集金手数料

　事業主が生命保険会社と団体払保険の契約を結び、従業員が保険会社と保険契約を締結したものについて、その保険料を従業員の毎月の給料から天引きし、集金手数料を差し引いた金額だけを保険会社に支払うことがあります。この集金手数料は、保険料を従業員の給料から天引きして保険会社に支払うという役務の提供の対価ですから、消費税の課税対象となります。

●自動販売機の設置手数料

　自動販売機の設置に係る手数料は、場所の提供や電気代及び故障の際に連絡したりするサービス等の提供の対価に該当すると考えられるので消費税の課税対象となります。

●原稿料

　医療関係雑誌などの原稿料等は、その執筆等が反復、継続、独立してお

り事業として認められる場合には、課税対象となり課税売上高に含めることになります。

2 非課税

●従業員に対する寮の貸付け

　住宅の貸付けは社会政策的配慮により非課税とされているので、消費税は課税されません。病院所有の寮を従業員に安く貸し付ける場合も住宅の貸付けに該当するので消費税は課税されません。また、借上社宅を従業員に貸し付ける場合に収受する家賃も同様の取扱いとなります。

3 不課税

●還付加算金等

　国税・地方税の還付金は課税の対象とはなりません。また、これらの還付加算金は、税務署長等が還付金等を還付し、または充当する場合に所定の期間の日数に応じ、その金額に所定の割合を乗じて計算した金額を還付金等に加算するものです。よって、この還付加算金は利息計算と同様の方法で計算することになりますが、これらと同様の方法により計算する延滞税及び利子税の計算の基礎である国税・地方税が消費税の課税の対象から外れることから、還付加算金についても資産の譲渡等に該当せず、課税の対象とはならないこととされています。

［2］営業外収入

1 非課税

●預金等の利息

　国債、地方債、社債、転換社債、新株予約権付社債、貸付金、預貯金等の利息は非課税とされています。

2 不課税

●配当金等

　利益の配当等は、株主または出資者たる地位に基づき、出資に対する配当または分配として受けるものですので、資産の譲渡等に係る対価に該当せず、課税対象とはなりません（消法4、6、消法別表第一）。

201 固定資産等の売却に係る消費税

Q 固定資産等を売却した際の消費税の取扱いについて教えてください。

A 固定資産等を売却した場合には、消費税の取扱いは様々(建物、土地、機械の下取り・低額譲渡等)であり、以下のようなものが想定できます。

1 診療所の建物売却

建物の売却代金には消費税が課税されます。もし建物が事業と家事の用途に共通して使用されている場合には、売却代金のうち事業用部分のみが課税対象となります。

2 土地の売却

土地の売却は非課税とされているので消費税は課税されません。土地と建物を同時に売却した場合は建物部分のみが課税対象となります。この場合において、譲渡代金が明確に区分されていないときは、次のような方法により譲渡代金を土地部分と建物部分に合理的に区分する必要があります。

① 譲渡時における土地及び建物のそれぞれの時価の比率により按分して計算する方法

② 相続税評価額や固定資産評価額をもとに按分して計算する方法

③ 土地及び建物の原価（取得費、造成費、販売費及び一般管理費、支払利息等を含む）をもとに按分して計算する方法

なお、所得税または法人税の土地の譲渡等に係る課税の特例の計算における取扱いにより区分しているときは、その区分した金額によることとなります（消基通10-1-5）。

3 医療用機械を下取りしてもらった場合

現在所有している機械の売却と新しい機械の購入は、それぞれ別々の取引という取扱いとなるので、差し引いた金額を課税仕入れとすることはで

きません（消基通10-1-17）。

④ 医療法人が役員に対して資産を低額で譲渡した場合

　医療法人がその役員に対して通常より低額で資産を譲渡した場合で、その取引が著しく低額で行われたとされたときは時価で譲渡されたものとみなします。

【低額譲渡の範囲】
- たな卸資産の場合…譲渡対価＜仕入金額
  　　　　　　　　　または　譲渡対価＜定価の50％
- たな卸資産以外の資産の場合…譲渡対価＜時価の50％

　ただし、上記に該当する場合でも、役員及び使用人の全員に一律または勤続年数等に応じて合理的な値引率に基づき低額で譲渡された場合には低額譲渡とはならず、実際の譲渡対価を売上げに計上することになります。

⑤ みなし譲渡

　例えば、医療法人がその役員に対して資産を贈与した場合には、資産の譲渡等があったものとみなして課税対象となります。

　消費税は、国内において事業者が行った資産の譲渡等を課税対象とするので、原則の扱いとして、無償の取引は課税対象とはなりません。しかし、次のいずれかに該当する場合には、事業として対価を得て行われた資産の譲渡等とみなされて課税対象になります。

　①　個人事業者がたな卸資産またはたな卸資産以外の資産で事業の用に供していたものを家事のために消費し、または使用した場合
　②　法人がその役員に対して資産を贈与した場合

　役員に対する資産の贈与は後者に該当するので課税の対象となります。また、譲渡金額は次のようになります。

【みなし譲渡金額】
- 原則：みなし譲渡をした資産の時価
- 特例（みなし譲渡をした資産がたな卸資産の場合）：時価の50％と仕入金額のいずれか大きいほうの金額（消基通10-1-2）

202 その他の収入に係る消費税

Q その他の収入に係る消費税についての注意点を教えてください。

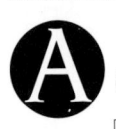

A その他の収入に関して留意しなければならないことについては、以下のようなものがあげられます。

1 福祉用具貸与

原則として所有者から貸与される福祉用具が身体障害者用物品に該当すれば消費税は非課税とされます。

2 自動車事故で入院した患者に対する医療費

自賠責の支払額を超え、任意保険や自費で支払われるものでも医療機関が必要と認めた療養に関しては非課税となります（消法別表第一第六号）。

3 助産に係る資産の譲渡等

「助産に係る資産の譲渡等」は生命の誕生に係るものであることから非課税とされています。具体的には次のものがあげられます。

① 妊娠しているか否かの検査
② 妊娠していることが判明したとき以降の検診・入院
③ 分娩の介助
④ 出産の日以後2月以内に行われる母体の回復検診
⑤ 新生児に係る検診及び入院

4 胎盤処理費

① 処理業者が医師等に請求する場合…課税
② 医師等がじょく婦に請求する場合…非課税

医師等が行う胎盤の処理は助産のために必要な行為であるので、処理費を助産費用として合計で請求している限りは「助産に係る資産の譲渡等」の対価となり非課税となります。しかし、処理業者が行った場合は課税の対象となります。

5 死産、流産、人工妊娠中絶に係る収入
　① 死産、流産に係る収入…非課税
　② 人工妊娠中絶に係る収入…原則課税（医療に係るもののみ非課税）

　死産及び流産に係る収入のうち、保険医療に係る部分については「医療に係る収入」ということで非課税となります。その他のものについても「助産に係る資産の譲渡等」として非課税となり、結果として死産及び流産に係る収入は非課税となります。

6 有価証券の譲渡

　株式の売却は非課税となります。ただし、課税売上割合を計算するときに売却代金の5％を非課税売上高として計算することになります。

7 副業としての不動産収入

　マンション1戸の賃貸であったとしても、事業として対価を得て行う資産の貸付けに該当し、消費税の課税対象となります。

　消費税は、事業者が「事業」として行う資産の譲渡等を課税の対象としており、事業とは「同種行為の反復、継続し独立して遂行」することをいいます。マンション賃貸はこれに該当しますので課税の対象となります。

8 レジ等の現金過不足

　消費税の課税対象の要件である「対価を得て行われる資産の譲渡等」に該当しているとはいえず、明確な対価性がないので消費税の課税対象とはなりません。

9 診療所が火災に遭った場合

　診療所が火災に遭い、損害保険会社から受け取った保険金に対しては消費税は課税されません。それは対価性がないという解釈からです。また、新しい診療所の建築費用に係る消費税は、新診療所を取得したときに課税事業者であれば仕入税額控除を行うことができます。ただし、災害時に滅失した資産については課税対象となりません。

（消法6、消法別表第一、消基通6-2-1、6-7-3、6-8-1等）

203　支出に係る消費税—医療材料費等

Q 医療材料費等の消費税の課税対象となるものを教えてください。

A 医療機関が医薬品や医療材料の仕入れを行った場合には課税仕入れとなります。ただし、控除対象仕入税額の計算方法により課税仕入れとならないこともあり得るので注意が必要です。

[1] 課税対象

　患者が医療保障制度に係る診療（社会保険診療等）の一環として病院または診療所等から給付される医薬品、医療材料は非課税となります。一方、医薬品商社が病院または診療所等に販売する医薬品等は非課税とされていません。また、期限切れの薬品の廃棄時には消費税の課税関係は生じませんので、特に調整する必要もありません（消法6、消法別表第一、消基通5-2-13）。

[2] 個別対応方式

　原則課税の個別対応方式を採用している場合には、課税売上にのみ要するものと、非課税売上にのみ要するものとに分ける必要があります。しかし、実際は保険診療でも自由診療でも同一の薬品を用いることが多いことから、仕入れた薬品を仕入れの段階で非課税売上である保険診療に使用する薬品と、課税売上である自由診療に使用する薬品とに区分することは困難であると考えられます。よって、このようにその区分をすることが困難な場合、その医薬品仕入れについては、課税・非課税共通用として区分することとなります。

　また、保険診療と自由診療の患者の比率や使用薬価の比率など通常の課税売上割合より合理的であると税務署長から承認を受けられた場合、その割合を用いることができます（消法30②③）。

204 支出に係る消費税─給与費

Q 給与費に係る消費税の注意点にはどのようなものがありますか。

A 給与等を対価とする役務の提供は課税仕入れに該当しません。また、これに関連する費用に係る消費税については以下のようになっています。

1 従業員に支払う給料、賞与、退職金

　役員報酬や給料、賃金等は委任契約や雇用契約に基づく労働の対価であり、また、「事業」として対価を得て行われる役務の提供には該当しないので消費税は課税されません。

2 従業員の通勤手当

　通勤手当のうち、現にその通勤の費用に充てられる部分の金額については課税仕入れに係る支払対価に該当します。自転車通勤者に対して所得税法上の非課税範囲で支給する通勤手当も同様です。

3 人材派遣料

　人材派遣は、派遣を受ける事業者と派遣される労働者との間に雇用関係がないことから給与等には該当せず、消費税の課税対象となるので課税仕入れに該当します。

4 出張旅費、日当等

　役員や従業員が出張する際の出張旅費、宿泊費、日当を支給する場合には、これらの費用のうち「通常必要であると認められる部分」については課税仕入れに該当します。この範囲については所得税基本通達9-3の例により判定することとされています。

5 社会保険料等

　事業主が健康保険法等の規定により負担する社会保険料等は、非課税とされる保険料の支払なので課税仕入れには該当しません（消法4、6）。

205 支出に係る消費税―寄附金、交際費

Q 寄附金、交際費に係る消費税の注意点にはどのようなものがありますか。

A 寄附金の支出は基本的には不課税ですが、注意しなければならない点があります。また、交際費は個別の内容により判断することとなります。例としては以下のようなものがあります。

[1] 寄附金

　金銭による寄附は対価性がないので消費税の課税対象とはならず、課税仕入れにはなりません。ただし、名目は寄附であっても、その寄附に対価性が認められる場合には課税仕入れとなります。

　また、金銭を寄附するのではなく物品を購入して寄附した場合には、その物品の購入代金は課税仕入れとなります。

[2] 交際費

　交際費は個々の内容によって判断する必要があります。例えば、その支出がお中元やお歳暮のように得意先への贈答品としての物品の購入代金、得意先の接待のための飲食代の支払である場合には、原則として課税仕入れとなります。ただし、得意先へ商品券を贈る場合や、祝い金、餞別、弔慰金等を支出した場合には課税仕入れとはなりません。

　なお、渡切交際費等で、その使途が明らかにされていない場合には、仕入税額控除の対象とはなりません。

【交際費の可否具体例】

① 接待交際費
　　● 料亭等での接待飲食代…課税
② 接待ゴルフ代

- 接待ゴルフ…課税
- 領収書等で明確に区分されているゴルフ場利用税…不課税

③ ゴルフクラブの入会金等
- 脱退等に際し返還されない入会金…課税
- 脱退等に際し返還される入会金…不課税
- 会費等…課税

④ 慶弔費
- 得意先や役員等に対し現金で支出する祝い金、見舞金、香典、餞別等…不課税
- 祝い品、生花、花輪等の物品を贈る場合…課税

⑤ 贈答品
- 課税資産の贈答をする場合の購入費となるもの…課税
- 商品券、ビール券等の購入費用…非課税
- 商品券、ビール券等を得意先に配布した場合…不課税

⑥ 費途不明の交際費
- 交際費、機密費等の名義をもって支出した金銭でその費途が明らかにされていないもの…不課税

⑦ 役員等に支給した渡切交際費等
- 支給した金銭について精算し、支出の事実及び法人の業務に関連する費用であることが明らかであるとき…課税
- 後日精算しないもの…不課税
- 使途が不明または法人の業務に関係がないもの…不課税

⑧ 創業記念等の費用
- 式典における宴会費、交通費及び記念品（物品小切手等を除く）の購入費用…課税

⑨ 旅行招待費
- 国内旅行の招待費（交通費、飲食費、宿泊費、お土産代等）…課税

(消基通10-1-11、5-5-5、11-2-7、5-2-14、11-2-33等)

206 支出に係る消費税―固定資産購入

Q 固定資産の購入に関して消費税の取扱いにはどのようなものがありますか。

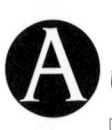

A 固定資産の購入の際の消費税については以下のようなものがあげられます。

1 自動車購入時の諸費用
　自動車購入時に支払う税金等の諸費用のうち、ディーラーの代行費用に当たるものが課税仕入れに該当します。

2 病棟の建設
　例えば、建物の一部の引渡しを受けた場合には、その一部の引渡しを受けた日の属する課税期間の課税仕入れとなります。また、完成した日の属する課税期間において課税仕入れとすることもできます（消基通11-3-6）。

3 未経過固定資産税等の取扱い
　例えば、土地に係る部分については非課税となりますが、建物に係る部分については課税仕入れとなります（消基通10-1-6）。

4 身体障害者用物品
　厚生労働大臣が指定した一定のものが非課税に該当します。

◉消費税法基本通達

>（身体障害者用物品の範囲）
>6-10-1　法別表第一第10号《身体障害者用物品の譲渡等》に規定する身体障害者用物品（以下この節において「身体障害者用物品」という。）に該当するのは、身体障害者の使用に供するための特殊な性状、構造又は機能を有する物品として、令第14条の4第1項《身体障害者用物品の範囲等》の規定により厚生労働大臣が財務大臣と協議して指定するものに限られる。したがって、これ以外の物品については、身体障害者が購入する場合であっても非課税とならないのであるから留意する。

5 たな卸資産の調整

　新たに課税事業者となった者が課税事業者となる日の前日において所有する薬品や診療材料等のたな卸資産のうちに、納税義務が免除されている期間において仕入れたたな卸資産がある場合には、そのたな卸資産を課税事業者になった課税期間の課税仕入れとみなして仕入税額控除の対象とします。ところで、これとは逆に課税事業者が免税事業者となった場合には、課税事業者であった課税期間の末日において所有するたな卸資産のうち、その課税期間中に仕入れたたな卸資産は、その課税期間の仕入税額控除の対象とすることはできないとされています。

6 その他、調整・転用など一定の場合の適用

　具体的な計算等はここでは省略しますが、固定資産等のように長期間にわたって使用されるものについて、その課税仕入れを行った課税期間の課税売上割合や使用形態のみで税額控除を終わらせてしまうことは、その後の課税期間において課税売上割合が著しく変動した場合などを考慮すると適切ではないといえるので、一定の金額以上の固定資産（調整対象固定資産という）については仕入控除税額を調整することとされています（個別対応方式または一括比例配分方式により計算されているものに限る）。ただし、第３年度の課税期間（仕入れ等の課税期間の日から３年を経過する日の属する課税期間）末日にこの資産を有しており、課税売上割合が著しく変動している場合に税額調整がなされます。

　また、課税事業者が国内において調整対象固定資産の課税仕入れ等を行い、かつ個別対応方式により仕入控除税額の計算を行った場合において、その調整対象固定資産を課税仕入れ等の日から３年以内に非課税業務用または課税業務用のみに転用した場合には、その期間に応じて仕入控除税額から控除、または加算することになります。転用の期間までの間に免税事業者となった課税期間及び簡易課税制度の適用を受けた課税期間が含まれている場合にも、この調整は必要となります。

207 消費税に係る各種届出書

Q 消費税に関して必要な書類にはどのようなものがありますか。

A 事業者は、消費税法に定められている各種の届出の要件に該当する事実が発生した場合には、納税地の所轄税務署長に対して各種の届出書を提出しなければなりません。主なものは以下のとおりです。

① 消費税課税事業者届出書
　　…基準期間における課税売上高が1,000万円超となったとき
② 消費税の納税義務者でなくなった旨の届出書
　　…基準期間における課税売上高が1,000万円以下となったとき
③ 消費税簡易課税制度選択届出書
　　…簡易課税制度を選択しようとするとき
④ 消費税簡易課税制度選択不適用届出書
　　…簡易課税制度の選択をやめようとするとき
⑤ 消費税課税事業者選択届出書
　　…免税事業者が課税事業者になることを選択しようとするとき
⑥ 消費税課税事業者選択不適用届出書
　　…課税事業者を選択していた者が免税事業者に戻ろうとするとき
⑦ 消費税課税期間特例選択・変更届出書
　　…課税期間の短縮を選択または変更しようとするとき
⑧ 消費税課税期間特例選択不適用届出書
　　…課税期間の短縮の適用をやめようとするとき
⑨ 消費税の新設法人に該当する旨の届出書
　　…基準期間がない事業年度の開始の日における資本金の額または出資の金額が1,000万円以上であるとき

208 課税事業者の中間申告

Q 一定の場合には、中間申告により消費税を納税しなくてはならないと聞きましたが、それはどのような場合ですか。

A 消費税の課税期間は原則として1年とされていますが、事業者が個人の場合は前年、法人の場合は前事業年度（以下「前課税期間」という）の消費税の年税額が48万円を超える場合には中間申告制度が設けられており、その期限までに消費税を納付しなければなりません。

［１］ **年税額が4,800万円を超える事業者**

　前課税期間の消費税の年税額が4,800万円を超える事業者（課税期間の特例の適用を受けている事業者を除く。［２］［３］においても同じ）は、その課税期間開始の日以後1か月ごとに区分した各期間につき、その各期間の末日の翌日から2か月以内(注)に中間申告をしなければなりません。つまり、1年間に11回の中間申告をすることになります。その際に納付する税額は、原則として前課税期間の消費税の年税額の12分の1の額ずつです。

　（注）　個人事業者の場合には、その課税期間開始後の3か月分（1月、2月及び3月分）は5月末日まで、法人の場合には、その課税期間開始後の1か月分は、その課税期間開始の日から4か月以内（例えば3月末決算法人の4月分と5月分は7月末日まで）となる。

［２］ **年税額が400万円を超え4,800万円以下の事業者**

　前課税期間の消費税の年税額が400万円を超え4,800万円以下の事業者は、その課税期間開始の日以後3か月ごとに区分した各期間につき、その各期間の末日の翌日から2か月以内に中間申告をしなければなりません。つまり、1年間に3回の中間申告をすることになります。その際に納付する

税額は、原則として前課税期間の消費税の年税額の4分の1の額ずつです。

［3］年税額が48万円を超え400万円以下の事業者

　前課税期間の消費税の年税額が48万円を超え400万円以下の事業者は、その課税期間開始の日以後6か月の期間につき、その期間の末日の翌日から2か月以内に中間申告をしなければなりません。その際に納付する税額は、原則として前課税期間の消費税の年税額の2分の1の額です。

［4］仮決算の場合

　上記の計算に代えて、「中間申告対象期間」を一課税期間とみなして仮決算を行い、それに基づいて納付すべき消費税額及び地方消費税額を計算することもできます。なお、この場合は計算した税額がマイナスとなっても還付を受けることはできません。また、仮決算を行う場合にも簡易課税制度の適用があります。

［5］その他

　確定申告時に中間申告による納付税額がある場合には、確定申告の際にその納付税額が控除され、控除しきれない場合には還付されます。中間申告により納付すべき消費税額及び地方消費税額の納付が遅れた場合、納付の日までの延滞税を後日納付することになりますので注意してください。

　ちなみに延滞税とは、納付すべき国税を法定納期限までに完納しないとき、または期限後申告、修正申告等により納付すべき国税があるとき、法定納期限の翌日からその国税を完納する日までの期間に応じて納付すべき延滞利息に相当するものです。税率は前年11月末日の公定歩合＋4％の割合もしくは年14.6％となります（消法42、43、45）。

209 申告と納付

Q 申告と納付のしくみはどうなっているのですか。

A 課税事業者は、課税期間(課税期間の特例の適用を受けている場合の課税期間を含む)ごとにその課税期間の終了の日の翌日から2か月以内に、納税地を所轄する税務署長に消費税の確定申告書を提出するとともに、その税額を納付しなければなりません。

ただし、個人事業者の12月31日の属する課税期間の消費税の確定申告と納税の期限は2月末日ではなく、3月31日までに延長されています。

なお、課税事業者であっても、課税取引がなく、かつ納付税額がない課税期間については確定申告書を提出する必要はありませんが、課税仕入れに対する消費税額や中間納付額があるときは還付申告をすることができます(消法46)。

消費税の確定申告書等には、課税期間中の資産の譲渡等の対価の額及び課税仕入れ等の税額の明細、その他の事項を記載した書類を添付しなければならないこととされています(消法45)。添付書類の具体的な記載内容は、簡易課税制度を適用する場合と適用しない場合で異なります。

① 原則課税により申告する場合
- 資産の譲渡等の対価の額の合計額の計算に関する明細
- 課税仕入れ等の税額の合計額の計算に関する明細
- 仕入れに係る消費税額の計算に関する明細
- その他参考となるべき事項

② 簡易課税制度により申告する場合
- 課税標準額に対する消費税額の計算に関する明細
- 仕入れに係る消費税額の計算に関する明細
- その他参考となるべき事項

210 書類の保存

Q 課税仕入れ等に係る消費税額の控除を受けるためには帳簿の保存が必要であると聞きましたが、どうすればよいのですか。

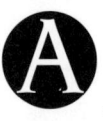

A 課税仕入等に係る消費税額の控除を受けるためには、課税仕入れ等の事実を記録した帳簿及び事実を証する請求書等の両方の保存が必要となります（消法30⑦⑩、消令49）。

1 帳簿の記載事項

① 課税仕入れの相手方の氏名または名称（不特定多数の者から課税仕入れを行う事業については記載を省略することができる）

② 課税仕入れを行った年月日

③ 課税仕入れの内容

④ 課税仕入れの対価の額

2 請求書等の記載事項

- 請求書、納品書等（課税仕入れについて相手方が発行した請求書、納品書等）

① 書類作成者の氏名または名称

② 課税資産の譲渡等を行った年月日

③ 課税資産の譲渡等の内容

④ 課税資産の譲渡等の対価の額

⑤ 書類等の交付を受ける事業者の氏名または名称

- 仕入明細書、仕入計算書等（課税仕入れを行った事業者が作成した仕入明細書、仕入計算書等で、記載事項について相手方の確認を受けたもの）

① 書類作成者の氏名または名称

② 課税仕入れの相手方の氏名または名称

③ 課税仕入れを行った年月日

④ 課税仕入れの内容

⑤ 課税仕入れの対価の額

参考資料

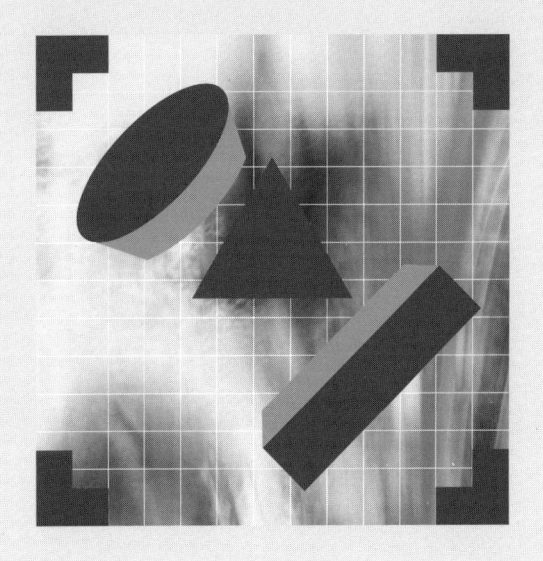

- 厚生労働省医政局長通知「社会医療法人の認定について」
- 厚生労働省医政局長通知「特定医療法人制度の改正について」

▶厚生労働省医政局長通知「社会医療法人の認定について」

【改正後全文】
医政発第0331008号
平成20年3月31日
最終改正　医政発第0513016号
平成20年5月13日

各都道府県知事　殿

厚生労働省医政局長

社会医療法人の認定について

　本年3月26日付けで公布された医療法施行規則の一部を改正する省令（平成20年厚生労働省令第50号）により、医療法（昭和23年法律第205号。以下「法」という。）第42条の2第1項第6号において厚生労働省令で定めることとされた社会医療法人の公的な運営に関する要件に関する規定を整備し、本年4月1日から施行することとしたところである。

　また、法第42条の2第1項第5号に規定する厚生労働大臣が定める基準（平成20年厚生労働省告示第119号。以下「告示」という。）を、本年3月26日に告示し、本年4月1日から適用することとしたところである。

　これらの社会医療法人制度の創設に係る措置の内容及びこれらに関連して都道府県において扱うこととなる事務の処理については下記のとおりであるので、御了知の上、適正なる実施を期するとともに、貴管下の医療法人の指導監督により一層の御配慮を願いたい。

記

第1　社会医療法人制度の趣旨
　高齢化の進行や医療技術の進歩、国民の意識の変化など、医療を取り巻く環境が大きく変わる中で、国民の医療に対する安心、信頼を確保し、質の高い医療サービスが適切に提供される医療提供体制の確立が求められている。
　このため、先般の医療法改正においては、地域医療の重要な担い手である医療法人について、非営利性の徹底等の観点から各般の見直しを行うとともに、救急医療やへき地医療、周産期医療など特に地域で必要な医療の提供を担う医療法人を新たに社会

医療法人として位置づけることにより、良質かつ適切な医療を効率的に提供する体制の確保を図るものである。

第2　社会医療法人の認定要件
　社会医療法人の認定に当たり、次に掲げる法第42条の2第1項第1号から第7号までの要件に適合するか否かについて審査を行うものとすること。
1　役員の親族等について（法第42条の2第1項第1号関係）
　　各役員及び次に掲げる親族等の数が、役員の総数の3分の1を超えて含まれることがないこと。
　① 各役員の配偶者及び三親等以内の親族
　② 各役員と婚姻の届出をしていないが事実上婚姻関係と同様の事情にある者
　③ 各役員の使用人及び使用人以外の者で当該役員から受ける金銭その他の財産によって生計を維持しているもの
　④ ②又は③に掲げる者の親族でこれらの者と生計を一にしているもの
2　社団たる医療法人の社員の親族等について（法第42条の2第1項第2号関係）
　　各社員及び次に掲げる親族等の数が、社員の総数の3分の1を超えて含まれることがないこと。
　① 各社員の配偶者及び三親等以内の親族
　② 各社員と婚姻の届出をしていないが事実上婚姻関係と同様の事情にある者
　③ 各社員の使用人及び使用人以外の者で当該社員から受ける金銭その他の財産によって生計を維持しているもの
　④ ②又は③に掲げる者の親族でこれらの者と生計を一にしているもの
3　財団たる医療法人の評議員の親族等について（法第42条の2第1項第3号関係）
　　各評議員及び次に掲げる親族等の数が、評議員の総数の3分の1を超えて含まれることがないこと。
　① 各評議員の配偶者及び三親等以内の親族
　② 各評議員と婚姻の届出をしていないが事実上婚姻関係と同様の事情にある者
　③ 各評議員の使用人及び使用人以外の者で当該評議員から受ける金銭その他の財産によって生計を維持しているもの
　④ ②又は③に掲げる者の親族でこれらの者と生計を一にしているもの
4　救急医療等確保事業に係る業務の実施について（法第42条の2第1項第4号関係）
　(1) 当該医療法人が開設する病院又は診療所（当該医療法人が地方自治法（昭和22年法律第67号）第244条の2第3項に規定する指定管理者として管理する公の施設である病院又は診療所を含む。以下同じ。）のうち、1以上（2以上の都道府県の区域において病院又は診療所を開設する医療法人にあっては、それぞれの都道府県で1以上）のものが、当該医療法人が開設する病院又は診療所の所在地の

都道府県が作成する医療計画に記載された法第30条の4第2項第5号イからホまでに掲げるいずれかの事業(以下「救急医療等確保事業」という。)に係る業務を当該病院又は診療所の所在地の都道府県において行っていること。
 (2) 当該医療法人が1の都道府県の区域において2以上の病院又は診療所を開設する場合にあっては、救急医療等確保事業に係る業務を行う病院又は診療所の円滑な運営のため、他の病院又は診療所は、当該業務を行う病院又は診療所との連携及び協力体制の確保を図り、地域医療において社会医療法人に求められる役割を積極的に果たすことが見込まれること。
5 救急医療等確保事業に係る業務の基準について(法第42条の2第1項第5号関係)
 (1) 当該医療法人が実施する4の業務について、次に掲げる事項ごとに告示に掲げる基準に適合していること。当該基準については、別添1を参照されたいこと。
  ① 当該業務を行う病院又は診療所の構造設備
  ② 当該業務を行うための体制
  ③ 当該業務の実績
 (2) 医療計画に救急医療等の確保に関する事業に係る医療連携体制を構成するものとして社会医療法人が開設する病院又は診療所を記載するに当たっては、都道府県医療審議会等において、当該病院又は診療所が所在する地域における当該事業に係る医療連携体制の確立を図る観点から、十分な審議を行うこと。また、当該病院又は診療所が当該事業に係る医療連携体制を構成するものでなくなったと認めるときは、速やかに、医療計画における記載の削除、社会医療法人の認定の取消し等を含め、所要の手続を行うこと。
 (3) 災害時における医療の確保に必要な事業に係る業務を行うことにより社会医療法人の認定を受けている法人から都道府県が実施する防災訓練に参加希望があった場合は、可能な限り参加させるよう配慮すること。
6 公的な運営に関する要件について(法第42条の2第1項第6号関係)
 (1) 医療法人の運営について(医療法施行規則(昭和23年厚生省令第50号。以下「規則」という。)第30条の35の2第1項第1号関係)
  ① 理事の定数は6人以上とし、監事の定数は2人以上とすること。
  ② 社団である医療法人の理事及び監事は社員総会の決議によって、財団である医療法人の理事及び監事は評議員会の決議によって選任されること。
  ③ 財団である医療法人の評議員は、理事会において推薦した者につき、理事長が委嘱すること。
  ④ 他の同一の団体(民法(明治29年法律第89号)第34条の規定により設立された法人又は医師会、医会及び学会等の医学若しくは医術又は公衆衛生に関する学術団体であって法人格を有するもの(医師以外をその構成員とするものを除く。)(以下「公益法人等」という。)を除く。)の次に掲げる者である理事の合

計数が理事の総数の3分の1を超えないものであること。監事についても同様であること。
　イ　当該他の同一の団体の理事又は使用人である者
　ロ　当該他の同一の団体の理事以外の役員（法人でない団体で代表者又は管理人の定めのあるものにあっては、その代表者又は管理人）又は業務を執行する社員である者
⑤　その理事、監事及び評議員（以下「理事等」という。）に対する報酬等（報酬、賞与その他の職務遂行の対価として受ける財産上の利益及び退職手当をいう。以下同じ。）について、民間事業者の役員の報酬等及び従業員の給与、当該医療法人の経理の状況その他の事情を考慮して、不当に高額なものとならないような支給の基準を定めているものであること。
　なお、理事等に対する報酬等の支給の基準においては、理事等の勤務形態に応じた報酬等の区分及びその額の算定方法並びに支給の方法及び形態に関する事項を定めるものとすること。
　また、理事等に対する報酬等の支給の基準は、法第51条の2第2項の規定に基づき備置き及び閲覧等の措置が講じられているものでなければならないこと。
⑥　その事業を行うに当たり、社員、評議員、理事、監事、使用人その他の当該医療法人の関係者に対し特別の利益を与えないものであること。
　なお、当該医療法人の関係者とは、次に掲げる者とする。
　イ　当該医療法人の理事、監事又は使用人
　ロ　当該医療法人が社団である場合にあっては、その社員
　ハ　当該医療法人が財団である場合にあっては、その設立者又は評議員
　ニ　イからハまでに掲げる者の配偶者及び三親等以内の親族
　ホ　イからハまでに掲げる者と婚姻の届出をしていないが事実上婚姻関係と同様の事情にある者
　ヘ　イからハまでに掲げる者から受ける金銭その他の財産によって生計を維持しているもの
　ト　ホ又はヘに掲げる者の親族でこれらの者と生計を一にしているもの
⑦　その事業を行うに当たり、株式会社その他の営利事業を営む者又は特定の個人若しくは団体の利益を図る活動を行う者に対し、寄附その他の特別の利益を与える行為を行わないものであること。ただし、公益法人等に対し、当該公益法人等が行う公益目的の事業のために寄附その他の特別の利益を与える行為を行う場合は、この限りでない。
　なお、特定の個人又は団体の利益を図る活動を行う者とは、次に掲げる者とする。
　イ　株式会社その他の営利事業を営む者に対して寄附その他の特別の利益を与

える活動（公益法人等に対して当該公益法人等が行う公益社団法人及び公益財団法人の認定等に関する法律第2条第4号に規定する公益目的事業又は医学若しくは医術又は公衆衛生に関する事業のために寄附その他の特別の利益を与えるものを除く。）を行う個人又は団体

ロ　特定の者から継続的に若しくは反復して資産の譲渡、貸付け若しくは役務の提供を受ける者又は特定の者の行う会員等相互の支援、交流、連絡その他その対象が会員等である活動に参加する者に共通する利益を図る活動を行うことを主たる目的とする団体

⑧　毎会計年度（医療法上の会計年度をいう。以下同じ。）の末日における遊休財産額は、直近に終了した会計年度の損益計算書に計上する事業（法第42条の規定に基づき同条各号に掲げる業務として行うもの及び法第42条の2第1項の規定に基づき同項に規定する収益業務として行うものを除く。）に係る費用の額（損益計算書（医療法人における事業報告書等の様式について（平成19年医政指発第0330003号。以下「事業報告書等通知」という。）の1の(4)に規定する損益計算書をいう。第2の6の(2)の①及び③において同じ。）の本来業務事業損益に係る事業費用の額をいう。）を超えてはならないこと。

なお、遊休財産額は、当該医療法人の業務のために現に使用されておらず、かつ、引き続き使用されることが見込まれない財産の価額の合計額として、直近に終了した会計年度の貸借対照表に計上する資産の総額から次のイからへまでに掲げる資産のうち保有する資産の明細表に記載されたものの帳簿価額の合計額を控除した額に、純資産の額（貸借対照表（事業報告書等通知の1の(3)に規定する貸借対照表をいう。以下同じ。）上の資産の額から負債の額を控除して得た額をいう。）の資産の総額に対する割合（貸借対照表の純資産の部の合計額の資産の部の合計額に占める割合をいう。ただし、評価・換算差額等を計上する場合にあっては、当該評価・換算差額等の額を純資産の部の合計額及び資産の部の合計額からそれぞれ控除するものとする。）を乗じて得た額とする。

また、当該医療法人の経理は、その法人が行う業務の種類及び規模に応じて、その内容を適正に表示するに必要な帳簿書類を備えて、収入及び支出並びに資産及び負債の明細が適正に記帳されていること。

さらに、保有する資産の明細表は、法第51条の2第2項の規定に基づき備置き及び閲覧等の措置が講じられているものでなければならないこと。

イ　当該医療法人が開設する病院、診療所又は介護老人保健施設の業務の用に供する財産

ロ　法第42条各号に規定する業務の用に供する財産

ハ　法第42条の2第1項に規定する厚生労働大臣が定める収益業務（以下「収益業務」という。）の用に供する財産

ニ　イからハまでに掲げる業務を行うために保有する財産（現に使用されていないが、イからハまでに掲げる業務のために使用されることが見込まれる財産とし、業務の用に供するまでに発生する請負前渡金及び建設用材料部品の買入代金等を含む。）
　　ホ　イからハまでに掲げる業務を行うための財産の取得又は改良に充てるために保有する資金（減価償却費に対応する資産の取得又は改良に充てるための資金に限るものとし、減価償却累計額を上限とする。）
　　ヘ　将来の特定の事業（定款又は寄附行為に定められた事業に限る。）の実施のために特別に支出（引当金に係る支出及びホの資金を除く。）する費用に係る支出に充てるために保有する資金（以下「特定事業準備資金」という。）
⑨　他の団体の意思決定に関与することができる次に掲げる財産を保有していないものであること。ただし、当該財産の保有によって株主総会その他の団体の財務及び営業又は事業の方針を決定する機関における議決権の過半数を有していない場合は、この限りでない。
　　イ　株式
　　ロ　特別の法律により設立された法人の発行する出資に基づく権利
　　ハ　合名会社、合資会社、合同会社その他の社団法人の社員権
　　ニ　民法第667条第1項に規定する組合契約、投資事業有限責任組合契約に関する法律（平成10年法律第90号）第3条第1項に規定する投資事業有限責任組合契約又は有限責任事業組合契約に関する法律（平成17年法律第40号）第3条第1項に規定する有限責任事業組合契約に基づく権利
　　ホ　信託契約に基づく委託者又は受益者としての権利
　　ヘ　外国の法令に基づく財産であって、イからホまでに掲げる財産に類するもの
⑩　直近の3会計年度（但し、新たに社会医療法人の認定を受けようとする場合にあっては、直近の3会計年度に加え、認定日の属する会計年度について認定日の前日までを含む。）において、法令に違反する事実、その帳簿書類に取引の全部若しくは一部を隠ぺいし、又は仮装して記録若しくは記載をしている事実その他公益に反する事実がないこと。
　　なお、法令に違反する事実とは、例えば、医療に関する法令の場合には次に掲げるいずれかの事実がある場合をいうものとする。
　　イ　医療に関する法律に基づき医療法人又はその理事長が罰金刑以上の刑事処分を受けた場合
　　ロ　医療法人の開設する医療機関に対する医療監視の結果、重大な不適合事項があり、都道府県知事から改善勧告が行われたが是正されない場合
　　ハ　法第30条の11の規定に基づく都道府県知事の勧告に反する病院の開設、増床又は病床種別の変更が行われた場合

ニ　医療法人の業務若しくは会計が法令、法令に基づく都道府県知事の処分、定款若しくは寄附行為に違反し、又はその運営が著しく適正を欠くと認められた場合であって、法第64条第1項の必要な措置をとるべき旨の命令若しくは同条第2項の業務の全部若しくは一部の停止の命令又は役員の解任の勧告が発せられた場合

　ホ　その他イからニまでに相当する医療関係法令についての重大な違反事実があった場合

(2) 医療法人の事業について（規則第30条の35の2第1項第2号関係）
　① 社会保険診療（租税特別措置法（昭和32年法律第26号）第26条第2項に規定する社会保険診療をいう。以下同じ。）に係る収入金額（労働者災害補償保険法（昭和22年法律第50号）に係る患者の診療報酬（当該診療報酬が社会保険診療報酬と同一の基準によっている場合又は当該診療報酬が少額（全収入金額のおおむね100分の10以下の場合をいう。）の場合に限る。）を含む。）、健康増進法（平成14年法律第103号）第6条各号に掲げる健康増進事業実施者が行う同法第4条に規定する健康増進事業（健康診査に係るものに限る。以下同じ。）に係る収入金額（当該収入金額が社会保険診療報酬と同一の基準により計算されている場合に限る。）及び助産（社会保険診療及び健康増進事業に係るものを除く。）に係る収入金額（1の分娩に係る助産に係る収入金額が50万円を超えるときは、50万円を限度とする。）の合計額が、全収入金額（損益計算書の本来業務事業損益、附帯業務事業損益及び収益業務事業損益に係る事業収益の合計額をいう。）の100分の80を超えること。

　　なお、健康増進事業に係る収入金額は、次に掲げる健康診査等に係る収入金額の合計額とする。

　イ　健康保険法（大正11年法律第70号）第150条第1項の規定により保険者が行う健康診査

　ロ　船員保険法（昭和14年法律第73号）第57条の2第1項の規定により政府が行う健康診査

　ハ　国民健康保険法（昭和33年法律第192号）第82条の規定により保険者が行う健康診査

　ニ　国家公務員共済組合法（昭和33年法律第128号）第98条の規定により国家公務員共済組合又は国家公務員共済組合連合会が行う健康診査

　ホ　地方公務員等共済組合法（昭和37年法律第152号）第112条の規定により地方公務員共済組合又は全国市町村職員共済組合連合会が行う健康診査

　ヘ　私立学校教職員共済法（昭和28年法律第245号）第26条の規定により日本私立学校振興・共済事業団が行う健康診査

　ト　学校保健法（昭和33年法律第56号）第2条の規定により学校において実施

される健康診断又は同法第4条の規定により市町村の教育委員会が行う健康診断
　　チ　母子保健法（昭和40年法律第141号）第12条又は第13条の規定により市町村が行う健康診査
　　リ　労働安全衛生法（昭和47年法律第57号）第66条の規定により事業者が行う健康診断若しくは労働者が受ける健康診断又は同法第66条の2の規定により労働者が自ら受ける健康診断
　　ヌ　高齢者の医療の確保に関する法律（昭和57年法律第80号）第20条又は第26条の規定により保険者が行う特定健康診査及び第125条の規定により後期高齢者医療広域連合が行う健康診査
　②　自費患者（社会保険診療に係る患者又は労働者災害補償保険法に係る患者以外の患者をいう。以下同じ。）に対し請求する金額が、社会保険診療報酬と同一の基準により計算されること。
　　なお、社会保険診療報酬と同一の基準とは、次に掲げるもののほか、その法人の診療報酬の額が診療報酬の算定方法に関する厚生労働省告示の別表に掲げる療養について、同告示及び健康保険法の施行に関する諸通達の定めるところにより算定した額以下であることの定めがされており、かつ、報酬の徴収が現にその定めに従ってされているものであること。
　　イ　公害健康被害者に係る診療報酬及び予防接種により健康被害者に係る診療報酬にあっては、法令等に基づいて規定される額
　　ロ　分娩料等健康保険法の規定に類似のものが定められていないものにあっては、地域における標準的な料金として診療報酬規程に定められた額を超えない額
　③　医療診療（社会保険診療、労働者災害補償保険法に係る診療及び自費患者に係る診療をいう。）により収入する金額（損益計算書の本来業務事業損益に係る事業収益の額をいう。）が、医師、看護師等の給与、医療の提供に要する費用（投薬費を含む。）等患者のために直接必要な経費の額（損益計算書の本来業務事業損益に係る事業費用の額をいう。）に100分の150を乗じて得た額の範囲内であること。
7　解散時の残余財産の帰属先について（法第42条の2第1項第7号関係）
　　定款又は寄附行為において解散時の残余財産を国、地方公共団体又は他の社会医療法人に帰属させる旨を定めていること。
8　その他
　　すべての理事をもって組織する理事会を置き、その運営について、次に掲げる事項が定款又は寄附行為において定められ、適正に行われていること。
　①　理事会は、理事長が招集し、その議長となる。
　②　理事会を構成する理事の3分の1以上から連名をもって理事会の目的たる事

項を示して請求があったときは、理事長は理事会を招集しなければならない。
③ 理事会は、理事総数の過半数の出席がなければ、その議事を開き、議決することができない。
④ 次に掲げる事項は、理事会において理事総数の3分の2以上の多数による議決を必要とし、その他の事項については理事総数の過半数で決し、可否同数のときは、議長の決するところによる。
　イ　定款又は寄附行為の変更
　ロ　基本財産の設定及び処分（担保提供を含む。）
　ハ　毎事業年度の事業計画の決定及び変更
　ニ　財産の取得又は改良に充てるための資金の保有額の決定及び取崩し
　ホ　将来の特定の事業の計画及び変更並びに特定事業準備資金の保有額の決定及び取崩し
　ヘ　収支予算及び決算の決定
　ト　剰余金又は損失金の処理
　チ　借入金額の最高限度額の決定
⑤ 理事は、理事会において1個の議決権及び選挙権を有する。ただし、理事会の議決事項につき特別の利害関係を有する者は、当該事項につきその議決権を行使できない。
⑥ 理事会に出席することのできない理事は、あらかじめ通知のあった事項についてのみ書面をもって議決権及び選挙権を行使することができる。

第3　社会医療法人の認定等に当たっての留意事項
1　社会医療法人の認定申請に関する事項
（1）社会医療法人の認定を受けようとする医療法人が提出しなければならない書類を次のとおり定めることとしたこと。
　① 社会医療法人の認定申請等関係書類　　別添2
　② 社会医療法人の定款例　　　　　　　　別添3
　③ 社会医療法人の寄附行為例　　　　　　別添4
（2）社会医療法人の認定に係る書類を次のとおり定めることとしたこと。
　① 社会医療法人認定書　　　　　　　　　別添5
　② 社会医療法人認定取消書　　　　　　　別添6
（3）新たに社会医療法人の認定を受けようとする場合にあっては、法第50条第1項の規定に基づき定款又は寄附行為の変更が必要であること。
2　都道府県医療審議会に関する事項
　都道府県知事は、社会医療法人の認定に当たっては、法第42条の2第2項の規定により、あらかじめ都道府県医療審議会（2以上の都道府県の区域において病院、

診療所又は介護老人保健施設を開設する医療法人については社会保障審議会。以下同じ。）の意見を聴かなければならないこと。この場合、「医療法人制度の改正及び都道府県医療審議会について」（昭和61年健政発第410号）の第二の趣旨を踏まえ、必要に応じて部会等を設置することにより、地域医療、法律、会計等に関する有識者の参画を求めることが望ましいこと。

3 社会医療法人の名称の登記
(1) 医療法人○○会から社会医療法人○○会への名称の変更については、登記事項の変更の登記（組合等登記令（昭和39年政令第29号）第6条参照）が必要であり、社会医療法人の認定後2週間以内に主たる事務所の所在地において、3週間以内に従たる事務所の所在地において、変更の登記をしなければならないこと。
(2) (1)により名称の変更について変更の登記をしたときは、登記事項及び登記の年月日を、遅滞なく、都道府県知事に届け出るものとすること（医療法施行令（昭和23年政令第326号）第5条の12参照）。
(3) 社会医療法人でない医療法人は、その名称中に、「社会医療法人」という文字を用いてはならないこと。
　なお、都道府県知事は、社会医療法人でない医療法人が「社会医療法人」という文字を用いていると認めるときは、当該医療法人に対し、法第64条第1項の規定に基づく改善命令を行うこと。

4 社会医療法人の事業報告書等の作成等
(1) 社会医療法人は、毎会計年度終了後2月以内に、次に掲げる書類を作成しなければならないこと。
　① 事業報告書
　② 財産目録
　③ 貸借対照表
　④ 損益計算書
　⑤ 法第42条の2第1項第1号から第6号までの要件に該当する旨を説明する書類
　⑥ 法第54条の2第1項に規定する社会医療法人債を発行した医療法人については、①から⑤までに掲げる書類に加え、次に掲げる書類
　　イ 純資産変動計算書
　　ロ キャッシュ・フロー計算書
　　ハ 附属明細表
(2) 社会医療法人は、次に掲げる書類を各事務所に備えて置き、請求があった場合には、正当な理由がある場合を除いて、これを閲覧に供しなければならないこと。
　① (1)の①から⑥までに掲げる書類
　② 法第46条の4第3項第3号の監事の監査報告書

③　定款又は寄附行為
④　法第54条の２第１項に規定する社会医療法人債を発行した医療法人については、①から③までに掲げる書類に加え、公認会計士又は監査法人の監査報告書
(3)　社会医療法人は、毎会計年度終了後３月以内に、次の書類を都道府県知事（２以上の都道府県の区域において病院、診療所又は介護老人保健施設を開設する医療法人については地方厚生局長）に届け出なければならないこと。
①　(1)の①から⑥までに掲げる書類
②　法第46条の４第３項第３号の監事の監査報告書
③　法第54条の２第１項に規定する社会医療法人債を発行した医療法人については、①から③までに掲げる書類に加え、公認会計士又は監査法人の監査報告書
(4)　都道府県知事は、次の書類（直近の３会計年度に係る書類に限る。）について請求があった場合には、これを閲覧に供しなければならないこと。
①　(3)の①から③までに掲げる書類（ただし、(1)の⑤については、法第42条の２第１項第５号の要件に該当する旨を説明する書類並びに理事等に対する報酬等の支給の基準及び保有する資産の明細表に限る。）
②　定款又は寄附行為
(5)　都道府県は、毎年、社会医療法人の事業及び運営並びに救急医療等確保事業の実施状況について、届け出られた書類を審査すること。この場合、実地検査等を行うことにより要件の適合を確認すること。

5　社会医療法人の認定の取消し
(1)　都道府県知事は、社会医療法人が法第64条の２第１項各号のいずれかに該当すると認めるときは、必要に応じ、速やかに法第63条の規定による社会医療法人の事務所への立入検査又は法第64条の規定による社会医療法人に対する改善命令を発出した上で、法第64条の２第１項の規定により、社会医療法人の認定を取り消し、期間を定めて附帯業務のうち第一種社会福祉事業（ケアハウスを除く。）及び収益業務の全部の停止を命ずること。
(2)　都道府県知事は、社会医療法人の認定を取り消すに当たっては、法第64条の２第２項の規定により、あらかじめ都道府県医療審議会の意見を聴かなければならないこと。
(3)　社会医療法人の認定が取り消された場合にあっては、当該医療法人は名称の変更等について法第50条第１項の規定に基づき定款又は寄附行為の変更が必要であること。
(4)　社会医療法人○○会から医療法人○○会への名称の変更については、登記事項の変更の登記が必要であり、社会医療法人の認定が取り消された日後２週間以内に主たる事務所の所在地において、３週間以内に従たる事務所の所在地において、変更の登記をしなければならないこと。

⑸ ⑷により名称の変更について変更の登記をしたときは、登記事項及び登記の年月日を、遅滞なく、都道府県知事に届け出るものとすること。
6 その他
 ⑴ 持分請求権の放棄の決議について
　　規則第30条の39第1項の規定により、社団である医療法人で持分の定めのあるものが、定款を変更して、社団である医療法人で持分の定めのないものに移行する場合にあっては、当該医療法人の社員総会において、定款の変更認可がなされた日をもって持分請求権の放棄の効力が生ずるものとする決議を行うものであることにつき、留意するものであること。
 ⑵ 財産の取得又は改良に充てるための資金（第2の6⑴⑧のホ）について
　① 当該資金は、減価償却費に対応する資産の取得又は改良に充てるための資金に限るものとし、減価償却累計額を上限とすること。
　② 当該資金は、貸借対照表において次の科目をもって掲記し、他の資金と明確に区分して経理されていること。
　　　資産の部　　減価償却引当特定預金（固定資産のその他の資産に掲記）
　③ 当該資金の目的である支出に充てる場合を除くほか、取り崩すことができないものであること。ただし、正当な理由がないのに当該資金の目的である財産を取得せず、又は改良しない事実があった場合には、理事会及び社員総会又は評議員会の議決を経て、当該資金の額を取り崩さなければならないこと。
 ⑶ 特定事業準備資金（第2の6⑴⑧のヘ）について
　① 当該資金の目的である事業が、定款又は寄附行為において定められていること。
　② 当該資金の額が合理的に算定されていること。
　③ 当該資金の目的である事業ごとに、貸借対照表において次の科目をもって掲記し、他の資金と明確に区分して経理されていること。
　　ア　資産の部　　○○事業特定預金（固定資産のその他の資産に掲記）
　　イ　純資産の部　　○○事業積立金（利益剰余金のその他利益剰余金に掲記）
　④ 当該資金の目的である支出に充てる場合を除くほか、取り崩すことができないものであること。ただし、正当な理由がないのに当該資金の目的である事業を行わない事実があった場合には、理事会及び社員総会又は評議員会の議決を経て、当該資金の額を取り崩さなければならないこと。
 ⑷ 附帯業務及び収益業務の実施について
　　定款又は寄附行為に定めのない業務を行うことは法令に違反する事実となるため、新たに法第42条各号に掲げる業務及び同法第42条の2第1項に規定する収益業務を行う場合にあっては、定款又は寄附行為の変更等の手続きに遺漏がないよう留意するものであること。

(5) 収益業務の区分経理について

　社会医療法人が収益業務を行う場合にあっては、収益業務から生ずる所得に関する経理と収益業務以外の業務から生ずる所得に関する経理とをそれぞれ区分して行わなければならないものとすること。

　この場合の「所得に関する経理」とは、単に収益及び費用に関する経理だけではなく、資産、負債及び純資産に関する経理についても同様にその区分経理が行わなければならないものとすること。

(6) 社会医療法人の税制上の取扱い

① 社会医療法人については、次の税制上の措置が講ぜられたこと。

　イ　社会医療法人が法人税法（昭和40年法律第34号）別表第二（公益法人等の表）に追加されたこと。併せて、社会医療法人の法人税は、法人税法第66条第3項の規定により22％の税率が適用されること。

　ロ　社会医療法人が行う医療保健業（法第42条の規定に基づき同条各号に掲げる業務として行うもの及び法第42条の2第1項の規定に基づき同項に規定する収益業務として行うものを除く。）が法人税法施行令（昭和40年政令第97号）第5条に規定する収益事業の範囲から除外されたこと。これにより、当該医療保健業に係る法人税については、法人税法第7条の規定により非課税となること。

　ハ　社会医療法人の法人税法上の収益事業に属する資産のうちから収益事業以外の事業のために支出した金額は、法人税法第37条第5項の規定により当該社会医療法人の収益事業に係る寄附金の額とみなし、その損金算入限度額は、所得の金額の100分の50に相当する金額（当該金額が年200万円に満たない場合は年200万円）であること。

　ニ　医療法人が社会医療法人の認定を受けた場合には、法人税法第10条の3第1項及び第2項の規定により、認定を受けた日の前日に当該医療法人が解散し、認定を受けた日に当該社会医療法人が設立されたものとみなして、同条第1項及び第2項に規定する規定を適用すること。

　ホ　ニの場合については、法人税法第14条第22号の規定により、当該医療法人の会計年度開始の日から社会医療法人の認定を受けた日の前日までの期間及び社会医療法人の認定を受けた日からその会計年度終了の日までの期間を事業年度とみなして、同法の規定を適用すること。また、社会医療法人の認定を取り消された医療法人の会計年度開始の日から社会医療法人の認定が取り消された日の前日までの期間及び社会医療法人の認定が取り消された日からその会計年度終了の日までの期間についても同様とすること。

　ヘ　社会医療法人の認定が取り消された場合にあっては、法人税法第64条の4第1項の規定により、当該社会医療法人の認定が取り消された日前の法人税

　　　　法上の収益事業以外の事業による所得の金額の累積額又は欠損金額の累積額
　　　　は、当該社会医療法人の認定が取り消された日からその会計年度終了の日ま
　　　　での期間の所得の金額の計算上、益金の額又は損金の額に算入すること。
　　　ト　社会医療法人は、所得税法（昭和40年法律第33号）別表第一（公共法人等
　　　　の表）及び消費税法（昭和63年法律第108号）別表第三に掲げる法人となる
　　　　こと。
　②　社会医療法人の認定を受けたときは、当該社会医療法人は、速やかに、国税
　　庁長官が定める届出書に都道府県知事（厚生労働大臣）の認定書の写し及び定
　　款又は寄附行為の写し等を添付し、これを納税地の所轄税務署長に提出するも
　　のとすること。なお、社会医療法人の認定の取消しを受けた場合についても同
　　様とし、この場合においては、認定書の写しに代えて認定取消書の写しを添付
　　するものとすること。
　③　都道府県は社会医療法人を認定し、又は認定を取り消した場合は、その旨を
　　速やかに厚生労働省医政局に報告すること。厚生労働省医政局は、都道府県か
　　らの報告を国税庁に情報提供するものとする。
(7)　特定医療法人が社会医療法人の認定を受けた場合の取扱い
　　租税特別措置法第67条の2第1項の承認を受けた医療法人（以下「特定医療法
　人」という。）が会計年度の中途において新たに社会医療法人の認定を受けた場
　合にあっては、当該会計年度開始の日から当該認定を受けた日の前日までの期間
　について租税特別措置法施行令（昭和32年政令第43号）第39条の25第5項及び租
　税特別措置法施行規則（昭和32年大蔵省令第15号）第22条の15第2項の規定に基
　づく特定医療法人の承認要件を満たす旨を説明する書類を当該認定を受けた日か
　ら3月以内に、納税地の所轄税務署長を経由して、国税庁長官に提出しなければ
　ならないこと。
　　なお、当該認定を受けた日から租税特別措置法第67条の2第1項の規定による
　22％の法人税率の特例は適用されないことから、租税特別措置法施行令第39条の
　25第6項の規定に基づく特定医療法人の承認に係る税率の適用をやめるための届
　出書を当該認定を受けた日以後速やかに、納税地の所轄税務署長を経由して、国
　税庁長官に提出するものとすること。

別添1

業務の区分	当該業務を行う病院又は診療所の構造設備	当該業務を行うための体制	当該業務の実績
救急医療	次の基準に該当すること。 当該病院が救急医療施設として必要な診療部門（診察室、処置室、臨床検査施設、エックス線診療室、調剤所等）及び専用診療室、調剤所等）及び専ら救急患者のために使用される病床（専ら優先的に使用される病床を含む。）又は専用病床を有していないが、救急患者のために一定数確保されている病床をいう。）を有していること。	次の基準のすべてに該当すること。 1. 当該病院の名称がその所在地の都道府県が定める医療計画において救急医療の確保に係る医療連携体制に係る医療提供施設として記載されていること。 2. 当該病院において救急患者に対し医療を提供する体制（いわゆるオンコール体制も含む。）を常に確保していること。	1又は2の基準に該当すること。 1. 当該病院において時間外等加算割合が20％以上であること。 ※「時間外等加算割合」とは、直近に終了した3会計年度（医療法上の会計年度をいう。以下同じ。）における次に掲げる算定件数（療養の給付及び公費負担医療の費用の請求に関する省令（昭和51年厚生省令第36号）に定める方法により審査支払機関に請求を行い、支払を受けた件数をいう。以下同じ。）の合計の初診料算定件数に占める割合（災害医療においても同じ。）をいう。 ①診療時間以外の時間（休日及び深夜（午後10時から翌日の午前6時までをいう。以下同じ。）を除く。）において初診を行った場合の時間外加算の算定件数 ②休日（深夜を除く。）において初診を行った場合の休日加算の算定件数 ③深夜において初診を行った場合の深夜加算の算定件数 ④時間外加算の特例の適用を受ける保険医療機関が初診の特例の算定件数 2. 当該病院において夜間等救急自動車搬

		送件数が750件以上であること。 ※「夜間等救急自動車等搬送件数」とは、直近に終了した3会計年度における夜間（午後6時から翌日の午前8時までをいうものとし、休日を除く。）及び休日（日曜日、国民の祝日に関する法律（昭和23年法律第178号）第3条に規定する休日、年末年始の日（1月1日を除く12月29日から1月3日まで）及び土曜日又はその振替日）における救急自動車等による搬送を受け入れた件数を3で除した件数（災害医療においても同じ。）をいう。なお、「救急自動車等による搬送」とは、救急自動車及びこれに準ずる車両並びに救急医療用ヘリコプターを用いた救急医療の確保に関する特別措置法（平成19年法律第103号）第2条に規定する救急医療用ヘリコプター（以下「救急医療用ヘリコプター」という。）及びこれに準ずるヘリコプターによる搬送をいう。
		次の基準に該当すること。 当該病院における直近に終了した3会計年度における精神疾患に係る時間外等診療件数が、当該病院の所在地が属する精神科救急医療圏内の人口1万人対7.5件以上であること。 ※「時間外等診療件数」とは、次に掲げる算定件数の合計をいう。
	次の基準のすべてに該当すること。 1．当該病院の名称がその所在地の都道府県が定める医療計画において精神科救急医療の確保に関する事業に係る医療提供施設として医療連携体制に係るものとして記載されていること。	
精神科救急医療の場合	次の基準に該当すること。 当該病院が精神科救急医療施設として必要な診療部門（診察室、処置室、保護室、面会室等）を有していること。	

		①診療時間以外の時間（休日及び深夜を除く。）において初診又は再診を行った場合の時間外加算の算定件数（患者又はその看護に当たっている者から電話等によって治療上の意見を求められて指示した場合の件数は除き、再診料の件数に算定する場合も含めて④まで において同じ。） ②休日（深夜を除く。）において初診又は再診を行った場合の休日加算の算定件数 ③深夜において初診又は再診を行った場合の深夜加算の算定件数 ④時間外加算の特例の適用を受ける保険医療機関が初診又は再診を行った場合の当該時間外加算の特例の算定件数 ※精神科救急医療圏内の人口は、直近に公表された国勢調査又は人口推計年報（総務省統計局）による都道府県又は市区町村別の人口総数の合計数をいう。	2．当該病院が精神保健及び精神障害者福祉に関する法律施行規則（昭和25年厚生省令第31号）第5条の2第1号から第3号までに掲げる基準を満たすこと。
災害医療	次の基準のすべてに該当すること。 1．当該病院が災害医療施設として次に掲げる施設（診療に必要な施設又は必要な設備を有すること。）をすべて有していること。 （1）集中治療室	次の基準のすべてに該当すること。 1．当該病院の名称がその所在地の都道府県が定める医療計画において災害医療の確保に係る事業に係る医療連携体制に係る医療提供施設として記載されていること。	次の基準のすべてに該当すること。 1．当該病院における時間外等加算割合が16％以上、又は夜間救急自動車等搬送件数が600件以上であること。 2．当該病院に勤務する職員が直近に終了した会計年度において、次に掲げる訓練又は研修に参加していること。 (1) 都道府県又は国が実施する防災訓練

厚生労働省医政局長通知「社会医療法人の認定について」 419

へき地医療 ※「へき地」とは、へき地保健医療対策実施要綱（平成13年医政発第529号）に基づくへき地をいう。	1又は2の基準に該当すること。 1．当該病院が必要な診療部門（診察室、処置室、臨床検査施設、エックス線診療室、調剤所等）及び病室を有していること。また、必要に応じ、医師住宅又は看護師住宅を有していること。	次の基準に該当すること。 当該病院又は診療所の名称がその所在地の都道府県が定める医療計画のへき地医療の確保に関する事業に係る医療連携体制に係る医療提供施設として記載されていること。 なお、へき地診療所を開設する	へき地医療施設が病院の場合、1又は2の基準に該当すること。 1．当該病院において直近に終了した会計年度における当該所在する都道府県内のへき地に所在する診療所（当該病院が所在する都道府県に限る。）に対する医師の延べ派遣日数（派遣日数を医師数で乗じた日数をいう。）が53人日以上であること。
	(2) 診療部門（診察室、手術室、処置室、臨床検査施設、エックス線診療室、調剤所等）及び病室 (3) 備蓄庫 2．当該病院が災害医療施設として必要な次に掲げる設備をすべて有していること。 (1) 簡易ベッド (2) 携帯用医療機器 (3) 食料、飲料水及び医薬品等の物資 (4) 自家発電装置 (5) トリアージタッグ (6) 救急用自動車 (7) 広域災害・救急医療情報システムの端末 3．当該病院の敷地内又は近接地にヘリコプターの離発着場を確保すること。	2．当該病院において救急患者に対し医療を提供する体制（いわゆるオンコール体制も含む。）を常に確保していること。 3．厚生労働省に登録された災害派遣医療チーム（DMAT）を有していること。	(2) 国が実施する災害派遣医療チーム（DMAT）研修 3．過去において、災害時における都道府県又は国からの災害派遣医療チーム（DMAT）の派遣要請を拒否しなかったこと。ただし、やむを得ない理由があると認められるときは、この限りでない。

2. 当該診療所における直近に終了した会計年度において(当該病院が所在する都道府県における巡回診療(診療所に限る。)におけるへき地診療所内の延へき地診療(診療を医師数で乗じた日数をいう。)が53人日以上であること。
へき地診療所の場合、次の基準に該当すること。
当該へき地診療所における直近に終了した会計年度における診療日が209日以上であること。

2. 当該病院(へき地医療拠点病院に係る医療法人が当該へき地診療所の所在地の都道府県に病院を開設する場合にあっては、当該すべての病院)において、へき地診療所の患者を受け入れるための病室その他必要な医療施設としてへき地診療所その他必要な診療部門(診察室、処置室、エックス線診察室、臨床検査施設、調剤所等)を有し、かつ、へき地の患者を受け入れる体制を常に確保していること。
また、必要に応じ、医師住宅又は看護師住宅を有していること。

次の基準のすべてに該当すること。
1. 当該病院が周産期医療施設として必要な次に掲げる施設をすべて有していること。
(1) 母体胎児集中治療管理室
(2) 新生児集中治療管理室
(3) 診療部門(診察室、処置室、臨床検査施設、エックス線診察室、調剤所等)及び専用病床(専ら周産期患者のために使用される病床をいう。)
2. 当該病院が周産期医療施設として必要な次に掲げる設備をすべて有していること。
(1) 分娩監視装置
(2) 新生児用呼吸循環監視装置

次の基準のすべてに該当すること。
1. 当該病院の名称がその所在地の都道府県が定める医療計画において周産期に係る医療の確保に関する事業に係る医療連携体制に係る医療提供施設として記載されていること。
2. 当該病院において産科に係る救急患者に対し医療を提供する体制及び緊急帝王切開術を実施できる体制(いわゆるオンコール体制も含む。)を常に確保していること。

次の基準のすべてに該当すること。
1. 当該年度において直近に終了した3会計年度における分娩実施件数を3で除した件数が500件以上であること。
2. 当該年度において直近に終了した3会計年度における母体搬送件数を3で除した件数が10件以上であること。
なお、「母体搬送」とは、救急自動車及びこれらに準ずる車両並びに救急医療用ヘリコプター及びこれらに準ずるヘリコプターによる妊婦、産婦又はじょく婦の搬送をいう。
3. 当該病院におけるハイリスク分娩管理加算の算定件数が3件以上であること。

周産期医療

	(3) 超音波診断装置 (4) 新生児用人工換気装置 (5) 微量輸液装置 (6) 保育器	次の基準に該当すること。 当該病院において6歳未満の乳幼児の時間外等加算割合が20%以上であること。 ※「6歳未満の乳幼児の時間外等加算割合」とは、直近に終了した3か年度における次に掲げる算定件数の合計の6歳未満の乳幼児の初診料算定件数に占める割合をいう。 ①診療時間以外の時間（休日及び深夜を除く。）において6歳未満の乳幼児の初診を行った場合の休日加算の算定件数 ②休日（深夜を除く。）において6歳未満の乳幼児の初診を行った場合の休日加算の算定件数 ③深夜において6歳未満の乳幼児の初診を行った場合の深夜加算の算定件数 ④時間外加算の適用を受ける保険医療機関が6歳未満の乳幼児の初診の特例を行った場合の当該時間外加算の特例の算定件数
小児救急医療	次の基準に該当すること。 当該病院が小児救急医療施設として必要な診療部門（診察室、処置室、臨床検査施設、エックス線診療室、調剤所等）及び専用病床（専ら小児救急患者のために使用される病床をいう。又は優先的に使用される病床（専用病床を有していないが、小児救急患者のために一定数確保されている病床をいう。）を有していること。	次の基準のすべてに該当すること。 1. 当該病院の名称がその所在地の都道府県が定める医療計画において小児救急医療の確保に関する事業に係る医療連携体制に係る医療提供施設として記載されていること。 2. 当該病院において小児救急患者に対し医療を提供する体制（いわゆるオンコール体制も含む。）を常に確保していること。

(備　考)

○ 平成20年4月1日から平成21年3月31日までの期間に医療法施行令第5条の5の規定に基づく社会医療法人の認定を申請する場合　次の表の業務の区分に掲げる当該業務の実績欄に掲げる字句は、それぞれ同表右欄の字句と読み替える。

業務の区分		読み替えられる字句	読み替える字句
救急医療		直近に終了した3会計年度	直近に終了した会計年度
		件数を3で除した件数	件数
精神科救急医療の場合		直近に終了した3会計年度	直近に終了した会計年度
		人口1万人対7.5件以上	人口1万人対2.5件以上
周産期医療		直近に終了した3会計年度	直近に終了した会計年度
		件数を3で除した件数	件数
		3件以上	1件以上
小児救急医療		直近に終了した3会計年度	直近に終了した会計年度

○ 平成21年4月1日から平成22年3月31日までの期間に医療法第52条第1項の規定により医療法人の要件に該当する旨又は医療法施行令第5条の5の規定に基づく社会医療法人の認定を申請する場合で、その書類を届け出る場合に掲げる当該業務の実績欄に掲げる字句は、それぞれ同表右欄の字句と読み替える。

業務の区分		読み替えられる字句	読み替える字句
救急医療		直近に終了した3会計年度	直近に終了した2会計年度
		件数を3で除した件数	件数を2で除した件数
精神科救急医療の場合		直近に終了した3会計年度	直近に終了した2会計年度
		人口1万人対7.5件以上	人口1万人対5.0件以上
周産期医療		直近に終了した3会計年度	直近に終了した2会計年度
		件数を3で除した件数	件数を2で除した件数
		3件以上	2件以上
小児救急医療		直近に終了した3会計年度	直近に終了した2会計年度

厚生労働省医政局長通知「社会医療法人の認定について」

別添2－1 （新たに社会医療法人の認定を受けようとする場合）

平成　年　月　日

厚生労働大臣
　　　又は　　　　　殿
都道府県知事

主たる事務所の所在地
医療法人　　　　　会
理事長　　　　　　　　印

社会医療法人認定申請書

標記について、医療法施行令第5条の5及び同法施行規則第30条の36の規定に基づき申請します。

記

| 救急医療等確保事業を行っている病院又は診療所 || 救急医療等確保事業の別 |
名　称	所　在　地	

注1）「救急医療等確保事業を行っている病院又は診療所」欄には、医療法第42条の2第1項第5号の基準に適合する病院又は診療所（指定管理者として管理する病院又は診療所を含む。）を全て記載すること。

注2）「救急医療等確保事業の別」欄には、当該施設で行っている医療が、医療法第30条の4第2項第5号に掲げる医療（以下参照）のいずれに係るものであるかの別（当該施設で医療法第42条の2第1項第5号の基準を満たすものが複数ある場合は、その全て）を記載すること。
　○救急医療（精神科救急医療の基準を満たす場合は、「精神科救急医療」と記載すること。）
　○災害医療　○へき地医療　○周産期医療　○小児救急医療

別添2-2 (社会医療法人が関係書類を毎会計年度終了後3月以内に届け出る場合)

　　　　　　　　　　　　　　　　　　　　　　　　　　平成　　年　　月　　日

○○地方厚生局長
　　又は　　　　　　　殿
都 道 府 県 知 事

　　　　　　　　　　　　　　　　　主たる事務所の所在地
　　　　　　　　　　　　　　　　　社会医療法人　　　　会
　　　　　　　　　　　　　　　　　　理事長　　　　　　　　　印

　　　　　　　　　　決　　算　　届

　平成　年　月　日から平成　年　月　日までの決算を終了したので、医療法第52条第1項の規定により届出します。

　　　　　　　　　　　　　　　記

救急医療等確保事業を行っている病院又は診療所		救急医療等確保事業の別
名　　称	所　　在　　地	

注1)「救急医療等確保事業を行っている病院又は診療所」欄には、医療法第42条の2第1項第5号の基準に適合する病院又は診療所（指定管理者として管理する病院又は診療所を含む。）を全て記載すること。

注2)「救急医療等確保事業の別」欄には、当該施設で行っている医療が、医療法第30条の4第2項第5号に掲げる医療（以下参照）のいずれに係るものであるかの別（当該施設で医療法第42条の2第1項第5号の基準を満たすものが複数ある場合は、その全て）を記載すること。
　○救急医療（精神科救急医療の要件を満たす場合は、「精神科救急医療」と記載すること。）
　○災害医療　○へき地医療　○周産期医療　○小児救急医療

厚生労働省医政局長通知「社会医療法人の認定について」

1．社会医療法人関係書類一覧

申　請　書　類　一　覧	申請時	毎決算後	備考
□ 社会医療法人認定申請書	○	－	
□ 決算届	－	○	
□ 別表（医療法第42条の2第1項第4号の要件に該当する旨を説明する書類）	○	○	
(医療法第42条の2第1項第5号の要件に該当する旨を説明する書類)			
□ 添付書類（構造設備及び体制）	○	○	※
□ 添付書類1－1（救急医療） 時間外等加算件数明細表	左記の添付書類のうち該当する要件のものを添付	左記の添付書類のうち該当する要件のものを添付	※
□ 添付書類1－2（救急医療） 夜間等救急自動車等搬送件数明細表 夜間等救急自動車等搬送件数を証明する書類(救急搬送証明書等写し)			
□ 添付書類1－3（精神科救急医療） 時間外等診療件数明細表 応急入院指定病院である旨を証明する書類（指定書等写し）			
□ 添付書類2（災害医療） 添付書類1－1（救急医療）又は1－2（救急医療）（添付資料を含む） 訓練又は研修に参加したことを証明する書類（修了証又は参加依頼文等写し）			
□ 添付書類3－1（へき地医療） 医師派遣明細表 医師の延べ派遣日数を証明する書類（支援診療所との協定書等写し）			
□ 添付書類3－2（へき地医療） 巡回診療明細表 巡回診療の延べ診療日数を証明する書類（事業計画書等）			
□ 添付書類3－3（へき地医療） へき地診療所診療日明細表			
□ 添付書類4（周産期医療） 母体搬送件数明細表 母体搬送件数を証明する書類（救急搬送証明書等写し）			
□ 添付書類5（小児救急医療） 時間外等加算件数明細表			
(公的な運営に関する要件に該当する旨を説明する書類)			
□ 添付書類6（公的な運営に関する要件（医療法第42条の2第1項第1号から第3号まで及び第6号）に該当する旨を説明する書類（運営））	○	○	
理事、監事及び評議員に対する報酬等の支給基準	○	○	※
直近に終了した会計年度の貸借対照表及び損益計算書	○	－	
□ 書類付表1（理事、監事、社員及び評議員に関する明細表）	○	○	
□ 書類付表2（経理等に関する明細表）	○	○	
□ 書類付表3（保有する資産の明細表）	○	○	※
□ 添付書類7（公的な運営に関する要件（医療法第42条の2第1項第6号）に該当する旨を説明する書類（事業）） 　診療報酬規程	○ ○	○ ○	

注）(1) 該当する書類にチェックをすること。
　　(2) 備考欄の※印は、毎会計年度終了後3月以内の届出に係る書類のうち都道府県又は地方厚生局において閲覧に供するものであること。
　　(3) 申請関係書類の中にある申請者名の欄は法人名及び理事長名、住所の欄は主たる事務所の所在地を記載すること。
　　(4) 閲覧に供する書類について、個人情報に係る記載（(3)を除く。）がある場合にあっては、必要な措置を講ずるものとする。

2．定款（寄附行為）変更認可申請関係書類一覧

申 請 書 類 一 覧
□ 定款（寄附行為）変更認可申請書
□ 定款又は寄附行為の変更内容（新旧対照表を添付すること。）及びその事由を記載した書類
□ 定款又は寄附行為に定められた変更に関する手続きを経たことを証する書類 　…　社団の医療法人にあっては、社員総会の議事録 　…　財団の医療法人にあっては、理事会（評議員会）の議事録
（医療法第42条の2第1項の収益業務を行う場合）
□ 収益業務の概要及び運営方法を記載した書類
□ 定款又は寄附行為変更後2年間の事業計画及びこれに伴う予算書
□ 新たに寄附を受ける場合、その申込書の写し （寄附が不動産の場合、その申込書の写し、登記事項証明書及びその評価額を証明する書類）
□ 土地、建物等を賃貸する場合、その契約書の写しと登記事項証明書

注）(1) 新たに社会医療法人の認定を受けようとする場合、又は社会医療法人の認定が取り消された場合にあっては、医療法第50条第1項の規定に基づき定款又は寄附行為の変更が必要であること。
　　(2) 該当する書類にチェックをすること。

3．決算届出関係書類一覧

届 出 書 類 一 覧
□ 事業報告書
□ 財産目録
□ 貸借対照表
□ 損益計算書
□ 監事の監査報告書
医療法第42条の2第1項第1号から第6号までの要件に該当する旨を説明する書類 　　　　　　　　　　　　　　　　　　　　　（「1．社会医療法人関係書類一覧」参照）
（医療法第54条の2第1項に規定する社会医療法人債を発行した場合）
上記に掲げる書類
□ 純資産変動計算書
□ キャッシュ・フロー計算書
□ 附属明細表
□ 公認会計士又は監査法人の監査報告書

注）(1) 社会医療法人が医療法第52条第1項の規定に基づく書類の届出をしようとする場合、社会医療法人の認定要件に該当する旨を説明する書類も併せて届出する必要があること。
　　(2) 該当する書類にチェックをすること。

別　表

医療法第42条の2第1項第4号の要件に該当する旨を説明する書類

申請者名 _____ 印

住　所：_____

以下のとおり相違ありません。

開設する全ての病院又は診療所		救急医療等確保事業の別
名　称	所　在　地	

（記載上の注意事項）

〇「開設する全ての病院又は診療所」欄には、医療法第42条の2第1項第5号の基準に適合するか否かに係わらず開設する病院又は診療所（指定管理者として管理する病院又は診療所を含む。）を全て記載すること。

〇2以上の都道府県の区域において病院又は診療所を開設する場合は、都道府県毎に順に記載すること。

〇「救急医療等確保事業の別」欄に記載する内容は、申請書（別添2−1）又は決算届（別添2−2）に記載した内容と一致していること。

添付書類(構造設備及び体制)

医療法第42条の2第1項第5号の要件に該当する旨を説明する書類

申請者名：_____ 印
住　　所：_____

以下のとおり相違ありません。

施　設　名	
施設の所在地	
管轄保健所名	

1　診療科目

科　目	科	科	科	科	科	科
	科	科	科	科	科	科
	科	科	科	科	科	科

2　許可病床数

一　般		療　養		結　核		精　神		感染症		合　計	
室	床	室	床	室	床	室	床	室	床	室	床

3　構造設備

(1)　総括表(該当する業務の区分及び所有する施設・設備等の□にチェックすること。)

業務の区分	施　設	設　備　等
□ 救急医療	□ 集中治療室	□ 分娩監視装置
□ 精神科救急医療	□ 母体胎児集中治療管理室	□ 新生児用呼吸循環監視装置
□ 災害医療	□ 新生児集中治療管理室	□ 超音波診断装置
□ へき地医療	□ 診察室　□ 手術室　□ 処置室	□ 新生児用人工換気装置
□ 病院	□ 臨床検査施設　□ エックス線診療室	□ 微量輸液装置　□ 保育器
□ へき地診療所	□ 調剤所　□ 保護室　□ 面会室	□ 簡易ベッド　□ 携帯用医療機器
□ 周産期医療	□ 専用病床(　　　　床)	□ 食料　□ 飲料水　□ 医薬品
□ 小児救急医療	□ 優先的に使用される病床	□ 自家発電装置
	□ 備蓄倉庫	□ トリアージタッグ
	□ ヘリポート(□ 敷地内　□ 近接地)	□ 救急用自動車
	□ 医師住宅　□ 看護師住宅	□ 広域災害・救急医療情報システム

厚生労働省医政局長通知「社会医療法人の認定について」

(2) 災害医療の確保に関する事業に係る病院の概要

区　　　分	構造の概要	耐震基準	用途の区分	室　数

(3) 開設するへき地診療所の所在地の都道府県において病院を開設する場合の当該病院の概要

病院名	施　　　設	へき地診療所からの入院患者の受入れ体制
	□ 診察室　　□ 手術室　　□ 処置室 □ 臨床検査施設　□ エックス線診療室 □ 調剤所 □ 病床数（　　　　床） □ 医師住宅　　□ 看護師住宅	
	□ 診察室　　□ 手術室　　□ 処置室 □ 臨床検査施設　□ エックス線診療室 □ 調剤所 □ 病床数（　　　　床） □ 医師住宅　　□ 看護師住宅	
	□ 診察室　　□ 手術室　　□ 処置室 □ 臨床検査施設　□ エックス線診療室 □ 調剤所 □ 病床数（　　　　床） □ 医師住宅　　□ 看護師住宅	

4 職種別従業員数

人員＼職種	医師	歯科医師	薬剤師	診療放射線技師	歯科技工士	臨床検査技師	歯科衛生士	看護師	助産師	栄養士	理学療法士	作業療法士	臨床工学技士	事務職員	調理師	その他	計
定員																	
実人員																	
内特殊関係者																	

5 勤務体制

	体制	昼間（15時現在） 専任	兼任	夜間（3時現在） 専任	兼任	休日（15時現在） 専任	兼任
医師	病院内						
	オンコール						
内 精神科医（再掲）	病院内						
	オンコール						
内 小児科医（再掲）	病院内						
	オンコール						
内 産婦人科医（再掲）	病院内						
	オンコール						
薬剤師	病院内						
	オンコール						
診療放射線技師	病院内						
	オンコール						
臨床検査技師	病院内						
	オンコール						
看護師	病院内						
	オンコール						
合　計	病院内						
	オンコール						
内 救急医療（再掲）（精神科救急医療含む）	病院内						
	オンコール						
内 周産期医療（再掲）	病院内						
	オンコール						
内 小児救急医療（再掲）	病院内						
	オンコール						

6 その他の体制

(1) 精神科救急医療の場合のみ
・精神保健及び精神障害者福祉に関する法律施行規則第5条の2第1号に基づく都道府県知事の指定の有無（有・無）
・精神保健及び精神障害者福祉に関する法律施行規則第5条の2第3号に基づく常時勤務する指定医の人数（　　人）
(2) 災害医療の場合のみ
・災害派遣医療チーム（DMAT）の有無（有・無）

「添付書類(構造設備及び体制)」の記載要領

1 各表共通
　　申請書又は決算届に記載した救急医療等確保事業を行っている病院(診療所)毎に記載すること。

2 「2　許可病床数」
　　医療法に基づき「患者収容定員」として使用許可を受けている「許可病床」の数を記載すること。

3 「3　構造設備」
(1) 「(1)総括表」には、該当する業務の区分(複数の基準に該当する場合はその全て)及び所有する施設又は設備等の□にチェックすること。
(2) 「(2)災害医療の確保に関する事業に係る病院の概要」は、以下のとおり記載すること。
　① 「区分」欄には、建物の棟等の異なるごとに、その建物の名称(例えば、本館、第1外来診療棟、第1病棟等)を記載すること。
　② 「構造の概要」欄には、その建物の構造の概要(例えば、鉄筋コンクリート3階建、木骨モルタル造2階建等)を記載すること。
　③ 「耐震基準」欄には、「耐震基準を有する」又は「耐震基準を有しない」を記載すること。
　　※ 耐震構造を有する場合とは、昭和56年6月1日以降に建築確認を受けた建物であるか、昭和56年5月31日以前に建築された建物であっても、建築基準法(昭和56年6月1日施行令改正)に基づく耐震基準を満たすものや耐震補強工事等により新耐震基準を満たすものをいう。
　④ 「用途の区分」欄には、その建物の用途の異なるごとに、その用途(例えば、診察室、処置室、臨床検査施設、エックス線診療室、調剤所、病室、医師住宅等)を記載すること。
　⑤ 「室数」欄には、その建物の用途別の区分に応じ、その室数を記載すること。
(3) 「(3)開設するへき地診療所の所在地の都道府県において病院を開設する場合の当該病院の概要」には、医療法第42条の2第1項第5号の要件に該当するへき地診療所の所在地の都道府県において、当該医療法人が開設するすべての病院について記載すること。
　① 「施設」欄には、該当する施設の□にチェックすること。
　② 「へき地からの入院患者の受入れ体制」欄には、その具体的な体制(例えば、○○病院が所有する患者輸送車により搬送できる体制、情報システムにより診療を支援できる体制等)を記載すること。

4 「4　職種別従業員数」
(1) 直近に終了した会計年度の末日における人数を記載すること。

(2) 特殊関係者とは、医療法人の設立者、理事、監事、社員若しくは評議員(以下「設立者等」という。)又はこれらの者と親族等の関係を有する者をいう。なお、親族等とは、次の者をいう。
① 設立者等の配偶者及び三親等以内の親族
② 設立者等と婚姻の届出をしていないが事実上婚姻関係と同様の事情にある者
③ 設立者等の使用人及び使用人以外の者で当該役員等から受ける金銭その他の財産によって生計を維持しているもの
④ ロ又はハに掲げる者の親族でこれらの者と生計を一にしているもの

5 「5 勤務体制」
(1) 休日(日曜日、国民の祝日に関する法律(昭和23年法律第178号)第3条に規定する休日及び年末年始の日(1月1日を除く12月29日から1月3日まで)を指すこと。)の欄には、直近に終了した会計年度の最終の休日における勤務体制を記載すること。
(2) 昼間、夜間の欄には、直近に終了した会計年度の(1)の休日を除く最終の日における勤務体制を記載すること。
(3) 専任とは、救急医療(精神科救急医療)、周産期医療又は小児救急医療を担当するために配置された者を指す。

> 添付書類1-1（救急医療）

医療法第42条の2第1項第5号の要件に該当する旨を説明する書類

申請者名：＿＿＿＿＿＿＿＿＿＿＿＿＿＿＿＿＿印
住　　所：＿＿＿＿＿＿＿＿＿＿＿＿＿＿＿＿＿

以下のとおり相違ありません。

病　院　名	
病院の所在地	
管轄保健所名	

〔時間外等加算割合〕

区　　分	6歳以上の件数	6歳未満の件数	合　　計
初診料の算定件数	件	件	A　　　　　件
内　時間外加算の算定件数	件	件	①　　　　　件
内　休日加算の算定件数	件	件	②　　　　　件
内　深夜加算の算定件数	件	件	③　　　　　件
内　時間外加算の特例の算定件数	件	件	④　　　　　件
時間外等加算割合　{(①+②+③+④)／A}			％

（記載上の注意事項）
○　直近に終了した3会計年度における初診料（診療報酬の算定方法（平成18年厚生労働省告示第92号）別表第一区分番号A000に掲げるものをいう。）の算定件数を記載すること。

> 添付資料

○　時間外等加算件数明細表

時間外等加算件数明細表

(自 平成　年　月　日 至 平成　年　月　日)

区　　分	6歳以上の件数	6歳未満の件数	合　　計
初診料の算定件数	件	件	件
内　時間外加算の算定件数	件	件	件
内　休日加算の算定件数	件	件	件
内　深夜加算の算定件数	件	件	件
内　時間外加算の特例の算定件数	件	件	件

(自 平成　年　月　日 至 平成　年　月　日)

区　　分	6歳以上の件数	6歳未満の件数	合　　計
初診料の算定件数	件	件	件
内　時間外加算の算定件数	件	件	件
内　休日加算の算定件数	件	件	件
内　深夜加算の算定件数	件	件	件
内　時間外加算の特例の算定件数	件	件	件

(自 平成　年　月　日 至 平成　年　月　日)

区　　分	6歳以上の件数	6歳未満の件数	合　　計
初診料の算定件数	件	件	件
内　時間外加算の算定件数	件	件	件
内　休日加算の算定件数	件	件	件
内　深夜加算の算定件数	件	件	件
内　時間外加算の特例の算定件数	件	件	件

(合　　計)

区　　分	6歳以上の件数	6歳未満の件数	合　　計
初診料の算定件数	件	件	件
内　時間外加算の算定件数	件	件	件
内　休日加算の算定件数	件	件	件
内　深夜加算の算定件数	件	件	件
内　時間外加算の特例の算定件数	件	件	件

(記載上の注意事項)
○　(合計)の表以外については、会計年度毎に記載すること。

|添付書類1-2（救急医療）|

医療法第42条の2第1項第5号の要件に該当する旨を説明する書類

申請者名：＿＿＿＿＿＿＿＿＿＿＿＿＿＿＿＿＿＿㊞
住　　所：＿＿＿＿＿＿＿＿＿＿＿＿＿＿＿＿＿＿

以下のとおり相違ありません。

病　院　名	
病院の所在地	
管轄保健所名	

〔夜間等救急自動車等搬送件数〕

消防機関の救急自動車による搬送件数	①	件
医療施設が保有する救急用自動車による搬送件数	②	件
民間会社が保有する救急用自動車による搬送件数	③	件
ヘリコプターによる搬送件数	④	件
合　　　計		件
3会計年度平均		件

（記載上の注意事項）
○　直近に終了した3会計年度における夜間（午後6時から翌日の午前8時までとし、休日を除く。）及び休日（日曜日、国民の祝日に関する法律（昭和23年法律第178号）第3条に規定する休日及び年末年始の日（1月1日を除く12月29日から1月3日まで）及び土曜日又はその振替日）の救急搬送件数を記載すること。

|添付資料|
○　夜間等救急自動車等搬送件数明細表
○　夜間等救急自動車等搬送件数を証明する書類（救急搬送証明書等の写し（患者の氏名及び住所に係る記載の部分については、消去等の処理をすること。））

夜間等救急自動車等搬送件数明細表

(自 平成　年　月　日 至 平成　年　月　日)

消防機関の救急自動車による搬送件数	件
医療施設が保有する救急用自動車による搬送件数	件
民間会社が保有する救急用自動車による搬送件数	件
ヘリコプターによる搬送件数	件

(自 平成　年　月　日 至 平成　年　月　日)

消防機関の救急自動車による搬送件数	件
医療施設が保有する救急用自動車による搬送件数	件
民間会社が保有する救急用自動車による搬送件数	件
ヘリコプターによる搬送件数	件

(自 平成　年　月　日 至 平成　年　月　日)

消防機関の救急自動車による搬送件数	件
医療施設が保有する救急用自動車による搬送件数	件
民間会社が保有する救急用自動車による搬送件数	件
ヘリコプターによる搬送件数	件

(合　計)

消防機関の救急自動車による搬送件数	件
医療施設が保有する救急用自動車による搬送件数	件
民間会社が保有する救急用自動車による搬送件数	件
ヘリコプターによる搬送件数	件

(記載上の注意事項)
○ (合計)の表以外については、会計年度毎に記載すること。

|添付書類1-3（精神科救急医療）|

医療法第42条の2第1項第5号の要件に該当する旨を説明する書類

申請者名：＿＿＿＿＿＿＿＿＿＿＿＿＿＿＿＿　印

住　　所：＿＿＿＿＿＿＿＿＿＿＿＿＿＿＿＿

以下のとおり相違ありません。

病　院　名	
病院の所在地	
管轄保健所名	

〔時間外等診療件数〕

区　　　分	初　診　料 (A)	再　診　料 (B)	内 電話等による 再診料（C）	合　　　計 (A+B−C)
時間外加算の算定件数	件	件	件	① 件
休日加算の算定件数	件	件	件	② 件
深夜加算の算定件数	件	件	件	③ 件
時間外加算の特例の算定件数	件	件	件	④ 件
時間外等診療件数（①+②+③+④）				⑤ 件

（記載上の注意事項）
○　直近に終了した3会計年度における時間外等診療件数を記載すること。

|添付資料|
○　時間外等診療件数明細表
○　精神保健及び精神障害者福祉に関する法律（昭和25年法律第123号）第33条の4の規定に基づく応急入院指定病院である旨を証明する書類（指定書等の写し）を添付すること。

〔精神科救急医療圏〕

精神科救急医療圏名	人　　　口	
	⑥　　　　　人（統計表名	）
人口1万人対時間外等診療件数（⑤／⑥×10,000）		人

（記載上の注意事項）
○　直近に公表された国勢調査又は人口推計年報（総務省統計局）による都道府県又は市区町村別の人口総数の合計数を記載すること。

時間外等診療件数明細表

(自 平成　　年　　月　　日 至 平成　　年　　月　　日)

区　　分	初　診　料 (A)	再　診　料 (B)	内 電話等による 再診 (C)	合　　計 (A＋B－C)
時間外加算の算定件数	件	件	件	件
休日加算の算定件数	件	件	件	件
深夜加算の算定件数	件	件	件	件
時間外加算の特例の算定件数	件	件	件	件

(自 平成　　年　　月　　日 至 平成　　年　　月　　日)

区　　分	初　診　料 (A)	再　診　料 (B)	内 電話等による 再診 (C)	合　　計 (A＋B－C)
時間外加算の算定件数	件	件	件	件
休日加算の算定件数	件	件	件	件
深夜加算の算定件数	件	件	件	件
時間外加算の特例の算定件数	件	件	件	件

(自 平成　　年　　月　　日 至 平成　　年　　月　　日)

区　　分	初　診　料 (A)	再　診　料 (B)	内 電話等による 再診 (C)	合　　計 (A＋B－C)
時間外加算の算定件数	件	件	件	件
休日加算の算定件数	件	件	件	件
深夜加算の算定件数	件	件	件	件
時間外加算の特例の算定件数	件	件	件	件

(合　　計)

区　　分	初　診　料 (A)	再　診　料 (B)	内 電話等による 再診 (C)	合　　計 (A＋B－C)
時間外加算の算定件数	件	件	件	件
休日加算の算定件数	件	件	件	件
深夜加算の算定件数	件	件	件	件
時間外加算の特例の算定件数	件	件	件	件

(記載上の注意事項)
○　(合計)の表以外については、会計年度毎に記載すること。

|添付書類2（災害医療）|

医療法第42条の2第1項第5号の要件に該当する旨を説明する書類

申請者名：＿＿＿＿＿＿＿＿＿＿＿＿＿＿＿＿　印
住　　所：＿＿＿＿＿＿＿＿＿＿＿＿＿＿＿＿

以下のとおり相違ありません。

病　院　名	
病院の所在地	
管轄保健所名	

〔時間外等加算割合又は夜間等救急自動車等搬送件数〕
○　|添付書類1-1（救急医療）| 又は |添付書類1-2（救急医療）| に記載し、提出（添付資料を含む。）すること。

〔DMAT研修等の実績〕

参加者の役職名	訓練又は研修		
	実施者名	訓練又は研修名	実施日又は実施期間

（記載上の注意事項）
○　直近に終了した会計年度における防災訓練（都道府県又は国）又は研修（DMAT研修）の参加状況を記載すること。

|添付資料|
○　訓練又は研修に参加したことを証明する書類（修了証又は実施者からの参加依頼文等の写し（個人名欄は消去すること。））

〔都道府県又は国からの災害派遣チーム（DMAT）の派遣要請への対応〕

派遣要請日時	派遣先（被災地）	派 遣 者 数	派遣要請拒否の理由

（記載上の注意事項）
○　過去の派遣要請への対応について記載すること。（過去において派遣要請がない場合は記載する必要はない。）
○　派遣者数は、医師○名、看護師○名のように記載すること。

|添付書類3-1(へき地医療)|

医療法第42条の2第1項第5号の要件に該当する旨を説明する書類

申請者名：＿＿＿＿＿＿＿＿＿＿＿＿＿＿＿＿＿＿印
住　　所：＿＿＿＿＿＿＿＿＿＿＿＿＿＿＿＿＿＿

以下のとおり相違ありません。

病　院　名	
病院の所在地	
管轄保健所名	

〔へき地に所在する診療所に対する医師の延べ派遣日数〕

支援診療所名	派遣日数	派遣医師数	医師の延べ派遣日数
	日間	人	人日
	日間	人	人日
	日間	人	人日
	日間	人	人日
	日間	人	人日
合　　計			人日

(記載上の注意事項)
○　直近に終了した会計年度におけるへき地に所在する診療所(当該医療法人が開設又は指定管理者として管理するものを除く。)に対する医師の延べ派遣日数を記載すること。
○　当該病院の所在地の都道府県において行っている医師派遣について記載すること。

|添付資料|
○　医師派遣明細表
○　へき地に所在する診療所に対する医師の延べ派遣日数を証明する書類(支援診療所との協定書等の写し)

医師派遣明細表

派遣日又は派遣期間	派遣日数	派遣先（診療所名）	派遣医師数	医師の延べ派遣日数	受診可能診療科目
	日間		人	人日	
	日間		人	人日	
	日間		人	人日	
	日間		人	人日	
	日間		人	人日	
	日間		人	人日	
	日間		人	人日	
	日間		人	人日	
	日間		人	人日	
	日間		人	人日	
	日間		人	人日	
	日間		人	人日	
	日間		人	人日	
	日間		人	人日	
	日間		人	人日	
合計	－	－	－	人日	－

（記載上の注意事項）
○　派遣日は「平成○年○月○日」、派遣期間は「平成○年○月○日～平成○年○月○日」と記載すること。
○　受診可能診療科目は派遣医師が実際に診療できる科目を全て記載すること。

添付書類3-2（へき地医療）
医療法第42条の2第1項第5号の要件に該当する旨を説明する書類

申請者名：　　　　　　　　　　　　　　　　　印
住　　所：

以下のとおり相違ありません。

病　院　名	
病院の所在地	
管轄保健所名	

〔へき地に対する巡回診療の延べ診療日数〕

地区名（診療場所）	診療日数	診療医師数	延べ診療日数
	日間	人	人日
	日間	人	人日
	日間	人	人日
	日間	人	人日
	日間	人	人日
合　　計			人日

（記載上の注意事項）
○　直近に終了した会計年度におけるへき地に対する巡回診療の延べ診療日数を記載すること。
○　地区名欄に地区名及び診療場所(○○公民館等)を(　　　　)書で記載すること。
○　当該病院の所在地の都道府県において行っている巡回診療について記載すること。

添付資料
○　巡回診療明細表
○　へき地に対する巡回診療の延べ診療日数を証明する書類（事業計画書等）

巡回診療明細表

診療日又は診療期間	診療日数	巡回先（診療場所）	診療医師数	延べ診療日数	受診可能診療科目	受診延患者数
	日間		人	人日		人
	日間		人	人日		人
	日間		人	人日		人
	日間		人	人日		人
	日間		人	人日		人
	日間		人	人日		人
	日間		人	人日		人
	日間		人	人日		人
	日間		人	人日		人
	日間		人	人日		人
	日間		人	人日		人
	日間		人	人日		人
	日間		人	人日		人
	日間		人	人日		人
	日間		人	人日		人
合　　　計	－	－	－	人日	－	－

（記載上の注意事項）
○　診療日は「平成○年○月○日」、診療期間は「平成○年○月○日～平成○年○月○日」と記載すること。
○　受診可能診療科目は巡回診療に従事した医師が実際に診療できる科目を全て記載すること。

|添付書類３－３（へき地医療）|

医療法第42条の２第１項第５号の要件に該当する旨を説明する書類

申請者名：　　　　　　　　　　　　　　　印
住　　所：

以下のとおり相違ありません。

診 療 所 名	
診療所の所在地	
管轄保健所名	

〔へき地診療所診療日数〕

診療日数（年間）	病院等への救急搬送対応状況		
^	搬送件数	搬送手段	搬　送　先
日間	件		

(記載上の注意事項)
○　直近に終了した会計年度におけるへき地診療所の診療日数等を記載すること。

|添付資料|
○　へき地診療所診療日明細表

厚生労働省医政局長通知「社会医療法人の認定について」　**445**

へき地診療所診療日明細表

診療日又は診療期間	診療時間	診療日数	診療医師数	受診可能診療科目	受診延べ患者数
		日間	人		人
		日間	人		人
		日間	人		人
		日間	人		人
		日間	人		人
		日間	人		人
		日間	人		人
		日間	人		人
		日間	人		人
		日間	人		人
		日間	人		人
		日間	人		人
		日間	人		人
		日間	人		人
		日間	人		人
合　　計	－	日間	－	－	－

(記載上の注意事項)
○　診療日は「平成○年○月○日」、診療期間は「平成○年○月○日～平成○年○月○日」と記載すること。
○　診療時間は「午前○○時から午後○○時まで」のように記載すること。
○　診療日数は診療時間の長短にかかわらず、診療を行った日数を記載すること。
○　受診可能診療科目は当該へき地診療所において実際に受診できる診療科目を全て記載すること。

|添付書類4（周産期医療）|

医療法第42条の2第1項第5号の要件に該当する旨を説明する書類

申請者名：＿＿＿＿＿＿＿＿＿＿＿＿＿＿＿＿＿印
住　　所：＿＿＿＿＿＿＿＿＿＿＿＿＿＿＿＿＿

以下のとおり相違ありません。

病　院　名	
病院の所在地	
管轄保健所名	

〔分娩実施件数〕

会　計　年　度	件　　数	内　ハイリスク分娩管理 加算の算定件数
平成　年　月　日～平成　年　月　日	件	件
平成　年　月　日～平成　年　月　日	件	件
平成　年　月　日～平成　年　月　日	件	件
合　　　　計	件	件
3会計年度平均	件	－

（記載上の注意事項）
○　終了した3会計年度における分娩実施件数を記載すること。

〔母体搬送件数〕

会　計　年　度	件　　数
平成　年　月　日～平成　年　月　日	件
平成　年　月　日～平成　年　月　日	件
平成　年　月　日～平成　年　月　日	件
合　　　　計	件
3会計年度平均	件

（記載上の注意事項）
○　直近に終了した3会計年度における母体搬送件数を記載すること。

|添付資料|
○　母体搬送件数明細表
○　母胎搬送件数を証明する書類（救急搬送証明書等の写し（患者の氏名及び住所に係る記載の部分については、消去等の処理をすること。））

母体搬送件数明細表

(自　平成　　年　　月　　日　至　平成　　年　　月　　日)

消防機関の救急自動車による搬送件数	件
医療施設が保有する救急用自動車による搬送件数	件
民間会社が保有する救急用自動車による搬送件数	件
ヘリコプターによる搬送件数	件

(自　平成　　年　　月　　日　至　平成　　年　　月　　日)

消防機関の救急自動車による搬送件数	件
医療施設が保有する救急用自動車による搬送件数	件
民間会社が保有する救急用自動車による搬送件数	件
ヘリコプターによる搬送件数	件

(自　平成　　年　　月　　日　至　平成　　年　　月　　日)

消防機関の救急自動車による搬送件数	件
医療施設が保有する救急用自動車による搬送件数	件
民間会社が保有する救急用自動車による搬送件数	件
ヘリコプターによる搬送件数	件

(合　　計)

消防機関の救急自動車による搬送件数	件
医療施設が保有する救急用自動車による搬送件数	件
民間会社が保有する救急用自動車による搬送件数	件
ヘリコプターによる搬送件数	件

(記載上の注意事項)
○　(合計) の表以外については、会計年度毎に記載すること。

添付書類5（小児救急医療）

医療法第42条の2第1項第5号の要件に該当する旨を説明する書類

申請者名：　　　　　　　　　　　　　　　　　　印
住　　所：

以下のとおり相違ありません。

病　院　名	
病院の所在地	
管轄保健所名	

〔6歳未満の時間外等加算割合〕

区　　　分	6歳以上の件数	6歳未満の件数	合　　　計
初診料の算定件数	件	A　　　件	件
内　時間外加算の算定件数	件	①　　　件	件
内　休日加算の算定件数	件	②　　　件	件
内　深夜加算の算定件数	件	③　　　件	件
内　時間外加算の特例の算定件数	件	④　　　件	件
時間外等加算割合 {(①+②+③+④)／A}		％	－

（記載上の注意事項）
○　直近に終了した3会計年度における初診料（診療報酬の算定方法（平成18年厚生労働省告示第92号）別表第一区分番号A000に掲げるものをいう。）の算定件数を記載すること。

添付資料
○　時間外等加算件数明細表

厚生労働省医政局長通知「社会医療法人の認定について」

時間外等加算件数明細表

（自 平成　年　月　日 至 平成　年　月　日）

区　分	6歳以上の件数	6歳未満の件数	合　計
初診料の算定件数	件	件	件
内　時間外加算の算定件数	件	件	件
内　休日加算の算定件数	件	件	件
内　深夜加算の算定件数	件	件	件
内　時間外加算の特例の算定件数	件	件	件

（自 平成　年　月　日 至 平成　年　月　日）

区　分	6歳以上の件数	6歳未満の件数	合　計
初診料の算定件数	件	件	件
内　時間外加算の算定件数	件	件	件
内　休日加算の算定件数	件	件	件
内　深夜加算の算定件数	件	件	件
内　時間外加算の特例の算定件数	件	件	件

（自 平成　年　月　日 至 平成　年　月　日）

区　分	6歳以上の件数	6歳未満の件数	合　計
初診料の算定件数	件	件	件
内　時間外加算の算定件数	件	件	件
内　休日加算の算定件数	件	件	件
内　深夜加算の算定件数	件	件	件
内　時間外加算の特例の算定件数	件	件	件

（合　計）

区　分	6歳以上の件数	6歳未満の件数	合　計
初診料の算定件数	件	件	件
内　時間外加算の算定件数	件	件	件
内　休日加算の算定件数	件	件	件
内　深夜加算の算定件数	件	件	件
内　時間外加算の特例の算定件数	件	件	件

（記載上の注意事項）
○　（合計）の表以外については、会計年度毎に記載すること。

|添付書類6|

公的な運営に関する要件（医療法第42条の2第1項第1号から第3号まで及び第6号）に該当する旨を説明する書類（運営）

　　　　　　　　申請者名：＿＿＿＿＿＿＿＿＿＿＿＿＿＿＿＿＿＿＿＿　印
　　　　　　　　住　　所：＿＿＿＿＿＿＿＿＿＿＿＿＿＿＿＿＿＿＿＿

以下のとおり相違ありません。

1　運営組織（法第42条の2第1項第1号から第3号まで、規則第30条の35の2第1項第1号イ及びニ）

	総　　数	最も人数の多い親族等のグループの人数	親族等の割合	最も人数の多い他の同一団体のグループの人数	他の同一団体の割合
理　事	人	人	％	人	％
監　事	人			人	％
社　員	人	人	％		
評議員	人	人	％		

2　役員等の選任方法（規則第30条の35の2第1項第1号ロ及びハ）
　　（該当する項目欄の□にチェックすること。）
(1)　共通事項
　　　□　理事、監事及び評議員の選任方法について、定款又は寄附行為に定めがある
(2)　社団医療法人
　　　□　すべての理事及び監事を社員総会で選任
(3)　財団医療法人
　　　□　すべての理事及び監事を評議員会で選任
　　　□　すべての評議員を理事会において推薦

3 報酬等の支給基準（規則第30条の35の2第1項第1号ホ）
（該当する項目欄の□にチェックすること。）
　　□ 理事、監事及び評議員に対する報酬等について、支給基準を定めている

	支給基準の内容
理事	
監事	
評議員	

添付資料
○ 理事、監事及び評議員に対する報酬等の支給基準

4 経理内容（規則第30条の35の2第1項第1号ヘ及びト）

区分	医療法人の関係者、株式会社その他営利事業を営む者又は特定の個人若しくは団体に対する特別の利益の供与の内容	特別の利益の有無
施設の利用		有 ・ 無
金銭の貸付け		有 ・ 無
資産の譲渡		有 ・ 無
給与の支給		有 ・ 無
役員等の選任		有 ・ 無
その他財産の運用及び事業の運営		有 ・ 無

5 遊休財産(規則第30条の35の2第1項第1号チ及び第2項)

区　　　　　分	金　　額
A　資産の総額	円
B　純資産の額	円
C　純資産の額の資産の総額に対する割合(B／A×100)	％
D　控除対象財産の帳簿価額(イからヘまでの合計額)	円
イ　本来業務の用に供する財産	円
ロ　附帯業務の用に供する財産	円
ハ　収益業務の用に供する財産	円
ニ　イからハまでに掲げる業務を行うために保有する財産	円
ホ　減価償却引当特定預金	円
ヘ　特定事業準備資金	円
E　遊休財産額((A−D)×C)	円
F　事業費用の額	円

添付資料
○　直近に終了した会計年度の貸借対照表及び損益計算書(新たに社会医療法人の認定を受けようとする場合に限る。)

6　保有財産（規則第30条の35の2第1項第1号リ）

区　　分	具 体 的 な 内 容	他の団体の意思決定への関与の有無
株　　式		有　・　無
出　　資		有　・　無
社団法人の社員権		有　・　無
組合契約		有　・　無
信　　託		有　・　無
外国の法令に基づく財産		有　・　無

7　法令違反（規則第30条の35の2第1項第1号ヌ）

区　　分	具 体 的 な 内 容	事実の有無
法令違反		有　・　無
勧告に反する開設、増床、種別変更		有　・　無
帳簿書類の隠ぺい、仮装		有　・　無
その他公益に反する事実		有　・　無

「公的な運営に関する要件に該当する旨を説明する書類(運営)」の記載要領

1 「1 運営組織」
 (1) 「理事、監事、社員及び評議員に関する明細表」(書類付表1)の記載内容に基づき、各欄を記載すること。
 (2) 「最も人数の多い他の同一団体のグループの人数」欄には、民法(明治29年法律第89号)第34条の規定により設立された法人又は医師会、医会及び学会等の医学若しくは医術又は公衆衛生に関する学術団体であって法人格を有するもの(医師以外をその構成員とするものを除く。)(以下「公益法人等」という。)を除く他の同一団体のグループの人数を記載すること。

2 「2 役員等の選任方法」
  該当する項目欄の□にチェックすること。

3 「3 報酬等の支給基準」
  該当する項目欄の□にチェックすること。
  支給基準を定めている場合には、その内容を記載し、当該支給基準を添付すること。

4 「4 経理内容」
 (1) 「医療法人の関係者、株式会社その他営利事業を営む者又は特定の個人若しくは団体に対する特別の利益の供与の内容」欄には、「経理等に関する明細表」(書類付表2)の記載内容に基づき、次のように記載すること。
  ① 「施設の利用」欄
    医療法人の関係者、株式会社その他営利事業を営む者又は特定の個人若しくは団体が医療法人の施設を利用している場合に、その利用状況の内容を記載すること。
  ② 「金銭の貸付け」欄
    医療法人の関係者、株式会社その他営利事業を営む者又は特定の個人若しくは団体に金銭を貸し付けている場合に、その貸付けの内容を記載すること。
  ③ 「資産の譲渡」欄
    医療法人の関係者、株式会社その他営利事業を営む者又は特定の個人若しくは団体に資産を譲渡した場合に、その譲渡の内容を記載すること。
  ④ 「給与の支給」欄
    医療法人の関係者、株式会社その他営利事業を営む者又は特定の個人若しくは団体に対し支給している給与について、その支給の内容を記載すること。
  ⑤ 「役員等の選任」欄
    医療法人の関係者、株式会社その他営利事業を営む者又は特定の個人若しくは団体が理事、監事、社員又は評議員に選任された場合に、その選任状況の内容を記載すること。
  ⑥ 「その他財産の運用及び事業の運営」欄

　　　　医療法人の関係者、株式会社その他営利事業を営む者又は特定の個人若しくは団体からの借用物件、借入金及び譲受資産等がある場合に、その取引の内容について記載すること。
　(2)　医療法人の関係者とは、次に掲げる者とする。
　　イ　当該医療法人の理事、監事又は使用人
　　ロ　当該医療法人が社団医療法人である場合にあっては、その社員
　　ハ　当該医療法人が財団医療法人である場合にあっては、その設立者又は評議員
　　ニ　イからハまでに掲げる者の配偶者及び三親等以内の親族
　　ホ　イからハまでに掲げる者と婚姻の届出をしていないが事実上婚姻関係と同様の事情にある者
　　ヘ　イからハまでに掲げる者から受ける金銭その他の財産によって生計を維持しているもの
　　ト　ホ又はヘに掲げる者の親族でこれらの者と生計を一にしているもの
　(3)　特定の個人又は団体の利益を図る活動を行う者とは、次に掲げる者とする。
　　イ　株式会社その他の営利事業を営む者に対して寄附その他の特別の利益を与える活動（公益法人等に対して当該公益法人等が行う公益目的の事業又は医学若しくは医術又は公衆衛生に関する事業のために寄附その他の特別の利益を与えるものを除く。）を行う個人又は団体
　　ロ　特定の者から継続的に若しくは反復して資産の譲渡、貸付け若しくは役務の提供を受ける者又は特定の者の行う会員等相互の支援、交流、連絡その他その対象が会員等である活動に参加する者に共通する利益を図る活動を行うことを主たる目的とする団体

5　「5　遊休財産」
　　「保有する資産の明細表」（書類付表3）の記載内容に基づき、次のように記載すること。
　　①　「A　資産の総額」欄
　　　　直近に終了した会計年度の貸借対照表に計上する資産の部の合計額を記載すること。ただし、純資産の部に評価・換算差額等の額を計上する場合にあっては、当該評価・換算差額等の額を資産の部の合計額から控除するものとする。
　　②　「B　純資産の額」欄
　　　　直近に終了した会計年度の貸借対照表に計上する純資産の部の合計額（貸借対照表上の資産の総額から負債の額を控除した額）を記載すること。ただし、評価・換算差額等の額を計上する場合にあっては、当該評価・換算差額等の額を純資産の部の合計額から控除するものとする。
　　③　「C　純資産の額の資産の総額に対する割合」欄
　　　　純資産の部の合計額の資産の部の合計額に占める割合（その数に小数点以下一位未満の端数があるときは、これを四捨五入する。）を記載すること。
　　④　「イ　本来業務の用に供する財産」欄

当該医療法人が開設する病院、診療所又は介護老人保健施設の業務の用に供する財産の帳簿価額を記載すること。
⑤ 「ロ　附帯業務の用に供する財産」欄
医療法第42条各号に規定する業務の用に供する財産の帳簿価額を記載すること。
⑥ 「ハ　収益業務の用に供する財産」欄
医療法第42条の２第１項に規定する厚生労働大臣が定める収益業務の用に供する財産の帳簿価額を記載すること。
⑦ 「ニ　イからハまでに掲げる業務を行うために保有する財産」欄
現に使用されていないが、イからハまでに掲げる業務のために使用されることが見込まれる財産の帳簿価額（業務の用に供するまでに発生する請負前渡金及び建設用材料部品の買入代金等を含む。）を記載すること。
⑧ 「ホ　減価償却引当特定預金」欄
イからハまでに掲げる業務を行うための財産の取得又は改良に充てるために保有する資金として、直近に終了した会計年度の貸借対照表に計上する「減価償却引当特定預金」の額を記載すること。
⑨ 「ヘ　特定事業準備資金」欄
将来の特定の事業（定款又は寄附行為に定められた事業に限る。）の実施のために特別に支出（引当金に係る支出及びホの資金を除く。）する費用に係る支出に充てるために保有する資金として、直近に終了した会計年度の貸借対照表に計上する「○○事業特定預金」の合計額を記載すること。
⑩ 「Ｅ　遊休財産額」欄
直近に終了した会計年度の貸借対照表に計上する資産の総額から控除対象財産の帳簿価額の合計額を控除した額に、純資産の額の資産の総額に対する割合を乗じて得た額（その数に小数点未満の端数があるときは、これを四捨五入する。）を記載すること。

6　「６　保有財産」
① 「株式」欄
医療法人が株式を保有している場合に、その内容を記載すること。
② 「出資」欄
医療法人が特別の法律により設立された法人の発行する出資に基づく権利を保有している場合に、その内容を記載すること。
③ 「社団法人の社員権」欄
医療法人が合名会社、合資会社、合同会社その他の社団法人の社員権を保有している場合に、その内容を記載すること。
④ 「組合契約」欄
医療法人が民法第667条第１項に規定する組合契約、投資事業有限責任組合契約に関する法律（平成10年法律第90号）第３条第１項に規定する投資事業有限責任組合契約又は有限責任事業組合契約に関する法律（平成17年法律第40号）第３条第１項に規

定する有限責任事業組合契約に基づく権利を保有している場合に、その内容を記載すること。
⑤ 「信託」欄
医療法人が信託契約に基づく委託者又は受益者としての権利を保有している場合に、その内容を記載すること。
⑥ 「外国の法令に基づく財産」欄
医療法人が外国の法令に基づく財産であって、①から⑤までに掲げる財産に類するものを保有している場合に、その内容を記載すること。

7 「7 法令違反」
「法令違反」欄には、直近の3会計年度において、次に掲げる事実がある場合に、その内容を記載すること。
イ 医療に関する法律に基づき医療法人又はその理事長が罰金刑以上の刑事処分を受けた場合
ロ 医療法人の開設する医療機関に対する医療監視の結果、重大な不適合事項があり、都道府県知事から改善勧告が行われたが是正されない場合
ハ 医療法第30条の11の規定に基づく都道府県知事の勧告に反する病院の開設、増床又は病床種別の変更が行われた場合
ニ 医療法人の業務若しくは会計が法令、法令に基づく都道府県知事の処分、定款若しくは寄附行為に違反し、又はその運営が著しく適正を欠くと認められた場合であって、医療法第64条第1項の必要な措置をとるべき旨の命令若しくは第2項の業務の全部若しくは一部の停止の命令又は役員の解任の勧告が発せられた場合
ホ その他イからニまでに相当する医療関係法令についての重大な違反事実があった場合

(書類付表1)

理事、監事、社員及び評議員に関する明細表

区　分	氏　名	親族等の関係	職　業	法人格の有無
				有 ・ 無
				有 ・ 無
				有 ・ 無
				有 ・ 無
				有 ・ 無
				有 ・ 無
				有 ・ 無
				有 ・ 無
				有 ・ 無
				有 ・ 無
				有 ・ 無
				有 ・ 無
				有 ・ 無
				有 ・ 無
				有 ・ 無
				有 ・ 無
				有 ・ 無
				有 ・ 無
				有 ・ 無
				有 ・ 無
				有 ・ 無
				有 ・ 無
				有 ・ 無
				有 ・ 無
				有 ・ 無
				有 ・ 無
				有 ・ 無
				有 ・ 無
				有 ・ 無
				有 ・ 無
				有 ・ 無
				有 ・ 無
				有 ・ 無
				有 ・ 無
				有 ・ 無

「理事、監事、社員及び評議員に関する明細表」（書類付表１）の記載要領

(1) 理事、監事、社員及び評議員（以下「社員等」という。）について、申請時に就任しているすべての者を、それぞれ別葉に記載すること。
(2) 「区分」欄には、社員等のいずれかを記載すること。なお、役職名（理事長等）を記載すること。
(3) 「親族等の関係」欄には、社員等のそれぞれについて、それぞれのグループの中で親族関係を有する者及び特殊の関係がある者がいる場合に、その旨（例えば、○○の配偶者、△△の使用人等）を記載すること。
　　なお、親族関係を有する者及び特殊の関係がある者とは、次に掲げる者をいう。
　　イ　社員等の配偶者及び三親等以内の親族
　　ロ　社員等と婚姻の届出をしていないが事実上婚姻関係と同様の事情にある者
　　ハ　社員等の使用人及び使用人以外の者で当該社員等から受ける金銭その他の財産によって生計を維持しているもの
　　ニ　ロ又はハに掲げる者の親族でこれらの者と生計を一にしているもの
(4) 「職業」欄には、当該医療法人における役職等及び当該医療法人以外の勤務先又は所属している学術団体等の名称並びに役職等をすべて具体的に（例えば当法人○○病院院長、○○会社社長、○○事務所事務員、○○医師会会員等）記載し、当該勤務先又は学術団体等にかかる法人格の有無について「法人格の有無」欄に記載すること。

(書類付表2)

経理等に関する明細表

1 医療法人の関係者等の施設の利用明細

区　分	関係者等の氏名又は名称	特殊の関係	内　容	利用年月日	利用料金
施設の貸与					
その他					

2 医療法人の関係者等に対する貸付金の明細

貸付先の氏名又は名称	貸付金現在高	貸付当初の元本	貸付当初の年月日
利率	年間の受取利息額	担保の種類及び数量	特殊の関係

貸付先の氏名又は名称	貸付金現在高	貸付当初の元本	貸付当初の年月日
利率	年間の受取利息額	担保の種類及び数量	特殊の関係

3 医療法人の関係者等に対する譲渡資産の明細

譲渡先の氏名又は名称	譲渡資産の種類	地目、構造、規格等	面積数量
譲渡年月日	譲渡価額	特殊の関係	備考

譲渡先の氏名又は名称	譲渡資産の種類	地目、構造、規格等	面積数量
譲渡年月日	譲渡価額	特殊の関係	備考

4　医療法人の業務に従事している関係者等である従業員の明細

氏　　名	職務内容	就職年月日	常勤又は非常勤の別	社員等との関係	給与の支給の有無
					有　・　無
					有　・　無
					有　・　無
					有　・　無
					有　・　無
					有　・　無
					有　・　無
					有　・　無
					有　・　無
					有　・　無

5　その他

(1) 医療法人の関係者等からの借用物件の明細

貸主の氏名又は名称	物件名	地目、構造、規格等	面積数量	用途
借用年月日	借用期間	賃借料	特殊の関係	備考

貸主の氏名又は名称	物件名	地目、構造、規格等	面積数量	用途
借用年月日	借用期間	賃借料	特殊の関係	備考

(2) 医療法人の関係者等からの借入金の明細

債権者の氏名又は名称	借入金現在高	借入当初の元本	借入当初の年月日
利率	年間の支払利息額	担保の種類及び数量	特殊の関係

債権者の氏名又は名称	借入金現在高	借入当初の元本	借入当初の年月日
利率	年間の支払利息額	担保の種類及び数量	特殊の関係

(3) 医療法人の関係者等からの譲受資産の明細

譲受先の氏名又は名称	譲受資産の種類	地目、構造、規格等	面積数量
譲受年月日	譲受価額	特殊の関係	備考

譲受先の氏名又は名称	譲受資産の種類	地目、構造、規格等	面積数量
譲受年月日	譲受価額	特殊の関係	備考

(4) 医療法人の関係者等が社員等となっている他の法人の明細

関係者等の氏名	特殊の関係	医療法人の関係者等が社員等となっている他の法人の明細				
^	^	法人名	所在地	代表者名	取引状況	役職等

(5) その他財産の運用及び事業の運営

医療法人の関係者等の氏名又は名称	具体的な内容

厚生労働省医政局長通知「社会医療法人の認定について」

「申請者の経理等に関する明細表」(書類付表2)の記載要領

1　各欄共通
　　医療法人の関係者等とは、次に掲げる者とする。
　　イ　当該医療法人の理事、監事又は使用人
　　ロ　当該医療法人が社団医療法人である場合にあっては、その社員
　　ハ　当該医療法人が財団医療法人である場合にあっては、その設立者又は評議員
　　ニ　イからハまでに掲げる者の配偶者及び三親等以内の親族
　　ホ　イからハまでに掲げる者と婚姻の届出をしていないが事実上婚姻関係と同様の事情にある者
　　ヘ　イからハまでに掲げる者から受ける金銭その他の財産によって生計を維持しているもの
　　ト　ホ又はヘに掲げる者の親族でこれらの者と生計を一にしているもの
　　チ　株式会社その他の営利事業を営む者に対して寄附その他の特別の利益を与える活動(公益法人等に対して当該公益法人等が行う公益社団法人及び公益財団法人の認定等に関する法律第2条第4号に規定する公益目的事業又は医学若しくは医術又は公衆衛生に関する事業のために寄附その他の特別の利益を与えるものを除く。)を行う個人又は団体
　　リ　特定の者から継続的に若しくは反復して資産の譲渡、貸付け若しくは役務の提供を受ける者又は特定の者の行う会員等相互の支援、交流、連絡その他その対象が会員等である活動に参加する者に共通する利益を図る活動を行うことを主たる目的とする団体

2　「1　医療法人の関係者等の施設の利用明細」
　①　申請時における医療法人の関係者等について、次の区分に応じて記載すること。
　　イ　医療法人の関係者等に対して、医療法人の土地、建物等の物件を賃貸(無償で使用させている場合を含む。)している場合には、「施設の貸与」欄にその内容を記載すること。
　　ロ　医療法人の関係者等に対して、上記以外に当該医療法人の施設を利用させている場合には、「その他」欄にその内容を記載すること。
　②　「特殊の関係」欄には、使用者が理事長であれば「理事長」と、理事の配偶者であれば「理事○○の配偶者」と、株式会社その他の営利事業を営む者又は特定の個人若しくは団体の利益を図る活動を行う者であればその個人名又は団体名を記載すること。
　③　「内容」欄には、その施設の利用状況(例えば、社宅として建物を貸与、他の法人(会社)の事務室等)を記載すること。
　④　「利用年月日」欄には、その施設の利用年月日(例えば、社宅の貸与の場合等には利用期間)を記載すること。

3　「2　医療法人の関係者等に対する貸付金の明細」
　①　医療法人の関係者等に対する貸付金がある場合に記載すること。

② この表の記載は、貸付先の異なるごとに記載すること。
③ 貸付金現在高は、直近に終了した会計年度の末日現在の金額を記載すること。
④ 貸付当初の元本は、貸換えにより継続しているものについては、当初の金額を記載すること。
⑤ 「特殊の関係」欄には、貸付の相手方が理事長であれば「理事長」と、理事の配偶者であれば「理事○○の配偶者」と、株式会社その他の営利事業を営む者又は特定の個人若しくは団体の利益を図る活動を行う者であればその個人名又は団体名を記載すること。

4 「3 医療法人の関係者等に対する譲渡資産の明細」
① 直近に終了した3会計年度において、医療法人の関係者等(譲渡時に医療法人の関係者等であった者を含む。)に対して、医療法人の土地、建物、医療機械器具等の主要な資産の譲渡がある場合に記載すること。
② 「特殊の関係」欄には、貸付の相手方が理事長であれば「理事長」と、理事の配偶者であれば「理事○○の配偶者」と、株式会社その他の営利事業を営む者又は特定の個人若しくは団体の利益を図る活動を行う者であればその個人名又は団体名を記載すること。

5 「4 医療法人の業務に従事している関係者等である従業員の明細」
① 申請時の従業員(医療法人の業務に従事している社員等(理事、監事、社員及び評議員をいう。以下同じ。)のうち、医療法人の関係者等について記載すること。
② 「職務内容」欄には、現在の担当している職務の内容(例えば、副院長、内科部長、事務長等)を記載すること。
③ 「社員等との関係」欄には、医療法人の社員等との関係(例えば、その者が理事長であれば「理事長」と、理事の配偶者であれば「理事○○の配偶者」と、株式会社その他の営利事業を営む者又は特定の個人若しくは団体の利益を図る活動を行う者であればその個人名又は団体名等)について記載すること。

6 「5 その他」の「(1)医療法人の関係者等からの借用物件の明細」
① 直近に終了した会計年度の末日現在において、医療法人の関係者等から土地、建物、医療機械器具等の物件を賃借(無償で使用している場合を含む。)している場合に記載すること。
② 「特殊の関係」欄には、貸主が理事長であれば「理事長」と、理事の配偶者であれば「理事○○の配偶者」と、株式会社その他の営利事業を営む者又は特定の個人若しくは団体の利益を図る活動を行う者であればその個人名又は団体名を記載すること。
③ 「備考」欄には、賃借に際し、権利金、敷金の支払の有無及びその支払金額を記載すること。

7 「5 その他」の「(2)医療法人の関係者等からの借入金の明細」
① 医療法人の関係者等からの借入金がある場合に記載すること。
② この表の記載は、債権者の異なるごとに記載すること。

③ 借入金現在高は、直近に終了した会計年度の末日現在の金額を記載すること。
④ 借入当初の元本は、借換えにより継続しているものについては、当初の金額を記載すること。
⑤ 「特殊の関係」欄には、債権者が理事長であれば「理事長」と、理事の配偶者であれば「理事○○の配偶者」と、株式会社その他の営利事業を営む者又は特定の個人若しくは団体の利益を図る活動を行う者であればその個人名又は団体名を記載すること。

8 「5　その他」の「(3)医療法人の関係者等からの譲受資産の明細」
① 直近に終了した3会計年度において、医療法人の関係者等（譲渡時に医療法人の関係者等であった者を含む。）から、医療法人に対して土地、建物、医療機械器具等の主要な資産の譲受がある場合に記載すること。
② 「特殊の関係」欄には、譲受の相手方が理事長であれば「理事長」と、理事の配偶者であれば「理事○○の配偶者」と、株式会社その他の営利事業を営む者又は特定の個人若しくは団体の利益を図る活動を行う者であればその個人名又は団体名を記載すること。

9 「5　その他」の「(4)医療法人の関係者等が社員等となっている他の法人の明細」
① 申請時において、医療法人の関係者等が社員等（従業員を含む。）となっている他の法人がある場合に、その明細を記載すること。
② 「特殊の関係」欄には、当該関係者等が理事長であれば「理事長」と、理事の配偶者であれば「理事○○の配偶者」と、株式会社その他の営利事業を営む者又は特定の個人若しくは団体の利益を図る活動を行う者であればその個人又は団体名を記載すること。
③ 「取引状況」欄には、当該他の法人と申請医療法人との取引の状況（例えば、病院の清掃を請け負う等）を記載すること。
④ 「役職等」欄には、他の法人における当該関係者等の役職等（例えば、役員、従業員等）を記載すること。

10 「5　その他」の「(5)その他財産の運用及び事業の運営」
　　申請時において、上記以外に財産の運用及び事業の運営に関し、医療法人の関係者等が利益を受けている場合に、その内容を記載すること。

(書類付表3)

保有する資産の明細表

1 総括表

区　　分	業務の用に供する財産	保有財産	減価償却引当特定預金	特定事業準備資金	その他の財産
流動資産	円				円
現金及び預金					円
事業未収金	円				円
有価証券					円
たな卸資産	円				円
前渡金	円				円
前払費用	円				円
繰延税金資産	円				円
その他の流動資産	円				円
固定資産	円	円	円	円	円
有形固定資産	円	円			円
建物	円	円			円
構築物	円	円			円
医療用器械備品	円	円			円
その他の器械備品	円	円			円
車両及び船舶	円	円			円
土地	円	円			円
建物仮勘定		円			円
その他の有形固定資産	円	円			円
無形固定資産	円	円			円
借地権	円	円			円
ソフトウエア	円	円			円
その他の無形固定資産	円	円			円
その他の資産	円		円	円	円
有価証券					円
長期貸付金					円
役職員等長期貸付金					円
長期前払費用	円				円
繰延税金資産	円				円
減価償却引当特定預金			円		
○○事業特定預金				円	
その他の固定資産	円				円
資産合計	① 円	② 円	③ 円	④ 円	円

（記載上の注意事項）
○ 直近に終了した会計年度の貸借対照表に計上する資産について記載すること。
○ 表中の科目については貸借対照表に合わせ、必要な科目の追加又は不要な科目の削除を行うこと。

厚生労働省医政局長通知「社会医療法人の認定について」 **467**

2　業務の用に供する財産の明細

区分＼施設名(事業名)	合　計			
流動資産	円	円	円	円
事業未収金	円	円	円	円
たな卸資産	円	円	円	円
前渡金	円	円	円	円
前払費用	円	円	円	円
繰延税金資産	円	円	円	円
その他の流動資産	円	円	円	円
固定資産	円	円	円	円
有形固定資産	円	円	円	円
建物	円	円	円	円
構築物	円	円	円	円
医療用器械備品	円	円	円	円
その他の器械備品	円	円	円	円
車両及び船舶	円	円	円	円
土地	円	円	円	円
その他の有形固定資産	円	円	円	円
無形固定資産	円	円	円	円
借地権	円	円	円	円
ソフトウエア	円	円	円	円
その他の無形固定資産	円	円	円	円
その他の資産	円	円	円	円
長期前払費用	円	円	円	円
繰延税金資産	円	円	円	円
その他の固定資産	円	円	円	円
資産合計	⑤　円	円	円	円

(記載上の注意事項)
○　直近に終了した会計年度の貸借対照表に計上する資産について、開設する施設毎に記載（同一施設内において複数の事業を行っている場合にあっては、主たる事業については施設名、その他については事業名を記載）すること。
○　表中の科目については貸借対照表に合わせ、必要な科目の追加又は不要な科目の削除を行うこと。ただし、現金、預金、有価証券、建物仮勘定、貸付金その他これに類する資産については追加しないこと。
○　⑤が①と一致すること。

3 保有財産の明細

保有財産(使用目的)	使用予定年月日	取得年月日	取得価額	保有財産の帳簿価額
			円	円
			円	円
			円	円
			円	円
			円	円
			円	円
合　　計	－	－	円	⑥　　　　円

(記載上の注意事項)
○　⑥が②と一致すること。

4 減価償却引当特定預金の明細

当該資金の目的	財産の取得又は改良の予定年度	左記の予定年度に必要な最低額	減価償却累計額	減価償却引当特定預金の帳簿価額
		円	円	円
		円	円	円
		円	円	円
		円	円	円
		円	円	円
		円	円	円
合　　計	－	円	円	⑦　　　　円

(記載上の注意事項)
○　⑦が③と一致すること。

5 特定事業準備資金の明細

当該資金の目的	特定事業の開始予定年度	左記の予定年度に必要な最低額	毎会計年度に積み立てる額	特定事業準備資金の帳簿価額
		円	円	円
		円	円	円
		円	円	円
		円	円	円
		円	円	円
		円	円	円
合　　計	－	円	円	⑧　　　　円

(記載上の注意事項)
○　⑧が④と一致すること。
○　当該資金の目的毎に必要な最低額に関する合理的な算定根拠について、「特定事業準備資金の明細の別紙」(任意の様式)を作成し、併せて提出すること。(なお、当該別紙についても閲覧対象であること)

厚生労働省医政局長通知「社会医療法人の認定について」

6　土地の明細

住　　　所	総面積	内　借地の面積	内　自地の面積	用途の区分
	m²	m²	m²	
	m²	m²	m²	
	m²	m²	m²	

7　建物の明細

区　　分	構造の概要	総　面　積	自家・借家	用途の区分	用途別の面積
		m²			m²
					m²
					m²
		m²			m²
					m²
					m²
		m²			m²
					m²
					m²

8　医療用器械備品の明細

品　　　名	規　　格	数　量	単　価	自用・借用	用途の区分

「保有する資産の明細表」(書類付表3)の記載要領

1 「1 総括表」、「2 業務の用に供する財産の明細」、「3 保有財産の明細」、「4 減価償却引当特定預金の明細」、「5 特定事業準備資金の明細」
　① 総括表の「業務の用に供する財産」欄及び「2 業務の用に供する財産の明細」は、次に掲げるものを記載すること。
　　「2 業務の用に供する財産の明細」は施設毎に記載し、「施設名」欄に当該施設名(本来業務を行う施設で附帯業務又は収益業務も行う場合にあっては、当該附帯業務又は収益業務に係る事業名)を記載すること。
　　イ 当該医療法人が開設する病院、診療所又は介護老人保健施設の業務の用に供する財産の帳簿価額
　　ロ 医療法第42条各号に規定する業務の用に供する財産の帳簿価額
　　ハ 医療法第42条の2第1項に規定する厚生労働大臣が定める収益業務の用に供する財産の帳簿価額
　② 総括表の「保有財産」欄及び「3 保有財産の明細」は、次に掲げるものを記載すること。
　　「3 保有財産の明細」は保有財産の種類毎に記載し、「保有財産」欄にその種類と当該財産の使用目的(例えば、土地(病院)、建物(診療所)等)を記載すること。
　　ニ 現に使用されていないが、イからハまでに掲げる業務のために使用されることが見込まれる財産の帳簿価額(業務の用に供するまでに発生する請負前渡金及び建設用材料部品の買入代金等を含む。)
　③ 総括表の「減価償却引当特定預金」欄及び「4 減価償却引当特定預金の明細」は、次に掲げるものを記載すること。
　　「4 減価償却引当特定預金の明細」は、当該資金の目的毎に記載すること。
　　ホ イからハまでに掲げる業務を行うための財産の取得又は改良に充てるために保有する資金として、直近に終了した会計年度の貸借対照表に計上する「減価償却引当特定預金」の額
　④ 総括表の「特定事業準備資金」欄及び「5 特定事業準備資金の明細」は、次に掲げるものを記載すること。
　　「5 特定事業準備資金の明細」は、当該資金の目的毎に記載すること。
　　ヘ 将来の特定の事業(定款又は寄附行為に定められた事業に限る。)の実施のために特別に支出(引当金にかかる支出及びホの資金を除く。)する費用に係る支出に充てるために保有する資金として、直近に終了した会計年度の貸借対照表に計上する「○○事業特定預金」の額

2 「6 土地の明細」
　① 医療法人が所有する土地(借地を含む。)を住所毎に記載すること。
　② 「総面積」欄には、その土地の総面積を記載すること。
　③ 「内 借地の面積」欄及び「内 自地の面積」欄には、その土地の借地に係る面積及

び医療法人が所有する土地に係る面積をそれぞれ記載すること。
　④　「用途の区分」欄には、その土地の用途の異なるごとに、その用途（例えば、○○病院、○○診療所、介護老人保健施設○○、医師住宅等）を記載すること。

3　「7　建物の明細」
　①　「区分」欄には、建物（借家を含む。）の棟等の異なるごとに、その建物の名称（例えば、本館、第1外来診療棟、第1病棟等）を記載すること。
　②　「構造の概要」欄には、その建物の構造の概要（例えば、鉄筋コンクリート3階建、木骨モルタル造2階建等）を記載し、耐震構造を有する場合は「(耐震)」を記載すること。
　　　なお、耐震構造を有する場合とは、昭和56年6月1日以降に建築確認を受けた建物であるか、昭和56年5月31日以前に建築された建物であっても、建築基準法（昭和56年6月1日施行令改正）に基づく耐震基準を満たしている場合や耐震補強工事等により新耐震基準を満たしているものをいう。
　③　「総面積」欄には、その建物の延べ面積を記載すること。
　④　「自家・借家」欄には、「自家」又は「借家」と記載すること。
　⑤　「用途の区分」欄には、その建物の用途の異なるごとに、その用途（例えば、診察室、処置室、臨床検査施設、エックス線診療室、調剤所、病室、医師住宅等）を記載すること。
　⑥　「用途別の面積」欄には、その建物の用途別の延べ面積を記載すること。

4　「8　医療用器械備品の明細」
　①　医療法人が所有する主要な医療用器械備品（借用を含む。）を器械毎に記載すること。
　②　「単価」欄には、その器械の直近に終了した会計年度における帳簿価額（借用の場合は、その器械の直近に終了した会計年度における年間賃借料）を記載すること。
　③　「自用・借用」欄には、「自用」又は「借用」と記載すること。
　④　「用途の区分」欄には、その器械の用途（例えば、診察室、処置室、臨床検査施設、エックス線診療室、調剤所、病室等）を記載すること。

添付書類7

公的な運営に関する要件（医療法第42条の2第1項第6号）に該当する旨を説明する書類（事業）

申請者名：＿＿＿＿＿＿＿＿＿＿＿＿＿＿＿＿＿＿＿＿　印

住　　所：＿＿＿＿＿＿＿＿＿＿＿＿＿＿＿＿＿＿＿＿

以下のとおり相違ありません。

1　収入金額（規則第30条の35の2第1項第2号イ）

病院、診療所及び介護老人保健施設等名	区　分	支払基金等から受けた収入金額	患者から受けた収入金額	収入金額計	診療割合
	社会保険診療	円	円	円	％
	労災保険診療				
	健康診査				
	助産				
	その他				
	計				
	社会保険診療				
	労災保険診療				
	健康診査				
	助産				
	その他				
	計				
	社会保険診療				
	労災保険診療				
	健康診査				
	助産				
	その他				
	計				
合　計	社会保険診療			①	⑥
	労災保険診療			②	⑦
	健康診査			③	⑧
	助産			④	⑨
	その他			⑤	
	計				100.0％

（記載上の注意事項）
(1)　直近に終了した会計年度の診療等について、病院、診療所及び介護老人保健施設等の別に記載すること。
(2)　合計①、②、③、④、⑤の合計額が、損益計算書の本来業務事業損益、附帯業務事業損益及び収益業務事業損益にかかる事業収益の合計額と一致すること。

2　労働者災害補償保険法による患者の診療報酬（規則第30条の35の2第1項第2号イ）

　　労働者災害補償保険法（昭和22年法律第50号）に係る患者の診療報酬が社会保険診療と同一の基準により計算するか否か、いずれか該当する項目欄の□にチェックすること。

- □　同一の基準による
- □　同一の基準によらない

3　健康診査に係る収入の明細（規則第30条の35の2第1項第2号イ）

健康保険法	円	学校保健法	円
船員保険法	円	母子保健法	円
国民健康保険法	円	労働安全衛生法	円
国家公務員共済組合法	円	高齢者の医療の確保に関する法律	円
地方公務員等共済組合法	円		
私立学校教職員共済法	円		
計	円	計	円
		健康診査に係る収入合計　⑩	円

（記載上の注意事項）
○　③が⑩と一致すること。

4　助産に係る収入の明細（規則第30条の35の2第1項第2号イ）

	分娩件数	助産に係る収入金額
自由診療のうち助産にかかる収入	⑪　　件	⑫　　円
分娩件数（⑪）×50万円		⑬　　円

（記載上の注意事項）
○　④が⑫又は⑬の金額のうちいずれか低い方の金額と一致すること。

添付資料
○　診療報酬規程

5　自費患者に対し請求する金額（規則第30条の35の2第1項第2号ロ）

　　診療収入について、自費患者に請求する金額は、社会保険診療と同一の基準により計算するか否か、いずれか該当する項目欄の□にチェックすること。

- □　同一の基準による
- □　同一の基準によらない

6 経費の額等の明細（規則第30条の35の2第1項第2号ハ）

| 病院、診療所及び介護老人保健施設等名 | 医療診療により収入する金額（A） | 患者のために直接必要な経費の額 ||| 割合 A／B |
		医師、看護師等の給与	医療の提供に要する費用（投薬費を含む）	合計（B）	
	円	円	円	円	％
					％
					％
合　　　計	⑭			⑮	％

（記載上の注意事項）
(1) 直近に終了した会計年度の診療について、病院、診療所及び介護老人保健施設等の別に記載すること。
(2) 医療診療により収入する金額合計⑭が、損益計算書の本来業務事業損益にかかる事業収益の金額と一致すること。
(3) 患者のために直接必要な経費の額合計⑮が、損益計算書の本来業務事業損益にかかる事業費用の金額と一致すること。

別添3

社会医療法人の定款例	備　考
社会医療法人○○会定款	・社会医療法人は、医療法施行規則（昭和23年厚生省令第50号）第30条の37に規定する基金制度を採用することができないため、基金制度を採用する医療法人が社会医療法人の認定を受ける場合には、拠出者に基金を返還し、定款から基金の章を削除することが必要であること。
第1章　名称及び事務所 第1条　本社団は、社会医療法人○○会と称する。	・医療法人○○会から社会医療法人○○会への名称の変更については、登記事項の変更の登記（組合等登記令（昭和39年政令第29号）第6条参照）及び登記事項変更登記完了の届出（医療法施行令（昭和23年政令第326号）第5条の12参照）が必要であること。
第2条　本社団は、事務所を○○県○○郡(市)○○町(村)○○番地に置く。	・事務所については、複数の事務所を有する場合は、すべてこれを記載し、かつ、主たる事務所を定めること。
第2章　目的及び事業 第3条　本社団は、病院（診療所、介護老人保健施設）を経営し、科学的でかつ適正な医療（及び疾病・負傷等により寝たきりの状態等にある老人に対し、看護、医学的	・病院、診療所又は介護老人保健施設のうち、開設する施設を掲げる。（以下、第

管理下の介護及び必要な医療等）を普及することを目的とする。	4条第1項及び第2項、第5条並びに第16条第4項において同じ。）
第4条　本社団の開設する病院（診療所、介護老人保健施設）の名称及び開設場所は、次のとおりとする。 　(1)　○○病院　　○○県○○郡（市）○○町（村） 　(2)　○○診療所　○○県○○郡（市）○○町（村） 　(3)　○○園　　　○○県○○郡（市）○○町（村） 2　本社団が○○市（町、村）から指定管理者として指定を受けて管理する病院（診療所、介護老人保健施設）の名称及び開設場所は、次のとおりとする。 　(1)　○○病院　　○○県○○郡（市）○○町（村） 　(2)　○○診療所　○○県○○郡（市）○○町（村） 　(3)　○○園　　　○○県○○郡（市）○○町（村）	・本項には、地方自治法（昭和22年法律第67号）に基づいて行う指定管理者として管理する病院（診療所、介護老人保健施設）の名称及び開設場所を掲げる。行わない場合には、掲げる必要はない。（以下、第16条第4項及び第17条第5項において同じ。）
3　本社団が○○県知事から社会医療法人として認定を受けて実施する救急医療等確保事業に係る業務及び病院（診療所）の名称は、次のとおりとする。 　(1)　○○県医療計画に記載された救急医療（○○病院） 　(2)　○○県医療計画に記載された災害医療（○○病院） 　(3)　○○県医療計画に記載されたへき地医療（○○診療所） 　(4)　○○県医療計画に記載された周産期医療（○○病院） 　(5)　○○県医療計画に記載された小児救急医療（○○病院）	・本項には、医療法（昭和23年法律第205号。以下「法」という。）第42条の2第1項第4号の規定に基づいて行う救急医療等確保事業に係る業務及び法第42条の2第1項第5号の基準に適合する病院又は診療所を掲げる。 ・当該医療法人が開設する病院又は診療所のうち、1以上（2以上の都道府県の区域において病院又は診療所を開設する医療法人にあっては、それぞれの都道府県で1以上）のものが、法第42条の2第1項第5号の基準に適合していることが必要であること。
第5条　本社団は、前条に掲げる病院（診療所、介護老人保健施設）を経営するほか、次の業務を行う。	・本条には、法第42条各号の規定に基づいて行う附帯業

○○看護師養成所の経営

第6条　本社団は、前2条に掲げる業務のほか、次の収益業務を行う。
　(1)　駐車場業
　(2)　料理品小売業

　　第3章　資産及び会計

第7条　本社団の資産は次のとおりとする。
　(1)　設立当時の財産
　(2)　設立後寄附された金品
　(3)　諸種の資産から生ずる果実
　(4)　事業に伴う収入
　(5)　その他の収入
2　本社団の設立当時の財産目録は、主たる事務所において備え置くものとする。
第8条　本社団の資産のうち、次に掲げる財産を基本財産とする。
　(1)　前条第1項第1号の財産中の不動産及び金○○万円
　(2)　基本財産に編入すべきものとして指定された寄附金品
　(3)　前2号に掲げる財産から生ずる果実
2　基本財産は処分し、又は担保に供してはならない。ただし、特別の理由のある場合には、理事会及び社員総会の議決を経て、処分し、又は担保に供することができる。
第9条　本社団の資産は、社員総会で定めた方法によって、理事長が管理する。
2　前項の資産のうち、財産の取得又は改良に充てるための資金及び次に掲げる将来の特定の事業の実施のために特別に支出する費用に係る支出に充てるために保有する特定事業準備資金については、他の資金と明確に区分して管理するものとする。
　(1)　○○病院の病床の増床（平成○○年実施予定）
　(2)　診療所の新規開設（平成○○年実施予定）
　(3)　訪問看護ステーションの新規開設（平成○○年実施予定）
3　前項の資金は、当該資金の目的である支出に充てる場

・務を掲げる。行わない場合には、掲げる必要はない。
・本条には、法第42条の2第1項の規定に基づいて行う収益業務を掲げる。行わない場合には、掲げる必要はない。

・不動産、運営基金等重要な資産は、基本財産とすることが望ましい。

・財産の取得又は改良に充てるための資金及び特定事業準備資金は、他の資金と明確に区分して経理されていること。
・特定事業準備資金を保有しない場合については、「2　前項の資産のうち、財産の取得又は改良に充てるための資金については、他の

合を除き、取り崩すことができない。ただし、当該資金の目的である財産を取得せず、若しくは改良しない場合又は事業を行わない場合にあっては、理事会及び社員総会の議決を経て、取り崩すものとする。	資金と明確に区分して管理するものとする。」、「3　前項の資金は、当該資金の目的である支出に充てる場合を除き、取り崩すことができない。ただし、当該資金の目的である財産を取得せず、又は改良しない場合にあっては、理事会及び社員総会の議決を経て、取り崩すものとする。」とする。
第10条　資産のうち現金は、確実な銀行又は信託会社に預け入れ若しくは信託し、又は国公債若しくは確実な有価証券に換え保管するものとする。	
第11条　本社団の収支予算は、毎会計年度開始前に理事会及び社員総会の議決を経て定める。	
第12条　本社団の会計年度は、毎年4月1日に始まり翌年3月31日に終る。	・任意に1年間を定めても差し支えない。（法第53条参照）
第13条　本社団の決算については、毎会計年度終了後2月以内に、事業報告書、財産目録、貸借対照表、損益計算書及び社会医療法人の要件に該当する旨を説明する書類（以下「事業報告書等」という。）を作成しなければならない。	・法第54条の2第1項に規定する社会医療法人債を発行した医療法人（以下「社会医療法人債発行法人」という。）については、「事業報告書、財産目録、貸借対照表、損益計算書、純資産変動計算書、キャッシュ・フロー計算書、附属明細表及び社会医療法人の要件に該当する旨を説明する書類（以下「事業報告書等」という。）」とする。
2　本社団は、事業報告書等、監事の監査報告書及び本社団の定款を事務所に備えて置き、請求があった場合には、正当な理由がある場合を除いて、これを閲覧に供しなければならない。	・社会医療法人債発行法人については、「事業報告書等、監事の監査報告書、公認会計士又は監査法人の監査報告書及び本社団の定款」とする。

3　本社団は、毎会計年度終了後3月以内に、事業報告書等及び監事の監査報告書を○○県知事（○○厚生局長）に届け出なければならない。	・社会医療法人債発行法人については、「事業報告書等、監事の監査報告書及び公認会計士又は監査法人の監査報告書」とする。 ・2以上の都道府県の区域において病院、診療所又は介護老人保健施設を開設する医療法人については、主たる事務所の所在地を管轄する地方厚生局長に届け出るものとする。
第14条　決算の結果、剰余金を生じたときは、理事会及び社員総会の議決を経て、その全部又は一部を基本財産に繰り入れ、又は積立金として積み立てるものとし、配当してはならない。	
第4章　役員	
第15条　本社団に、次の役員を置く。 　(1)　理　事　　6名以上○名以内 　　　　うち理事長1名 　(2)　監　事　　2名以上○名以内	・理事は6名以上、監事は2名以上を置かなければならない。
第16条　理事及び監事は、社員総会において選任する。 2　本社団の役員を選任するにあたっては、理事は6名を、監事は2名をそれぞれ下ることがなく、かつ、親族等の数は、役員の総数の3分の1を、他の同一の団体の理事等の数は、理事及び監事のそれぞれの数の3分の1を超えて含まれてはならない。なお、監事については、他の役員の親族等が含まれてはならない。	・役員の親族等とは、次に掲げる者とする。 　①　役員のいずれか1人 　②　①に掲げる者の配偶者及び三親等以内の親族 　③　①に掲げる者と婚姻の届出をしていないが事実上婚姻関係と同様の事情にある者 　④　①に掲げる者の使用人及び使用人以外の者で当該役員から受ける金銭その他の財産によって生計を維持しているもの 　⑤　③又は④に掲げる者の

3 理事長は、理事の互選によって定める。
4 本社団が開設(指定管理者として管理する場合を含む。)する病院(診療所、介護老人保健施設)の管理者は、必ず理事に加えなければならない。

　親族でこれらの者と生計を一にしているもの
・他の同一の団体の理事等とは、次に掲げる者とする。
　① 他の同一の団体(民法(明治29年法律第89号)第34条の規定により設立された法人又は医師会、医会及び学会等の医学若しくは医術又は公衆衛生に関する学術団体であって法人格を有するもの(医師以外をその構成員とするものを除く。)を除く。以下同じ。)の理事又は使用人である者
　② 他の同一の団体の理事以外の役員(法人でない団体で代表者又は管理者の定めのあるものにあっては、その代表者又は管理人)又は業務を執行する社員である者

・病院、診療所又は介護老人保健施設を2以上開設する場合において、都道府県知事(2以上の都道府県の区域において病院、診療所又は介護老人保健施設を開設する医療法人については主たる事務所の所在地を管轄する地方厚生局長)の認可(以下、第33条において同じ。)を受けた場合は、管理者(指定管理者として管理する病院等の管理者を除く。)の一部を理事に加えないことができる。(法第

| | 47条参照)
・理事の職への再任を妨げるものではない。

5　前項の理事は、管理者の職を退いたときは、理事の職を失うものとする。
6　理事又は監事のうち、その定数の5分の1を超える者が欠けたときは、1月以内に補充しなければならない。
第17条　理事長のみが本社団を代表する。
2　理事長は本社団の業務を総理する。
3　理事は、本社団の常務を処理し、理事長に事故があるときは、理事長があらかじめ定めた順位に従い、理事がその職務を行う。
4　監事は、次の職務を行う。
(1)　本社団の業務を監査すること。
(2)　本社団の財産の状況を監査すること。
(3)　本社団の業務又は財産の状況について、毎会計年度、監査報告書を作成し、当該会計年度終了後3月以内に社員総会又は理事に提出すること。
(4)　第1号又は第2号による監査の結果、本社団の業務又は財産に関し不正の行為又は法令若しくはこの定款に違反する重大な事実があることを発見したときは、これを○○県知事（○○厚生局長）又は社員総会に報告すること。
(5)　第4号の報告をするために必要があるときは、社員総会を招集すること。
(6)　本社団の業務又は財産の状況について、理事に対して意見を述べること。
5　監事は、本社団の理事又は職員（本社団の開設する病院、診療所又は介護老人保健施設（指定管理者として管理する病院等を含む。）の管理者その他の職員を含む。）を兼ねてはならない。
第18条　役員の任期は2年とする。ただし、再任を妨げない。
2　補欠により就任した役員の任期は、前任者の残任期間とする。
3　役員は、任期満了後といえども、後任者が就任するまでは、その職務を行うものとする。
第19条　役員の報酬については勤務実態に即して支給することとし、役員の地位にあることのみによっては支給しない。

第5章　社員

第20条　本社団の社員中、親族等の数は、社員の総数の3分の1を超えて含まれてはならない。	・社員の親族等とは、次に掲げる者とする。 　① 社員のいずれか1人 　② ①に掲げる者の配偶者及び三親等以内の親族 　③ ①に掲げる者と婚姻の届出をしていないが事実上婚姻関係と同様の事情にある者 　④ ①に掲げる者の使用人及び使用人以外の者で当該社員から受ける金銭その他の財産によって生計を維持しているもの 　⑤ ③又は④に掲げる者の親族でこれらの者と生計を一にしているもの
第21条　本社団の社員になろうとする者は、社員総会の承認を得なければならない。 2　本社団は、社員名簿を備え置き、社員の変更があるごとに必要な変更を加えなければならない。 第22条　社員は、次に掲げる理由によりその資格を失う。 　(1)　除　名 　(2)　死　亡 　(3)　退　社 2　社員であって、社員たる義務を履行せず本社団の定款に違反し又は品位を傷つける行為のあった者は、社員総会の議決を経て除名することができる。	
第23条　やむを得ない理由のあるときは、社員はその旨を理事長に届け出て、その同意を得て退社することができる。	・退社について社員総会の承認の議決を要することとしても差し支えない。

第6章　会議

第24条　会議は、理事会及び社員総会の2つとし、社員総会はこれを定時総会と臨時総会に分ける。
第25条　理事会は、理事長が招集し、その議長となる。

2　理事会を構成する理事の3分の1以上から連名をもって理事会の目的たる事項を示して請求があったときは、理事長は理事会を招集しなければならない。
3　理事会は、理事総数の過半数の出席がなければ、その議事を開き、議決することができない。
4　第28条第1号から第8号までに掲げる事項は、理事会において理事総数の3分の2以上の多数による議決を必要とし、その他の事項については理事総数の過半数で決し、可否同数のときは、議長の決するところによる。
5　理事は、理事会において1個の議決権及び選挙権を有する。ただし、理事会の議決事項につき特別の利害関係を有する者は、当該事項につきその議決権を行使できない。
6　理事会に出席することのできない理事は、あらかじめ通知のあった事項についてのみ書面をもって議決権及び選挙権を行使することができる。

・募集社会医療法人債の総額を決定することは、理事の過半数の議決が必要であること。（法第54条の3第2項）

第26条　定時総会は、毎年2回、〇月及び〇月に開催する。
第27条　理事長は、必要があると認めるときは、いつでも臨時総会を招集することができる。
2　社員総会の議長は、社員総会において選任する。
3　理事長は、総社員の5分の1以上の社員から会議に付議すべき事項を示して臨時総会の招集を請求された場合には、その請求のあった日から20日以内に、これを招集しなければならない。

・総社員の5分の1の割合については、これを下回る割合を定めることができる。

第28条　次の事項は、社員総会の議決を経なければならない。
(1)　定款の変更
(2)　基本財産の設定及び処分（担保提供を含む。）
(3)　毎事業年度の事業計画の決定及び変更
(4)　財産の取得又は改良に充てるための資金の保有額の決定及び取崩し
(5)　将来の特定の事業の計画及び変更並びに特定事業準備資金の積立額の決定及び取崩し
(6)　収支予算及び決算の決定
(7)　剰余金又は損失金の処理
(8)　借入金額の最高限度の決定
(9)　理事及び監事に対する報酬等の支給の基準の決定及び変更
(10)　社員の入社及び除名

⑾　本社団の解散
⑿　他の医療法人との合併契約の締結
⒀　その他重要な事項

第29条　社員総会は、総社員の過半数の出席がなければ、その議事を開き、議決することができない。
2　社員総会の議事は、出席した社員の過半数で決し、可否同数のときは、議長の決するところによる。
3　前項の場合において、議長は、社員として議決に加わることができない。

第30条　社員総会の招集は、期日の少なくとも5日前までに会議の目的である事項、日時及び場所を記載し、理事長がこれに記名した書面で社員に通知しなければならない。
2　社員総会においては、前項の規定によってあらかじめ通知した事項のほか議決することができない。ただし、急を要する場合はこの限りではない。

第31条　社員は社員総会において1個の議決権及び選挙権を有する。ただし、社員総会の議決事項につき特別の利害関係を有する者は、当該事項につきその議決権を行使できない。
2　社員総会に出席することのできない社員は、あらかじめ通知のあった事項についてのみ書面をもって議決権及び選挙権を行使することができる。

第32条　理事会の議事についての細則は、理事会で定める。
2　社員総会の議事についての細則は、社員総会で定める。

　　　第7章　定款の変更

第33条　この定款は、社員総会の議決を経、かつ、○○県知事（○○厚生局長）の認可を得なければ変更することができない。

　　　第8章　解散及び合併

第34条　本社団は、次の事由によって解散する。
⑴　目的たる業務の成功の不能
⑵　社員総会の決議
⑶　社員の欠亡
⑷　他の医療法人との合併

(5) 破産手続開始の決定
(6) 設立認可の取消し
2 　本社団は、総社員の4分の3以上の賛成がなければ、前項第2号の社員総会の決議をすることができない。
3 　第1項第1号又は第2号の事由により解散する場合は、○○県知事（厚生労働大臣）の認可を受けなければならない。
第35条　本社団が解散したときは、合併及び破産手続開始の決定による解散の場合を除き、理事がその清算人となる。ただし、社員総会の議決によって理事以外の者を選任することができる。
2 　清算人は、社員の欠亡による事由によって本社団が解散した場合には、○○県知事（厚生労働大臣）にその旨を届け出なければならない。
3 　清算人は、次の各号に掲げる職務を行い、又、当該職務を行うために必要な一切の行為をすることができる。
(1) 現務の結了
(2) 債権の取立て及び債務の弁済
(3) 残余財産の引渡し
第36条　本社団が解散した場合の残余財産は、合併及び破産手続開始の決定による解散の場合を除き、国若しくは地方公共団体又は他の社会医療法人に帰属させるものとする。
第37条　本社団は、総社員の同意があるときは、○○県知事（厚生労働大臣）の認可を得て、他の社団医療法人と合併することができる。

　　　　第9章　雑則

第38条　本社団の公告は、官報（及び○○新聞）によって行う。
第39条　この定款の施行細則は、理事会及び社員総会の議決を経て定める。

別添4

社会医療法人の寄附行為例	備　考
社会医療法人○○会寄附行為 第1章　名称及び事務所 第1条　本財団は、社会医療法人○○会と称する。	・医療法人○○会から社会医療法人○○会への名称の変更については、登記事項の変更の登記（組合等登記令（昭和39年政令第29号）第6条参照）及び登記事項変更登記完了の届出（医療法施行令（昭和23年政令第326号）第5条の12参照）が必要であること。
第2条　本財団は、事務所を○○県○○郡（市）○○町（村）○○番地に置く。 　　　　第2章　目的及び事業	・事務所については、複数の事務所を有する場合は、すべてこれを記載し、かつ、主たる事務所を定めること。
第3条　本財団は、病院（診療所、介護老人保健施設）を経営し、科学的でかつ適正な医療（及び疾病・負傷等により寝たきりの状態等にある老人に対し、看護、医学的管理下の介護及び必要な医療等）を普及することを目的とする。	・病院、診療所又は介護老人保健施設のうち、開設する施設を掲げる。（以下、第4条第1項及び第2項、第5条並びに第16条第4項において同じ。）
第4条　本財団の開設する病院（診療所、介護老人保健施設）の名称及び開設場所は、次のとおりとする。 　(1)　○○病院　　　○○県○○郡（市）○○町（村） 　(2)　○○診療所　　○○県○○郡（市）○○町（村） 　(3)　○○園　　　　○○県○○郡（市）○○町（村） 2　本財団が○○市（町、村）から指定管理者として指定を受けて管理する病院（診療所、介護老人保健施設）の名称及び開設場所は、次のとおりとする。 　(1)　○○病院　　　○○県○○郡（市）○○町（村）	・本項には、地方自治法（昭和22年法律第67号）に基づいて行う指定管理者として管理する病院（診療所、介

厚生労働省医政局長通知「社会医療法人の認定について」　487

(2)　○○診療所　　　○○県○○郡（市）○○町（村）
　(3)　○○園　　　　　○○県○○郡（市）○○町（村）

3　本財団が○○県知事から社会医療法人として認定を受けて実施する救急医療等確保事業に係る業務及び病院（診療所）の名称は、次のとおりとする。
　(1)　○○県医療計画に記載された救急医療（○○病院）
　(2)　○○県医療計画に記載された災害医療（○○病院）
　(3)　○○県医療計画に記載されたへき地医療（○○診療所）
　(4)　○○県医療計画に記載された周産期医療（○○病院）
　(5)　○○県医療計画に記載された小児救急医療（○○病院）

第5条　本財団は、前条に掲げる病院（診療所、介護老人保健施設）を経営するほか、次の業務を行う。
　　　　○○看護師養成所の経営

第6条　本財団は、前2条に掲げる業務のほか、次の収益業務を行う。
　(1)　駐車場業
　(2)　料理品小売業

　　　　第3章　資産及び会計

第7条　本財団の資産は次のとおりとする。
　(1)　設立当時の財産
　(2)　設立後寄附された金品

・護老人保健施設）の名称及び開設場所を掲げる。行わない場合には、掲げる必要はない。(以下、第16条第4項及び第17条第5項において同じ。)
・本項には、医療法（昭和23年法律第205号。以下「法」という。）第42条の2第1項第4号の規定に基づいて行う救急医療等確保事業に係る業務及び法第42条の2第1項第5号の基準に適合する病院又は診療所を掲げる。
・当該医療法人が開設する病院又は診療所のうち、1以上（2以上の都道府県の区域において病院又は診療所を開設する医療法人にあっては、それぞれの都道府県で1以上）のものが、法第42条の2第1項第5号の基準に適合していることが必要であること。
・本条には、法第42条各号の規定に基づいて行う附帯業務を掲げる。行わない場合には、掲げる必要はない。
・本条には、法第42条の2第1項の規定に基づいて行う収益業務を掲げる。行わない場合には、掲げる必要はない。

(3)　諸種の資産から生ずる果実 　(4)　事業に伴う収入 　(5)　その他の収入 ２　本財団の設立当時の財産目録は、主たる事務所において備え置くものとする。 第８条　本財団の資産のうち、次に掲げる財産を基本財産とする。 　(1)　前条第１項第１号の財産中の不動産及び金〇〇万円 　(2)　基本財産に編入すべきものとして指定された寄附金品 　(3)　前２号に掲げる財産から生ずる果実 ２　基本財産は処分し、又は担保に供してはならない。ただし、特別の理由のある場合には、理事会及び評議員会の議決を経て、処分し、又は担保に供することができる。 第９条　本財団の資産は、理事会の議決を経て定めた方法によって、理事長が管理する。 ２　前項の資産のうち、財産の取得又は改良に充てるための資金及び次に掲げる将来の特定の事業の実施のために特別に支出する費用に係る支出に充てるために保有する特定事業準備資金については、他の資金と明確に区分して管理するものとする。 　(1)　〇〇病院の病床の増床（平成〇〇年実施予定） 　(2)　診療所の新規開設（平成〇〇年実施予定） 　(3)　訪問看護ステーションの新規開設（平成〇〇年実施予定） ３　前項の資金は、当該資金の目的である支出に充てる場合を除き、取り崩すことができない。ただし、当該資金の目的である財産を取得せず、若しくは改良しない場合又は事業を行わない場合にあっては、理事会及び評議員会の議決を経て、取り崩すものとする。 第10条　資産のうち現金は、確実な銀行又は信託会社に預	・不動産、運営基金等重要な資産は、基本財産とすることが望ましい。 ・財産の取得又は改良に充てるための資金及び特定事業準備資金は、他の資金と明確に区分して経理されていること。 ・特定事業準備資金を保有しない場合については、「２　前項の資産のうち、財産の取得又は改良に充てるための資金については、他の資金と明確に区分して管理するものとする。」、「３　前項の資金は、当該資金の目的である支出に充てる場合を除き、取り崩すことができない。ただし、当該資金の目的である財産を取得せず、又は改良しない場合にあっては、理事会及び評議員会の議決を経て、取り崩すものとする。」とする。

け入れ若しくは信託し、又は国公債若しくは確実な有価証券に換え保管するものとする。	
第11条　本財団の収支予算は、毎会計年度開始前に理事会及び評議員会の議決を経て定める。	
第12条　本財団の会計年度は、毎年4月1日に始まり翌年3月31日に終る。	・任意に1年間を定めても差し支えない。（法第53条参照）
第13条　本財団の決算については、毎会計年度終了後2月以内に、事業報告書、財産目録、貸借対照表、損益計算書及び社会医療法人の要件に該当する旨を説明する書類（以下「事業報告書等」という。）を作成しなければならない。	・法第54条の2第1項に規定する社会医療法人債を発行した医療法人（以下「社会医療法人債発行法人」という。）については、「事業報告書、財産目録、貸借対照表、損益計算書、純資産変動計算書、キャッシュ・フロー計算書、附属明細表及び社会医療法人の要件に該当する旨を説明する書類（以下「事業報告書等」という。）」とする。
2　本財団は、事業報告書等、監事の監査報告書及び本財団の寄附行為を事務所に備えて置き、請求があった場合には、正当な理由がある場合を除いて、これを閲覧に供しなければならない。	・社会医療法人債発行法人については、「事業報告書等、監事の監査報告書、公認会計士又は監査法人の監査報告書及び本財団の寄附行為」とする。
3　本財団は、毎会計年度終了後3月以内に、事業報告書等及び監事の監査報告書を○○県知事（○○厚生局長）に届け出なければならない。	・社会医療法人債発行法人については、「事業報告書等、監事の監査報告書及び公認会計士又は監査法人の監査報告書」とする。 ・2以上の都道府県の区域において病院、診療所又は介護老人保健施設を開設する医療法人については、主たる事務所の所在地を管轄する地方厚生局長に届け出るものとする。
第14条　決算の結果、剰余金を生じたときは、理事会及び	

評議員会の議決を経て、その全部又は一部を基本財産に繰り入れ、又は積立金として積み立てるものとし、配当してはならない。

　　　第4章　役員及び評議員

第15条　本財団に、次の役員及び評議員を置く。
(1)　理　　事　　　6名以上○名以内
　　　うち理事長1名
(2)　監　　事　　　2名以上○名以内
(3)　評議員　　　　○名以上○名以内
第16条　理事及び監事は、評議員会において選任する。
2　本社団の役員を選任するにあたっては、理事は6名を、監事は2名をそれぞれ下ることがなく、かつ、親族等の数は、役員の総数の3分の1を、他の同一の団体の理事等の数は、理事及び監事のそれぞれの数の3分の1を超えて含まれてはならない。なお、監事については、他の役員の親族等が含まれてはならない。

・理事は6名以上、監事は2名以上、評議員は理事の定数を超える数を置かなければならない。

・役員の親族等とは、次に掲げる者とする。
①　役員のいずれか1人
②　①に掲げる者の配偶者及び三親等以内の親族
③　①に掲げる者と婚姻の届出をしていないが事実上婚姻関係と同様の事情にある者
④　①に掲げる者の使用人及び使用人以外の者で当該役員から受ける金銭その他の財産によって生計を維持しているもの
⑤　③又は④に掲げる者の親族でこれらの者と生計を一にしているもの

・他の同一の団体の理事等とは、次に掲げる者とする。
①　他の同一の団体（民法（明治29年法律第89号）第34条の規定により設立された法人又は医師会、医会及び学会等の医学若しくは医術又は公衆衛生に関する学術団体であって法人格を有するもの

	（医師以外をその構成員とするものを除く。）の理事又は使用人である者
	② 他の同一の団体の理事以外の役員（法人でない団体で代表者又は管理者の定めのあるものにあっては、その代表者又は管理人）又は業務を執行する社員である者
3　理事長は、理事の互選によって定める。 4　本財団が開設（指定管理者として管理する場合を含む。）する病院（診療所、介護老人保健施設）の管理者は、必ず理事に加えなければならない。	・病院、診療所又は介護老人保健施設を2以上開設する場合において、都道府県知事（2以上の都道府県の区域において病院、診療所又は介護老人保健施設を開設する医療法人については主たる事務所の所在地を管轄する地方厚生局長）の認可（以下、第28条において同じ。）を受けた場合は、管理者（指定管理者として管理する病院等の管理者を除く。）の一部を理事に加えないことができる。（法第47条参照）
5　前項の理事は、管理者の職を退いたときは、理事の職を失うものとする。 6　理事又は監事のうち、その定数の5分の1を超える者が欠けたときは、1月以内に補充しなければならない。 第17条　理事長のみが本財団を代表する。 2　理事長は本財団の業務を総理する。 3　理事は、本財団の常務を処理し、理事長に事故があるときは、理事長があらかじめ定めた順位に従い、理事がその職務を行う。 4　監事は、次の職務を行う。 （1）本財団の業務を監査すること。	・理事の職への再任を妨げるものではない。

- (2) 本財団の財産の状況を監査すること。
- (3) 本財団の業務又は財産の状況について、毎会計年度、監査報告書を作成し、当該会計年度終了後3月以内に理事に提出すること。
- (4) 第1号又は第2号による監査の結果、本財団の業務又は財産に関し不正の行為又は法令若しくはこの寄附行為に違反する重大な事実があることを発見したときは、これを○○県知事（○○厚生局長）又は評議員会に報告すること。
- (5) 第4号の報告をするために必要があるときは、理事長に対して評議員会の招集を請求すること。
- (6) 本財団の業務又は財産の状況について、理事に対して意見を述べること。

5 監事は、本財団の理事、評議員又は職員（本財団の開設する病院、診療所又は介護老人保健施設（指定管理者として管理する病院等を含む。）の管理者その他の職員を含む。）を兼ねてはならない。

第18条 評議員は、次に掲げる者から理事会において推薦した者につき、理事長が委嘱する。
- (1) 医師、歯科医師、薬剤師、看護師その他の医療従事者
- (2) 病院、診療所又は介護老人保健施設の経営に関して識見を有する者
- (3) 医療を受ける者
- (4) 本財団の評議員として特に必要と認められる者

2 評議員を選任するにあたっては、評議員の数が理事の定数の同数以下となることがなく、かつ、親族等の数が、評議員の総数の3分の1を超えて含まれてはならない。

・評議員の親族等とは、次に掲げる者とする。
- ① 評議員のいずれか1人
- ② ①に掲げる者の配偶者及び三親等以内の親族
- ③ ①に掲げる者と婚姻の届出をしていないが事実上婚姻関係と同様の事情にある者
- ④ ①に掲げる者の使用人及び使用人以外の者で当該評議員から受ける金銭その他の財産によって生計を維持しているもの

	⑤ ③又は④に掲げる者の親族でこれらの者と生計を一にしているもの
3　評議員は、役員を兼ねることはできない。 第19条　役員の任期は2年とし、評議員の任期は4年とする。ただし、再任を妨げない。 2　補欠により就任した役員又は評議員の任期は、前任者の残任期間とする。 3　役員又は評議員は、任期満了後といえども、後任者が就任するまでは、その職務を行うものとする。 第20条　役員又は評議員の報酬については勤務実態に即して支給することとし、役員又は評議員の地位にあることのみによっては支給しない。 　　　　第5章　会議 第21条　会議は、理事会及び評議員会の2つとする。 第22条　理事会は、理事長が招集し、その議長となる。 2　理事会を構成する理事の3分の1以上から連名をもって理事会の目的たる事項を示して請求があったときは、理事長は理事会を招集しなければならない。 3　理事会は、理事総数の過半数の出席がなければ、その議事を開き、議決することができない。 4　第24条第1号から第8号までに掲げる事項は、理事会において理事総数の3分の2以上の多数による議決を必要とし、その他の事項については理事総数の過半数で決し、可否同数のときは、議長の決するところによる。 5　理事は、理事会において1個の議決権及び選挙権を有する。ただし、理事会の議決事項につき特別の利害関係を有する者は、当該事項につきその議決権を行使できない。 6　理事会に出席することのできない理事は、あらかじめ通知のあった事項についてのみ書面をもって議決権及び選挙権を行使することができる。 第23条　評議員会は、理事長が招集する。 2　評議員会の議長は、評議員の互選によって定める。 3　理事長は、総評議員の5分の1以上の評議員から会議に付議すべき事項を示して評議員会の招集を請求された場合には、その請求のあった日から20日以内に、これを	・募集社会医療法人債の総額を決定することは、理事の過半数の議決が必要であること。（法第54条の3第2項） ・総評議員の5分の1の割合については、これを下回る割合を定めることができる。

招集しなければならない。
第24条　次の事項は、評議員会の議決を経なければならない。
　(1)　寄附行為の変更
　(2)　基本財産の設定及び処分（担保提供を含む。）
　(3)　毎事業年度の事業計画の決定及び変更
　(4)　財産の取得又は改良に充てるための資金の保有額の決定及び取崩し
　(5)　将来の特定の事業の計画及び変更並びに特定事業準備資金の積立額の決定及び取崩し
　(6)　収支予算及び決算の決定
　(7)　剰余金又は損失金の処理
　(8)　借入金額の最高限度の決定
　(9)　理事及び監事並びに評議員に対する報酬等の支給の基準の決定及び変更
　(10)　本財団の解散
　(11)　他の医療法人との合併契約の締結
　(12)　その他重要な事項
第25条　評議員会は、総評議員の過半数の出席がなければ、その議事を開き、議決することができない。
２　評議員会の議事は、出席した評議員の過半数で決し、可否同数のときは、議長の決するところによる。
３　前項の場合において、議長は、評議員として議決に加わることができない。
第26条　評議員は評議員会において、１個の議決権及び選挙権を有する。ただし、評議員会の議決事項につき特別の利害関係を有する者は、当該事項につきその議決権を行使できない。
２　評議員会に出席することのできない評議員は、あらかじめ通知のあった事項についてのみ書面をもって議決権及び選挙権を行使することができる。
第27条　理事会の議事についての細則は、理事会で定める。
２　評議員会の議事についての細則は、評議員会で定める。

　　　　第６章　寄附行為の変更

第28条　この寄附行為を変更しようとするときは、理事及び評議員の総数のそれぞれ３分の２以上の議決を経、かつ、○○県知事（○○厚生局長）の認可を得なければな

らない。

第 7 章　解散及び合併

第29条　本財団は、次の事由によって解散する。
(1) 目的たる業務の成功の不能
(2) 他の医療法人との合併
(3) 破産手続開始の決定
(4) 設立認可の取消し

2　前項第 1 号の事由による解散は、理事及び評議員の総数のそれぞれ 3 分の 2 以上の議決を経、かつ、○○県知事（厚生労働大臣）の認可を受けなければならない。

第30条　本財団が解散したときは、合併及び破産手続開始の決定による解散の場合を除き、理事がその清算人となる。ただし、評議員会の議決によって評議員の中からこれを選任することができる。

2　清算人は、次の各号に掲げる職務を行い、又、当該職務を行うために必要な一切の行為をすることができる。
(1) 現務の結了
(2) 債権の取立て及び債務の弁済
(3) 残余財産の引渡し

第31条　本財団が解散した場合の残余財産は、合併及び破産手続開始の決定による解散の場合を除き、国若しくは地方公共団体又は他の社会医療法人に帰属させるものとする。

第32条　本財団は、理事及び評議員の総数のそれぞれ 3 分の 2 以上の議決を経、かつ、○○県知事（厚生労働大臣）の認可を得て、他の財団医療法人と合併することができる。

第 8 章　雑則

第33条　本財団の公告は、官報（及び○○新聞）によって行う。

第34条　この寄附行為の施行細則は、理事会及び評議員会の議決を経て定める。

|別 添 5|

　　　　　　　　　　　　　　　　　　　　　　平成○○年○○月○○日

医療法人○○会
　　理事長　　○　○　　○　○　　殿

　　　　　　　　　　　　　　　　　　　　○　○　県　知　事

　　　　　　　　　　社会医療法人の認定について

　貴法人から平成○○年○○月○○日付けでされた医療法（昭和23年法律第205号）第42条の2第1項の規定に係る認定申請については、同条同項の要件を満たすものとして認定したので通知します。
　なお、認定後においても、当該要件を満たさないこととなったと認められる場合には、この認定を取り消すこととなるからこの旨申し添えます。

注．認定後2週間以内に主たる事務所の所在地において、3週間以内に従たる事務所の所在地において、名称変更の登記をすること。

厚生労働省医政局長通知「社会医療法人の認定について」

別添6

平成○○年○○月○○日

社会医療法人○○会
　理事長　○○　○○　殿

○○県知事

社会医療法人の認定の取消について

　貴法人については、下記のとおり医療法（昭和23年法律第205号）第42条の2第1項第○号の要件を満たさないことが認められたため、同法第64条の2第1項の規定により、社会医療法人の認定を取り消します。

記

（取り消した理由）

注．定款又は寄附行為に規定された名称の変更及び収益業務の削除等について、定款又は寄附行為の変更認可申請を早急に行うこと。

●厚生労働省医政局長通知「特定医療法人制度の改正について」

【改正後全文】
医政発第1009008号
平成15年10月 9 日
最終改正　医政発第0513016号
平成20年 5 月13日

各都道府県知事　殿

厚生労働省医政局長

特定医療法人制度の改正について

　所得税法等の一部を改正する法律（平成15年法律第 8 号）、租税特別措置法施行令の一部を改正する政令（平成15年政令第139号）、租税特別措置法施行規則の一部を改正する省令（平成15年財務省令第34号）及び租税特別措置法施行令第39条の25第 1 項第 1 号に規定する厚生労働大臣が財務大臣と協議して定める基準（平成15年厚生労働省告示第147号）において、租税特別措置法（昭和32年法律第26号）第67条の 2 第 1 項に規定する特定の医療法人（以下「特定医療法人」という。）に係る改正が行われ、平成15年 4 月 1 日から施行されている。
　今般の制度改正に伴う特定医療法人制度の新たな取扱いについては下記のとおりであるので、御了知の上、適切な対処及び御協力方お願いするとともに、貴管下関係機関等への周知方よろしくお願いする。
　なお、本通知については、財務省主税局及び国税庁と協議済みであるので、念のため申し添える。

記

第 1 　改正の要点等
　　今般の特定医療法人に関する制度改正の概要は、次のとおりであること。

　1 　改正後の要件
　　　改正後の要件は次のとおりとされたこと。なお、改正後の法令等の規定につい

ては、別添1を参照されたいこと。
(1) 厚生労働大臣の証明書の交付を受けること
　　その法人の事業及び医療施設が医療の普及及び向上、社会福祉への貢献その他公益の増進に著しく寄与するものとして厚生労働大臣が財務大臣と協議して定める基準を満たすものである旨の厚生労働大臣の証明書の交付を受けること。
(2) 役員等の構成
　　その法人の運営組織が適正であるとともに、その理事、監事、評議員その他これらの者に準ずるもの（以下「役員等」という。）のうち親族関係を有する者及びこれらと租税特別措置法施行令（昭和32年政令第43号）第39条の25第1項第2号イからハまでに掲げる特殊な関係がある者（以下「親族等」という。）の数がそれぞれの役員等の数のうちに占める割合が、いずれも3分の1以下であること。
　　なお、運営組織の適正性を保つ見地から、役員等の数は、理事について6名以上及び監事について2名以上としていること並びに評議員の数について理事の数の2倍以上としていること。
(3) 役員等に対する特別の利益の供与
　　その設立者、役員等若しくは社員又はこれらの者の親族等に対し、施設の利用、金銭の貸付け、資産の譲渡、給与の支給、役員等の選任その他財産の運用及び事業の運営に関して特別の利益を与えないこと。
(4) 残余財産の帰属
　　その寄附行為又は定款において、その法人が解散した場合にその残余財産が国若しくは地方公共団体又は他の医療法人（財団たる医療法人又は社団たる医療法人で持分の定めがないものに限る。）に帰属する旨の定めがあること。
(5) 法令違反
　　その法人につき法令に違反する事実、その帳簿書類に取引の全部又は一部を隠ぺいし、又は仮装して記録又は記載をしている事実その他公益に反する事実がないこと（改正前：医療に関する法令に違反する事実その他公益に反する事実がないこと。）。
　　また、(1)の厚生労働大臣が財務大臣と協議して定める基準について、租税特別措置法第39条の25第1項第1号に規定する厚生労働大臣が財務大臣と協議して定める基準（平成15年厚生労働省告示第147号）として、次のとおり定められた。
(i) その医療法人の事業について、次のいずれにも該当すること。
　イ　社会保険診療（租税特別措置法（昭和32年法律第26号）第26条第2項に規定する社会保険診療をいう。以下同じ。）に係る収入金額（労働者災害補償保険法（昭和22年法律第50号）に係る患者の診療報酬（当該診療報酬が社会

保険診療報酬と同一の基準によっている場合又は当該診療報酬が少額（全収入金額のおおむね100分の10以下の場合をいう。）の場合に限る。）を含む。）及び健康増進法（平成14年法律第103号）第6条各号に掲げる健康増進事業実施者が行う同法第4条に規定する健康増進事業（健康診査に係るものに限る。）に係る収入金額（当該収入金額が社会保険診療報酬と同一の基準によっている場合に限る。）の合計額が、全収入金額の100分の80を超えること。

なお、健康増進法第6条各号に掲げる健康増進事業実施者が行う同法第4条に規定する健康増進事業（健康診査に係るものに限る。）に係る収入金額は、次に掲げる健康診査等に係る収入金額の合計額とする。

 a 健康保険法（大正11年法律第70号）第150条第1項の規定により保険者が行う健康診査
 b 船員保険法（昭和14年法律第73号）第57条の2第1項の規定により政府が行う健康診査
 c 国民健康保険法（昭和33年法律第192号）第82条の規定により保険者が行う健康診査
 d 国家公務員共済組合法（昭和33年法律第128号）第98条の規定により国家公務員共済組合又は国家公務員共済組合連合会が行う健康診査
 e 地方公務員等共済組合法（昭和37年法律第152号）第112条の規定により地方公務員共済組合又は全国市町村職員共済組合連合会が行う健康診査
 f 私立学校教職員共済法（昭和28年法律第245号）第26条の規定により日本私立学校振興・共済事業団が行う健康診査
 g 学校保健法（昭和33年法律第56号）第2条の規定により学校において実施される健康診断又は同法第4条の規定により市町村の教育委員会が行う健康診断
 h 母子保健法（昭和40年法律第141号）第12条又は第13条の規定により市町村が行う健康診査
 i 労働安全衛生法（昭和47年法律第57号）第66条の規定により事業者が行う健康診断若しくは労働者が受ける健康診断又は同法第66条の2の規定により労働者が自ら受ける健康診断
 j 高齢者の医療の確保に関する法律（昭和57年法律第80号）第20条又は第26条の規定により保険者が行う特定健康診査及び第125条の規定により後期高齢者医療広域連合が行う健康診査

ロ 自費患者（社会保険診療に係る患者又は労働者災害補償保険法に係る患者以外の患者をいう。）に対し請求する金額が、社会保険診療報酬と同一の基準により計算されること。

ハ 医療診療（社会保険診療、労働者災害補償保険法に係る診療及び自費患者

に係る診療をいう。）により収入する金額が、医師、看護師等の給与、医療の提供に要する費用（投薬費を含む。）等患者のために直接必要な経費の額に1.5を乗じて得た額の範囲内であること。
　　ニ　役職員一人につき年間の給与総額（俸給、給料、賃金、歳費及び賞与並びにこれらの性質を有する給与の総額をいう。）が3,600万円を超えないこと。
　　　なお、役職員の給与等に関する職務内容及び年齢による加減算については撤廃された。
(ⅱ)　その医療法人の医療施設が次のいずれにも該当すること。
　イ　その医療施設のうち一以上のものが、病院（医療法（昭和23年法律第205号）第1条の5第1項に規定する病院をいう）を開設する医療法人にあっては、a又はbに、診療所（医療法第1条の5第2項に規定する診療所をいう）のみを開設する医療法人にあってはcに該当すること。
　　a　40人以上（専ら皮膚泌尿器科、眼科、整形外科、耳鼻いんこう科又は歯科の診療を行う病院にあっては、30人以上）の患者を入院させるための施設を有すること。
　　b　救急病院等を定める省令第2条第1項の規定に基づき、救急病院である旨を告示されていること。
　　c　救急病院等を定める省令第2条第1項の規定に基づき、救急診療所である旨を告示され、かつ、15人以上の患者を入院させるための施設を有すること。
　ロ　各医療施設（病院、診療所及び介護老人保健施設のことをいう。）ごとに、特別の療養環境に係る病床数（介護老人保健施設にあっては、特別な療養室に係る定員数）がその医療施設の有する病床数（介護老人保健施設にあっては、定員数）の30％以下（改正前：20％以下）であること。
　　なお、平均料金の上限（5,000円）は廃止された。

2　手続等
(1)　権限の移管等
　　特定医療法人の承認について、財務大臣から国税庁長官に移管され、特定医療法人の承認を受けようとする法人は、次の事項を記載した申請書を納税地の所轄税務署長を経由して、国税庁長官に提出しなければならないこととされた。
（別添2参照）
① 申請者の名称及び納税地
② 代表者の氏名
③ その設立の年月日
④ 申請者が現に行っている事業の概要

⑤　その他参考になるべき事項

また、申請書には、次の書類を添付しなければならないこととされた。

イ　その寄附行為又は定款の写し

ロ　その申請時の直近に終了した事業年度に係る前記1(1)の厚生労働大臣の証明書

ハ　前記1(2)(3)(5)の要件を満たす旨を説明する書類

なお、医療法人が、承認の取消しを受けた場合にはその取消しの日、承認に係る税率の適用の取りやめの届出書を提出した場合にはその届出書を提出した日のそれぞれの日の翌日から3年を経過した日以後でなければ、申請書を提出することができないこととされた。

国税庁が定める申請の様式、手続等については、国税庁ホームページ（http://www.nta.go.jp/）を参照するとともに、各国税局・税務署に問い合わせられたいこと。

(2)　承認申請時の証明書の添付

従前より、医療施設に関する基準に該当している旨等について都道府県において証明書の発行がなされていたところであるが、今般、承認の申請を行うに際して、前記1(1)の基準を満たす旨の厚生労働大臣の証明書の交付を受ける手続が必要とされたことに伴い、当該証明書については、地方厚生局において交付することとしているが、都道府県衛生主管部局におかれては、前記1(ii)イに該当している旨の証明等について、引き続き、御協力願いたいこと。また、承認手続の流れについては、別添2を参照されたいこと。

(3)　各事業年度ごとの証明書の提出

各事業年度終了の日の翌日から3月以内に、当該事業年度において前記1(1)の基準を満たす旨の厚生労働大臣の証明書の交付を受けた上で、納税地の所轄の税務署を経由して国税庁に提出することとされたこと（当該事業年度終了の日において社会医療法人に該当する場合を除く。）。なお、当該証明書の交付手続については、前記(2)の承認申請時の手続に準じることとすること。

また、証明書を提出する際に、前記1(2)(3)の要件を満たす旨を説明する書類を併せて提出しなければならないこととされた。

(4)　承認の取消し等

国税庁長官は、特定医療法人の承認を受けた法人について、前記1の承認を受けるための要件を満たさないこととなったと認められる場合には、その満たさないこととなったと認められる時までさかのぼってその承認を取り消すこととされた。なお、その満たさないこととなったと認められる時以後に終了したその医療法人の各事業年度の所得については、本制度は適用されない。

また、特定医療法人の承認を受けた法人は、その承認に係る税率の適用をや

めようとする場合には、次の事項を記載した届出書を、納税地の所轄税務署長を経由して、国税庁長官に提出しなければならないこととされた。なお、その届出書の提出があったときは、その提出の日以後に終了する各事業年度の所得については、本制度は適用されない。
① 届出をする医療法人の名称及び納税地
② 代表者の氏名
③ 特定医療法人の承認を受けた日
④ 特定医療法人の承認に係る税率の適用をやめようとする理由
⑤ その他参考となるべき事項

(5) 定款又は寄附行為の事前審査

　特定医療法人の承認に際して、各国税局における事前審査が終了次第、速やかに所要の定款又は寄附行為の変更認可を与える必要があることから、都道府県医療法人担当部局におかれては、各国税局における事前審査と並行して、特定医療法人の承認が得られた場合に必要となる定款又は寄附行為の変更について事前審査を行われるよう御協力願いたいこと（別添2参照）。

(6) 各地方厚生局・国税局からの照会への対応

　各地方厚生局又は各国税局から都道府県衛生主管部局宛に、医療関係法令の遵守状況その他承認手続等に必要な事項について照会があった場合の適切な対応及び御協力方お願いしたいこと。

(7) 医療関係法令等違反があった場合の対応

　特定医療法人又は特定医療法人の開設する医療機関について、次のような医療に関する法令等について重大な違反事実があった場合には、その事情を当職まで報告方お願いしたいこと。厚生労働省医政局は、都道府県からの報告を国税庁に情報提供するものとする。
① 医療に関する法律に基づき特定医療法人又はその理事長が罰金刑以上の刑事処分を受けた場合
② 特定医療法人の開設する医療機関に対する医療監視の結果重大な不適合事項があり知事から改善勧告が行われたが是正されない場合
③ 特定医療法人の承認を受けているにも関わらず、定款に基金の規定がある場合、又は、毎会計年度終了後に提出される事業報告書等について、貸借対照表の純資産の部に基金が計上されている場合であって、医療法第64条第1項の命令が発せられた場合
④ その他①、②及び③に相当する医療関係法令についての重大な違反事実があった場合
⑤ 医療法第30条の11の規定に基づく都道府県知事の勧告にもかかわらず病院の開設、増床又は病床種別の変更が行われた場合

(8) 特定医療法人が社会医療法人の認定を受けた場合の取扱い

　　特定医療法人が会計年度の中途において新たに社会医療法人の認定を受けた場合にあっては、当該会計年度開始の日から当該認定を受けた日の前日までの期間について租税特別措置法施行令第39条の25第5項及び租税特別措置法施行規則（昭和32年大蔵省令第15号）第22条の15第2項の規定に基づく特定医療法人の承認要件を満たす旨を説明する書類を当該認定を受けた日から3月以内に、納税地の所轄税務署長を経由して、国税庁長官に提出しなければならないこと。

　　なお、当該認定を受けた日から租税特別措置法第67条の2第1項の規定による22％の法人税率の特例は適用されないことから、租税特別措置法施行令第39条の25第6項の規定に基づく特定医療法人の承認に係る税率の適用をやめるための届出書を当該認定を受けた日以後速やかに、納税地の所轄税務署長を経由して、国税庁長官に提出するものとすること。

第2　その他の留意事項
　(1)　モデル定款・寄附行為例の遵守

　　今般の制度改正に伴い、モデル定款・寄附行為例についても所要の改正（医療法施行規則（平成19年厚生労働省令第39号）により、新たに設けられた基金制度について、特定医療法人は採用できないことに特に注意すること）を行い、別添3のとおりとしたので、引き続き、その遵守について適切に指導されたいこと。

　(2)　特定医療法人の承認の失効後の定款又は寄附行為変更の取扱い

　　特定医療法人であった医療法人から、特定医療法人ではなくなったことに関し、定款又は寄附行為の変更の認可の申請があった場合の審査に当たっては、当該法人に係る制度の趣旨にかんがみ、解散した場合のその残余財産について、国、地方公共団体又は他の財団たる医療法人又は社団たる医療法人で持分の定めがないものに帰属する旨の定款又は寄附行為における定めについては変更することを認めないよう取り扱われたいこと。

　(3)　税務上の取扱

　　特定医療法人に関する税務上の取扱いについては、国税庁から発出されている次の各通達等を参照されたいこと。

　　①　贈与税の非課税財産（公益を目的とする事業の用に供する財産に関する部分）及び公益法人に対して財産の贈与等があった場合の取扱いについて（昭和39年6月9日直審（資）24、直資77）

　　②　租税特別措置法第40条第1項後段の規定による譲渡所得等の非課税の取扱いについて（昭和55年4月23日直資2－181）

③ 特定医療法人制度に関する承認申請書等の様式の制定について（平成15年4月4日課法10－15）

④ 出資持分の定めのある社団医療法人が特別医療法人に移行する場合の課税関係について（平成17年4月27日文書回答）

第3 既存通知の廃止
　「特定の医療法人に関する租税特別措置について」（昭和40年2月1日付け医発第99号厚生省医務局長通知）は廃止する。

【東日本税理士法人】

通常の税務顧問の他、財務や診療報酬に基づくコンサルティングを行う。特定医療法人承認業務、社会医療法人認定業務や自治体病院のコンサルティング業務を得意とする。職員は公認会計士、税理士、看護師、医療事務有資格者など総数35名。顧問先の95％は病院・診療所であり、東日本のみならず全国に点在している。代表社員は公認会計士・税理士の長隆。

【執筆者】

長　英一郎	森　　　超
斉藤　　功	岸野　康之
山崎　秀之	宍戸　智之
只友　暁子	岸川　祐次

病院・診療所の税務 Q&A

2008年8月11日　発行

編　者　東日本税理士法人 ©

発行者　小泉　定裕

発行所　株式会社 清文社

東京都千代田区神田司町2-8-4（吹田屋ビル）
〒101-0048　電話03(5289)9931　FAX03(5289)9917
大阪市北区天神橋2丁目北2-6（大和南森町ビル）
〒530-0041　電話06(6135)4050　FAX06(6135)4059
URL http://www.skattsei.co.jp/

■本書の内容に関する御質問はファクシミリ(03-5289-9887)でお願いします。
■著作権法により無断複写複製は禁止されています。落丁本・乱丁本はお取替えいたします。

亜細亜印刷株式会社

ISBN978-4-433-31608-2　C2034

医療法改正で変わる
医療法人経営
一人医師医療法人から社会医療法人まで

東日本税理士法人／東日本監査法人
公認会計士　長　英一郎　著

すべての医療法人に関係する制度改正について、法令、政省令、通知等をもとに要点解説。■A5判348頁／定価 2,730円（税込）

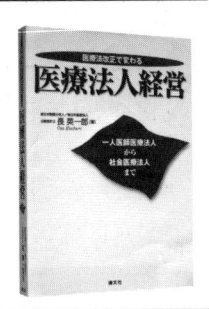

原価計算が病院を変える
―これからの病院経営のための理論と実践事例―

監査法人トーマツ　ヘルスケアグループ　編著

医療業界を取り巻く危機的状況のなか、生き残りの必須条件である病院原価計算の理論や具体的手順、活用方法等について、豊富な図解と実践事例を交えてわかりやすく解説。

■A5判268頁／定価 2,730円（税込）

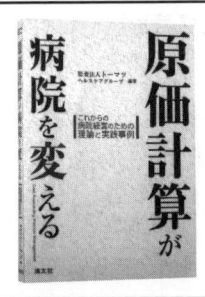

平成20年1月改訂
医療法人の
設立・運営と会計・税務

公認会計士　瀬戸研一・安岐浩一・下條智也　著

医療法人の法的性格・機構や運営・会計システムを解説するとともに、資産に関する取扱い、所得に関する取扱いを軸に、法人税、消費税の取扱い等の税務を最新の税法に基づき詳細解説。

■B5判544頁／定価 4,410円（税込）

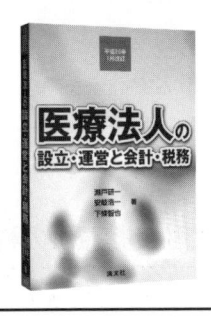

社会医療法人の会計と開示

監査法人トーマツ　ヘルスケアグループ　編

社会医療法人債を発行する社会医療法人の会計処理、財務諸表等の作成と開示を、実務に則して解説した手引書。　　■A5判328頁／定価 2,730円（税込）

歯科医院の経営と税務・会計

税理士法人　税制経営研究所　監修

歯科医院における税務・会計処理について確定申告書作成に至るまでの流れを中心にとりあげ、また事業計画、資金計画、その他経営全般にわたる基本的な事項を実践解説。
　　　　　　　　　　　　　　　　　■A5判356頁／定価 3,150円（税込）